AF534525

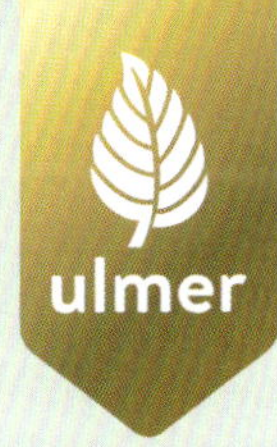

Sarah Müller Siczek | Andrea Peng

SPAGYRIK

Die heilende Kraft der Pflanzenessenzen

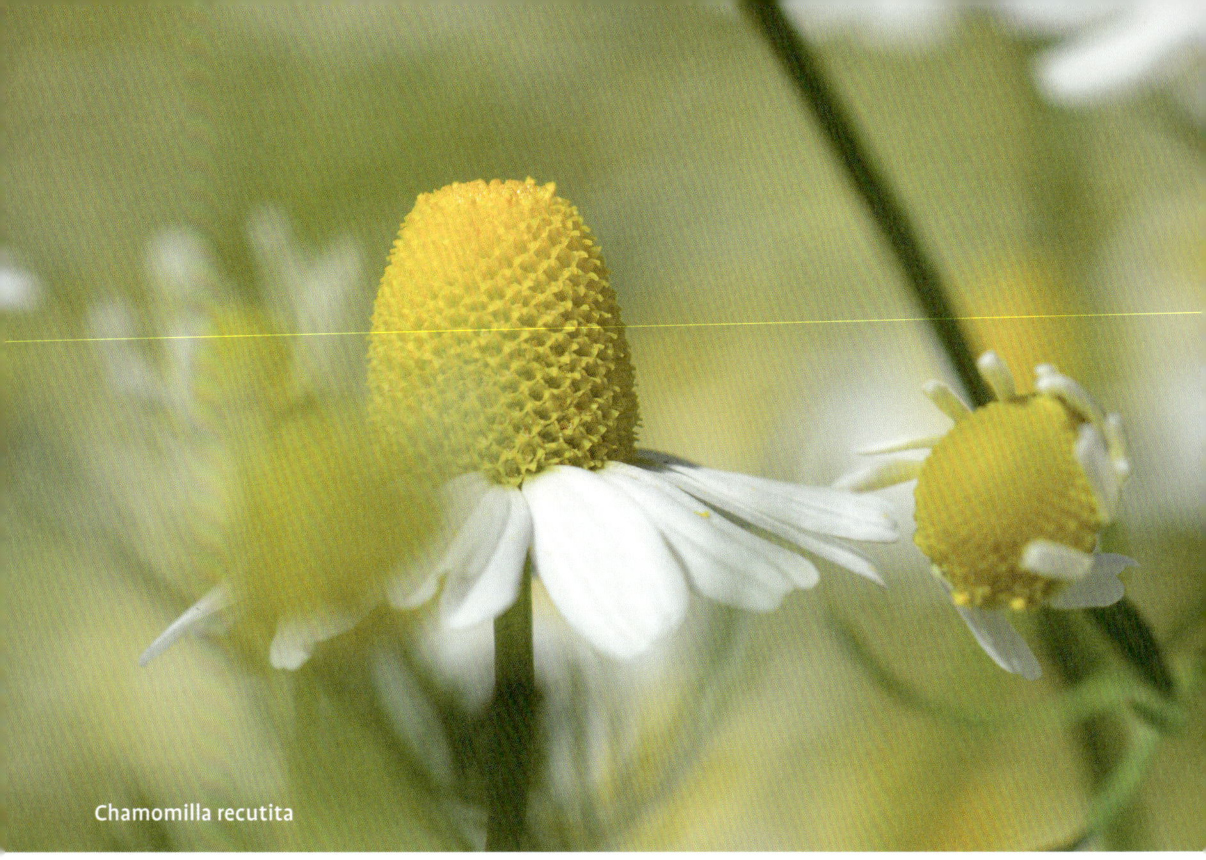
Chamomilla recutita

Inhalt

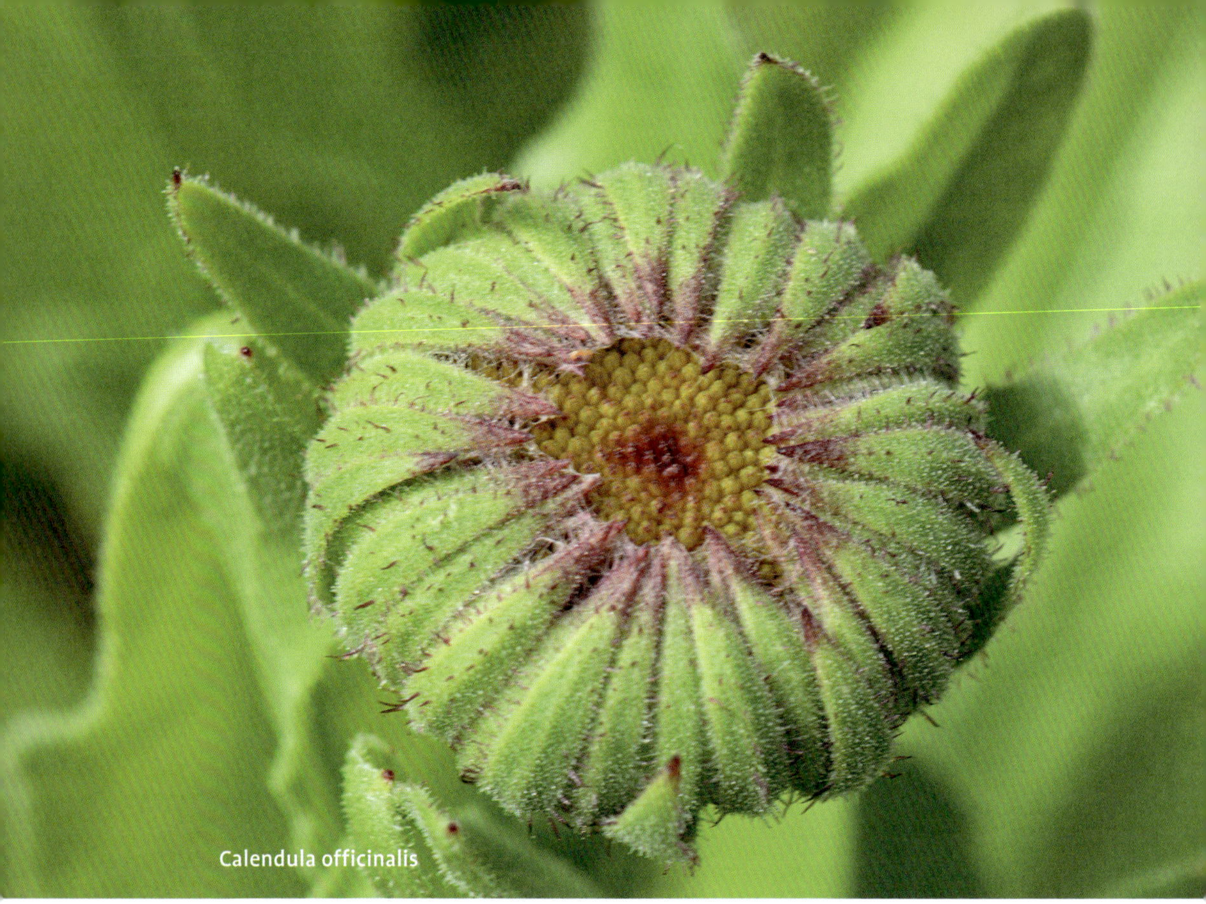

Calendula officinalis

Vorwort

Auch nach Jahren der Beschäftigung mit der Spagyrik staunen wir wieder und wieder über die Achtsamkeit, die sie den Pflanzen entgegenbringt, über die Sorgfalt gegenüber jedem einzelnen Arbeitsschritt und über die pure Essenz, die am Ende der aufwendigen Verwandlungsschritte mit all ihren wertvollen Inhaltsstoffen steht. Der Leserin und dem Leser die Idee und das große Werk nahezubringen, die in einer jahrhundertealten Tradition stehen, ist unser erstes Anliegen.
Dabei möchte dieses Werk seine eigene Art von Pionierarbeit leisten und seine ganz individuelle Sicht auf die Pflanzenwelt zeigen. Es soll kein allumfassendes Kompendium sein, sondern eine Anleitung zur Anwendung und Integration von altem, erprobtem Wissen in einen modernen Alltag. Die Beschäftigung mit dieser alten Vorgehensweise bringt uns die Pflanzenwelt näher, lässt uns jede einzelne Pflanze genauer betrachten, erschließt uns ihre Kraft und ihre Besonderheiten. Dabei scheint die Spagyrik im Methodenspektrum der Naturheilkunde besonders kompliziert und komplex. Wir schrecken fast zurück, wenn wir von der Verbindung zwischen Alchemie und Spagyrik erfahren. Vor unserem inneren Auge

tauchen Bilder skurriler Gestalten in mittelalterlichen Gewändern auf, die in düsteren Gärküchen experimentieren, um Blei in Gold zu verwandeln oder den Stein der Weisen zu finden. Kaum vorzustellen, dass auf diesem Weg Arzneien entstehen.

Mit der Wirklichkeit haben diese Bilder allerdings nichts gemein. Der Schein trügt. Alchemie ist viel leichter zugänglich, als man auf den ersten Blick vermuten mag. Sie ist die Meisterin der Transformation, der Verwandlung eines Zustands in einen anderen. Davon sind wir alltäglich umgeben. Wir gehen ganz selbstverständlich mit Prozessen um, die Stoffe verwandeln: Nur so kann das Getreide zum Brot, können die Trauben zum Wein werden. Nur so kann eine Ausgangssubstanz sich derart verändern, dass wir sie nutzen können. Die wertvollen Inhaltsstoffe des Korns erschließen sich durch die Transformation für unseren Körper und nähren ihn. Durch den alchemistischen Prozess, die Verwandlung der Materie, ist ganz schlicht ein Brot geworden. Plötzlich wird deutlich, dass sich die Alchemie nur im übertragenen Sinne mit der Verwandlung in Gold oder dem Stein der Weisen beschäftigt: Ist die Erschließung unserer Nahrung nicht schon wertvoll genug? Ein Prozess, der Ausgangsstoffe veredelt und für uns zugänglich macht?

Wie sich diese Idee auf Arzneien übertragen lässt: Das möchten wir Ihnen mit diesem Buch vermitteln! Alchemie findet jeden Tag um uns herum statt, sie ist Teil eines lebendigen Prozesses und möchte den Dingen auf den Grund gehen, das Wesen der Sache entschlüsseln.

Auch das Verfassen dieses Buches war für uns beide ein Prozess des Werdens, des Ergründens der eigenen Sichtweise. Nicht immer war es einfach, diese dann auch gelten zu lassen. Aber wenn wir jetzt darauf blicken, erkennen wir den alchemistischen Weg, der auch die Entstehung dieses Buches vom Konzept zum fertigen Werk begleitete.

Wir hoffen, Ihnen mit unserem Ratgeber eine gute Orientierung zu ermöglichen: Wann kommt welche Pflanze zum Einsatz? Welche Kombinationen sind möglich? Wie wende ich sie am besten an? Um ihnen ein möglichst breites Spektrum an Pflanzen zu zeigen, sind die Pflanzenporträts bewusst kurz gehalten und geben die für uns wichtigsten Einsatzgebiete wieder.

Ein kleiner Ausflug in die Gemmotherapie ermöglicht Ihnen, erprobte Kombinationen zwischen Gemmotherapie und Spagyrik für die Selbstmedikation zu nutzen.

Wir wünschen Ihnen viel Freude und Erfolg beim Kennenlernen und Anwenden der Kraft der Spagyrik.

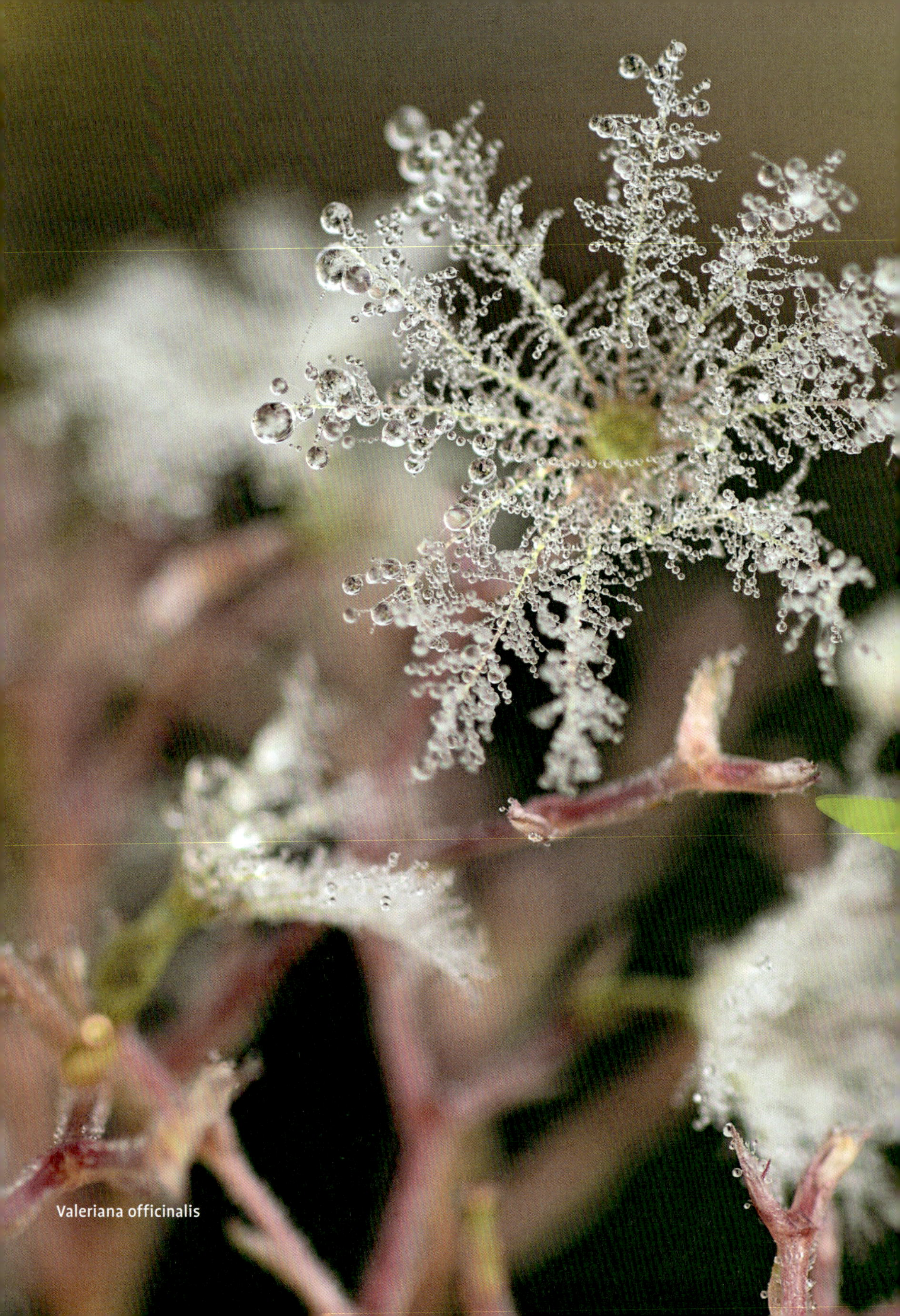

Valeriana officinalis

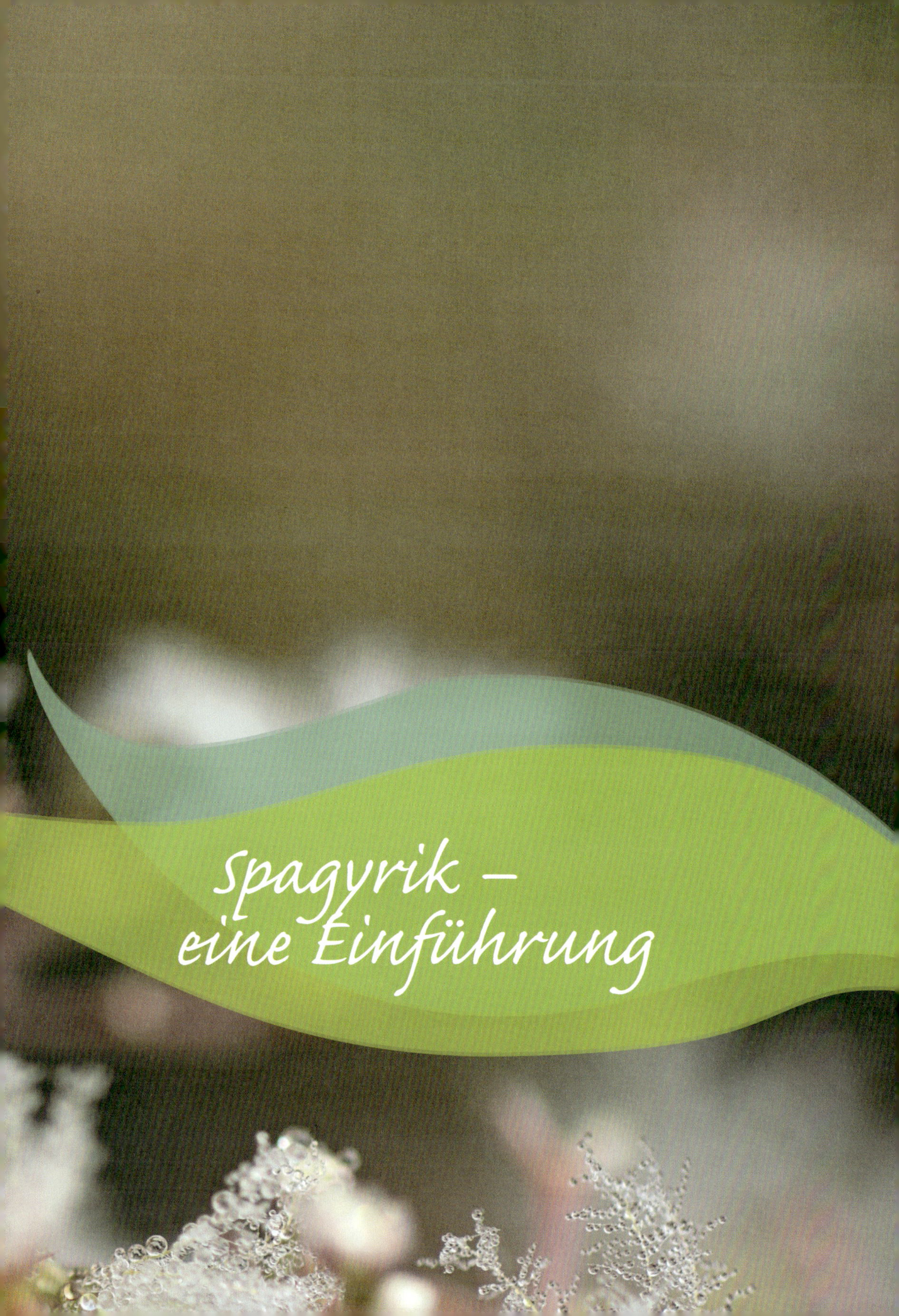
Spagyrik –
eine Einführung

In meiner Hand: ein Fläschchen mit der Aufschrift „Lavandula – Spagyrisches Arzneimittel". „Es wird Dir helfen, Ruhe zu finden", hat man mir versichert. Das kann ich mir angesichts des Ausgangsstoffes gut vorstellen. Beim Gedanken an Lavendel sehe ich beeindruckende lila Felder, Sonnenschein und blauen Himmel vor mir. Fast kann ich den betörenden Duft der blühenden Pflanze riechen.

Doch was genau bedeutet Spagyrik? Der Name stammt aus dem Griechischen habe ich gelesen. Paracelsus hat ihn für ein Verfahren eingeführt, mit dessen Hilfe sich aus Pflanzen Arzneimittel herstellen lassen und das auf die Alchemie zurückgeht. Alchemie? War es nicht so, dass man vor langer Zeit versuchte, mit der Alchemie einen Stoff in einen anderen zu verwandeln, um zu einer Essenz vorzustoßen, die als Heilmittel dient? Das möchte ich nun doch genauer wissen …

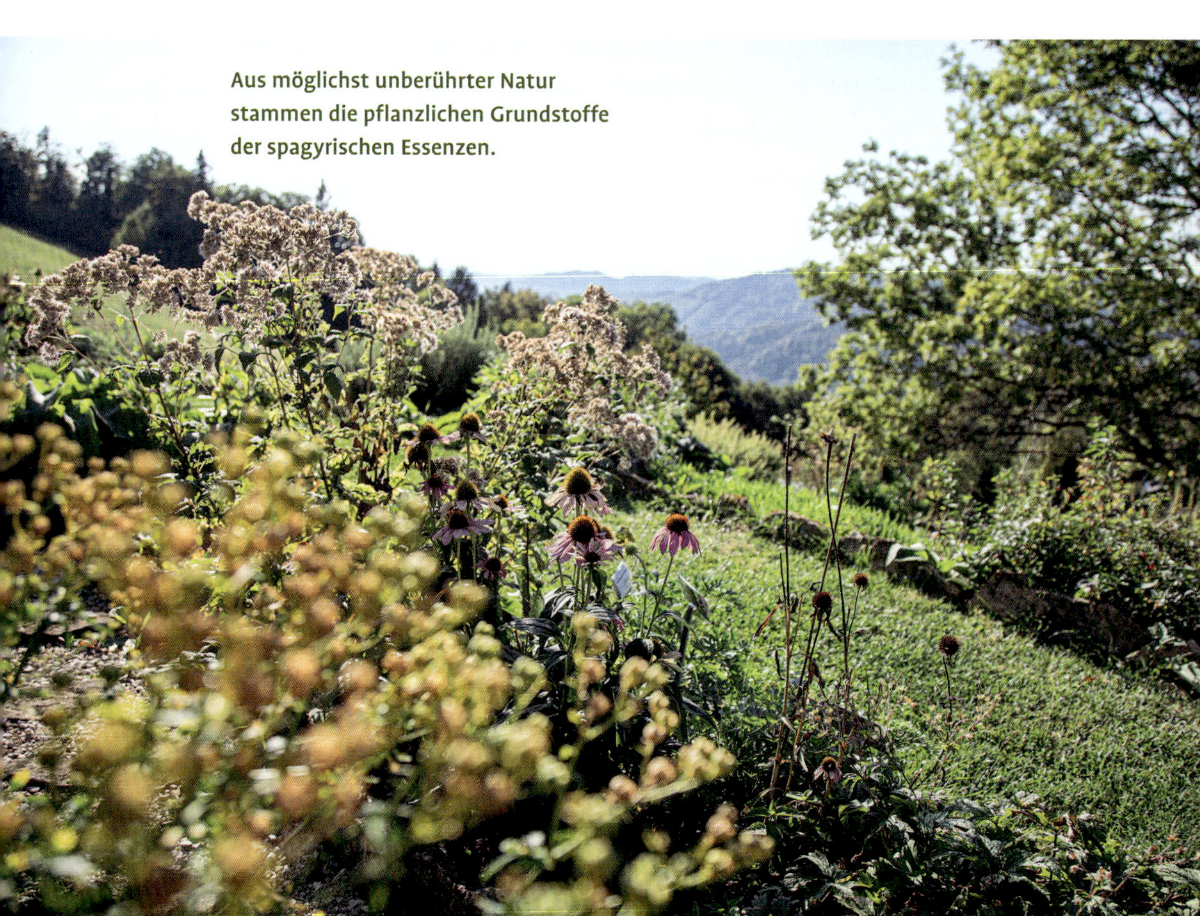

Aus möglichst unberührter Natur stammen die pflanzlichen Grundstoffe der spagyrischen Essenzen.

Alchemie und die innere Kraft

Die Wurzeln der Alchemie und der Spagyrik sind uralt. Sie reichen Jahrtausende zurück zu Zeiten, da man die Welt mit anderen Augen betrachtete als heute. Das ganze Universum, die Natur, so glaubte man, sei aus einer einzigen Quelle entstanden, einer Quelle „geistiger Natur". Wir würden diesen Ursprung vielleicht als Energie bezeichnen. Den Menschen sah man als Mikrokosmos in diesem gesamten Makrokosmos. Alles war eins, gehörte zusammen und war sich ähnlich. Diese Ähnlichkeit nennt man Analogie. Steht nun aber alles in einem Zusammenhang bzw. in Analogie, sei es Mensch, Tier, Pflanze oder Stein, dann unterliegt es auch denselben Gesetzmäßigkeiten und ist nach demselben Muster aufgebaut. Natürlich sind weder Tier und Pflanze noch Mensch und Stein dasselbe – das war den Alchemisten wohl bewusst. Doch aus ihrer Perspektive unterliegen sie alle denselben natürlichen Kräften und sind auf vergleichbare Weise gegliedert.
Welch Unterschied zur heutigen Chemie! Sie interessiert sich für die Beschaffenheit der Materie, fokussiert das Detail, betrachtet die molekulare Struktur. Bezieht sie sich auf Arzneimittel, so untersucht sie den Wirkstoff, möchte greifbar und zählbar machen. Ganz im Gegensatz zur Alchemie. Nicht die Stoffe als solche waren für sie von besonderem Interesse, sondern die Kraft, die sich in der Materie ausdrückte. So versucht sie das Wesen zu erkennen und möglichst rein herauszuarbeiten.

Chemie und Alchemie

Chemie und Alchemie mögen zwar die gleiche Sache betrachten, beispielsweise ein Heilmittel, doch sind ihre Blickwinkel vollkommen unterschiedlich. Während die Chemie die Wirkung eines Heilmittels seiner Stofflichkeit zuschreibt (Wirkstoff), erkennt die Alchemie die Wirkung in einer nicht sichtbaren oder messbaren Kraft, einer lebendigen Dynamik (Wirkprinzip).

Paracelsus und die heilende Kraft

Der Begriff Spagyrik taucht bei Paracelsus (1493–1541), dem berühmten Arzt und Alchemisten, nachweislich auf. Ob er ihn erfunden hat, ist umstritten. In diesem Buch verstehen wir Spagyrik als eine „Alchemie der Heilpflanzen". Paracelsus hielt die Spagyrik für die beste und wirksamste Art der Heilmittelzubereitung und schrieb, dass nur der ein guter Arzt sein könne, der sich auch auf die Alchemie verstehe. Mit den Wortteilen „spao" (ich trenne) und „ageiro" (ich vereinige) verweist das Wort Spagyrik auf den Herstellungsweg: Die Heilpflanze wird zunächst „geöffnet", dann in einem Prozess „gereinigt" und anschließend zu einem Heilmittel vereinigt. Lateinisch wird dieser Vorgang auch mit „solve et coagula"

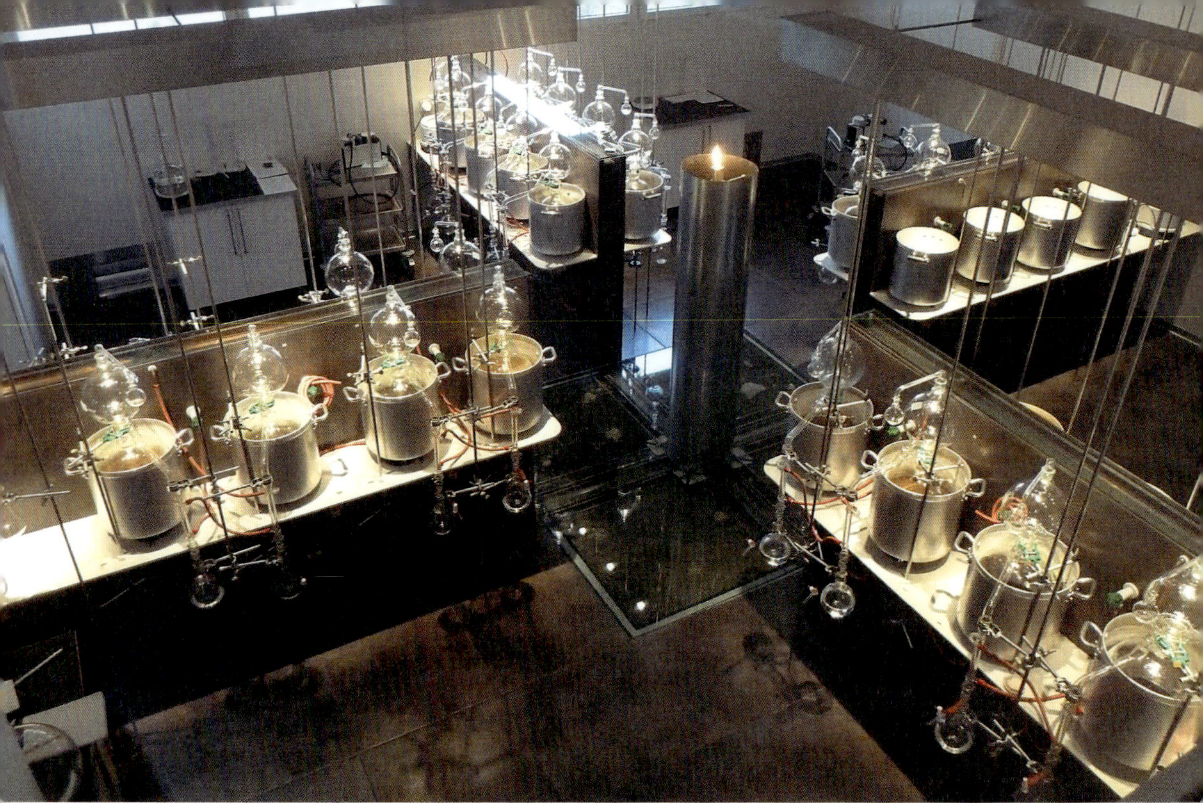

Heute ist das alchemistische Labor hell und luftig.

(löse und verbinde) bezeichnet. Durch das Lösen und Verbinden gelangst du zum Meisterwerk, verspricht ein alchemistischer Leitsatz. Damit ist das Wichtigste schon gesagt: Wenn der Spagyriker ein Heilmittel herstellt, so trennt er seinen Ausgangsstoff auf, scheidet den „Ballast“ (z. B. das Gift) ab und setzt das Ganze wieder zusammen. Er „erhöht“ sozusagen die verarbeiteten Stoffkomplexe.
Die Pflanze als Ausgangssubstanz wird dabei zum Zeitpunkt ihrer höchsten Entfaltung geerntet. All ihre Teile werden verwendet, nicht etwa nur die besonders wirkstoffhaltigen. Denn es geht nicht um den Stoff, sondern um den Ausdruck.
Ziel der Spagyrik ist es, die heilende Kraft, das „Arcanum“ (lateinisch für „Geheimnis“), das nichts Schädliches mehr an sich hat, aus den Ausgangssubstanzen herauszuarbeiten. Doch wie soll das geschehen, da das Wesentliche, das Arcanum, ja nichts Materielles ist?

Die drei Prinzipien: Sal, Sulfur und Merkur

Das Wichtigste bei einer Trennung sind die Kriterien. Man kann eine Pflanze nach ganz verschiedenen Kriterien auftrennen, z. B. nach ihren Organen, also Wurzel, Stängel, Blatt,

Blüte. Oder nach chemischen Gesichtspunkten, also gewisse Stoffe, z. B. Bitterstoffe, extrahieren. Diese können sich sowohl in der Wurzel wie auch in der Blüte oder dem Blatt befinden. Oder man kann sie – und das ist der Weg der Spagyrik – nach ihren Wesensgliedern aufspalten. Diese sind zwar nicht materiell, aber es gibt Stoffe, die ihre Merkmale sehr deutlich zeigen und sie damit sozusagen repräsentieren. Diese Wesensglieder nennt man Sal, Sulfur und Merkur. Es sind die sogenannten drei philosophischen Prinzipien – philosophisch, weil es sich dabei um geistige, dynamische Größen und nicht um materielle handelt.

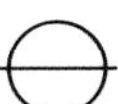

DAS PRINZIP SAL

„Sal" ist lateinisch und bedeutet Salz. Salz hat die Eigenschaft, dass es Kristalle bilden kann. Es strukturiert sich zu regelmäßigen, geometrischen Gebilden. Es ist fest und hart. Schöne Kristalle sind meist durchsichtig, was ein Zeichen für ihre Reinheit ist. Im Salz haben wir also einen Stoff, der eine Naturdynamik bildhaft zeigt: jene Grunddynamik in der Natur, die strukturiert, Ordnung schafft, verdichtet. Diese Dynamik ist verantwortlich für die Formgebung, für jede körperliche (anfassbare, materielle) Erscheinung in der Natur. Man nennt das Sal-Prinzip deshalb auch „körperliches Prinzip" oder kurz Körper.

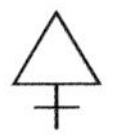

DAS PRINZIP SULFUR

„Sulfur" ist ebenfalls lateinisch und heißt Schwefel. Der Schwefel zeigt ein anderes Bild: Er ist intensiv gelb gefärbt, riecht sehr stark und brennt. Da wird eine ganz andere Dynamik sichtbar. Farbe und Geruch sind sehr individuell. Im Sulfur sehen wir das differenzierende, individualisierende Prinzip. Es schafft nicht eine Form wie das Sal, sondern einen Inhalt, den Charakter, das Einzigartige. Es ist brennend, leuchtend. Deshalb steht Sulfur für das „seelische Prinzip" oder kurz für die Seele, denn diese ist es, die jede Erscheinung einzigartig macht.

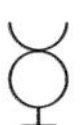

DAS PRINZIP MERKUR

Merkur bedeutet auf Latein nichts anderes als Quecksilber. Früher nannte man Quecksilber auch „Argentum vivum", das lebendige Silber. Es ist zwar ein Metall, trotzdem ist es flüssig, quirlig, passt sich jeder Form an. Lässt man es fallen, bilden sich Unmengen kleiner Kügelchen, die sich alsbald wieder zu größeren Kügelchen vereinen. Das ist ein Bild für jene Kraft in der Natur, die Leben schafft, zu Bewegung und Austausch drängt. Das lebensspendende Prinzip. Es bewegt, verbindet, schafft Kommunikation und Rhythmus. Quecksilber verdampft sehr leicht. Ebenso wie das (brennende) Prinzip Sulfur ist der (verdampfende) Merkur sehr flüchtig. Er stellt das luftige, „geistige Prinzip" – kurz Geist genannt – dar.

ANWENDUNG DER DREI PRINZIPIEN

Trennen wir nun eine Pflanze spagyrisch auf, so suchen wir in ihr Stoffe, die den drei Prinzipien entsprechen, reinigen jeden einzelnen und fügen sie am Schluss wieder zusammen.
Mit dem Prinzip **Sal** haben wir es relativ leicht, denn der Pflanzenkörper besteht zu einem Teil aus Mineralsalzen, die sich herauslösen und kristallisieren lassen.
Schwieriger wird es schon beim **Sulfur**. Der chemische Stoff Schwefel lässt sich kaum in Pflanzen finden. Trotzdem hat jede Pflanze ihre eigene Farbe, ihre charakteristische Art und einen ganz speziellen Geruch. Eine Analogie zum Sulfur finden wir beispielsweise in den ätherischen Ölen, die die reinste Form der pflanzlichen Individualität darstellen und dem Schwefel sehr verwandte Eigenschaften zeigen, nämlich Farbe, Geruch und die Brennbarkeit.
Noch komplizierter wird es mit dem **Merkur**. Gäbe es in den Pflanzen Quecksilber, so wäre das ziemlich gefährlich, denn das Element Quecksilber ist stark giftig. Dennoch gibt es einen Stoff, der dem Merkur entspricht. Er ist zwar nicht in dieser Form in der Pflanze zu finden, lässt sich aber durch die Umwandlung des in den Pflanzen vorhandenen Zuckers darstellen. Es ist der Alkohol, den man auch „Aqua vitae", das „Lebenswasser" oder den „Sprit" nennt. Spiritus ist die lateinische Bezeichnung für Geist, deshalb werden alkoholhaltige Getränke auch als „geistige Getränke" bezeichnet.

Alle Teile der Pflanze werden verwendet, denn es geht nicht vorrangig um den Stoff, sondern um den Ausdruck.

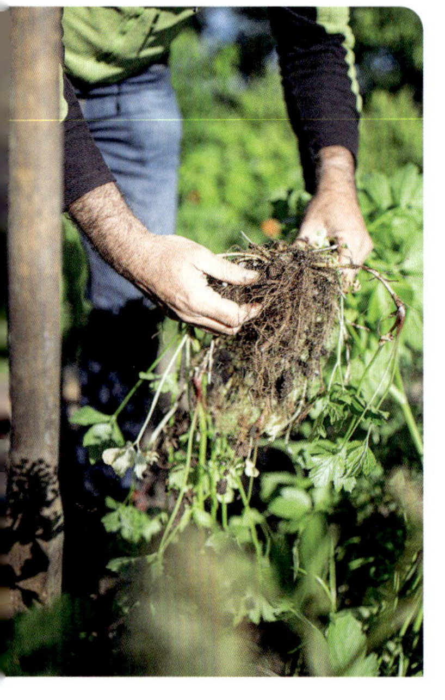

Herstellung spagyrischer Mittel

Spagyrische Mittel werden in speziellen Betrieben hergestellt, die über eine entsprechende Ausrüstung verfügen. In der praktischen Umsetzung, also der konkreten Herstellung spa-

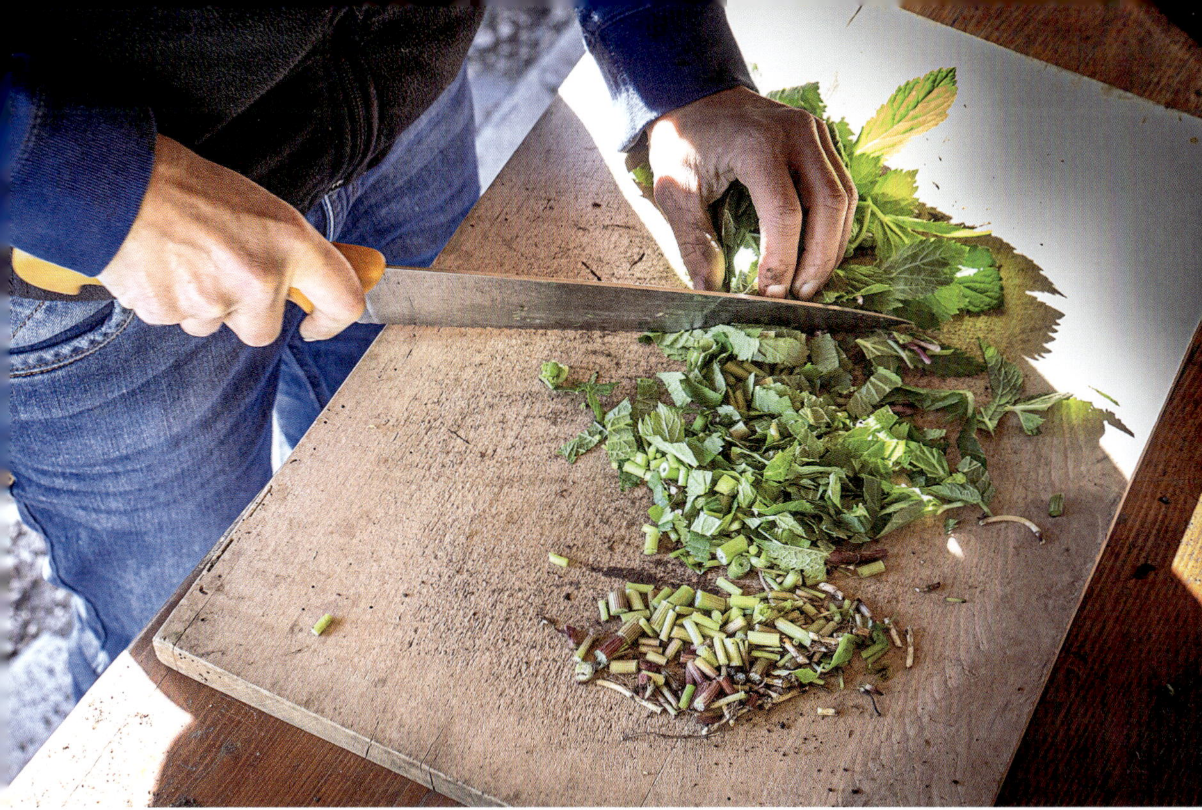

Mit aller Sorgfalt werden die Pflanzen vorbereitet.

gyrischer Heilmittel, gibt es verschiedene Wege zum Ziel. Der gängigste davon ist die Methode nach Zimpel (Carl Friedrich Zimpel, 1801–1879, deutscher Ingenieur und Mediziner), die im deutschen homöopathischen Arzneibuch festgeschrieben ist. Doch es gibt auch zahlreiche andere Verfahren, z. B. Pekana, Krauss, Glückselig, Bernus, Lüthi und Baumann. So sehr die verschiedenen Wege voneinander abweichen können, so gibt es doch einige Stationen, die durchschritten werden müssen. Wenn immer möglich, verwendet man in der Spagyrik die frische, blühende Pflanze mit all ihren Teilen, auch der Wurzel. Dabei muss darauf geachtet werden, dass die Standortbedingungen wie Klima und Bodenbeschaffenheit den artspezifischen Ansprüchen der Pflanzen gerecht werden. Die Spagyrik nach Baumann, die weniger die rationellen und schnellen Resultate in den Mittelpunkt stellt, sondern ihren eigenen Weg gefunden hat, um das geistige Wirkprinzip aus der Materie herauszulösen, betrachten wir im nächsten Abschnitt etwas detaillierter. Handarbeit ist dabei von der Ernte bis zur Wiedervereinigung von zentraler Bedeutung.

Vorbereitung der Pflanze. Ganz wichtig ist die Vorbereitung der Pflanze, ohne die eine Auftrennung in ihre drei Prinzipien nicht möglich ist. Die Pflanzen werden sorgfältig gesäubert, kleingeschnitten und zusammen mit Wasser, Zucker und speziellen Hefen einem Gärungsprozess unterzogen.

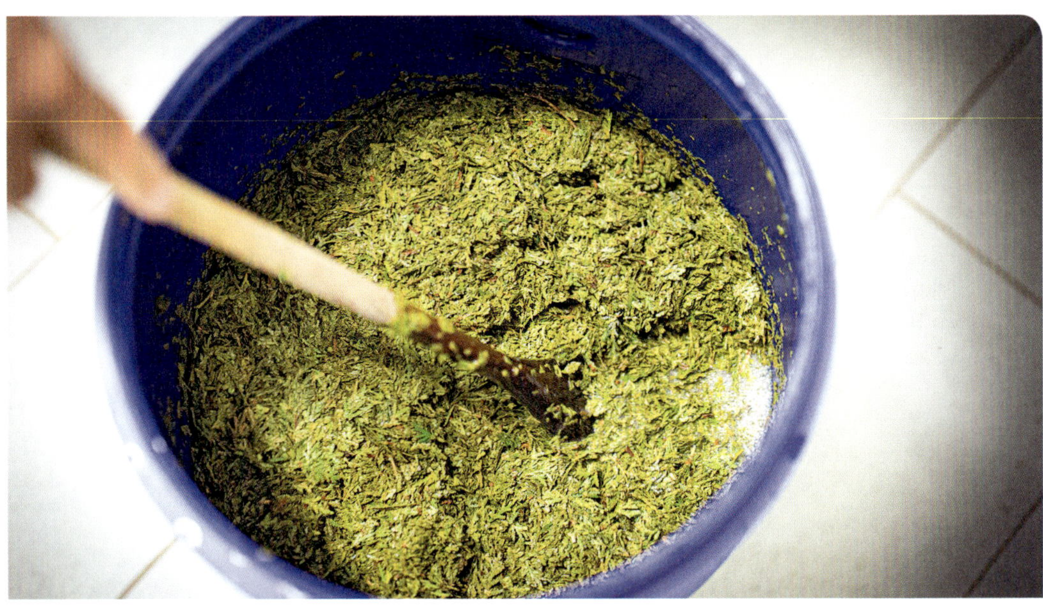

Während der Gärung geht die Lebenskraft der Pflanzen in die Maische über

Durch Abpressen erhält man die flüssige Maische, die im nächsten Schritt destilliert werden kann.

Gärung. Während der Gärung wandeln die Hefen diverse, in den Pflanzen enthaltene Stoffe um, wie Alkaloide, Glykoside usw., sodass sie vom Körper unbedenklich genutzt werden können. In der Maische entsteht ein neues Stoffgefüge, das alkoholhaltig ist. Der beigefügte Zucker dient den Hefen dabei als Nahrung. Der Gärungsprozess dauert länger und die Vergärung ist vollständiger, als wenn die Hefen nur den „Eigenzucker" der Pflanzen zur Verfügung hätten. Dieser Gärungspro-

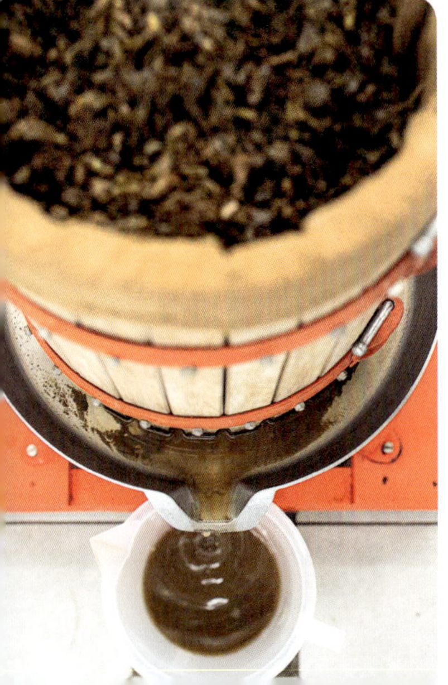

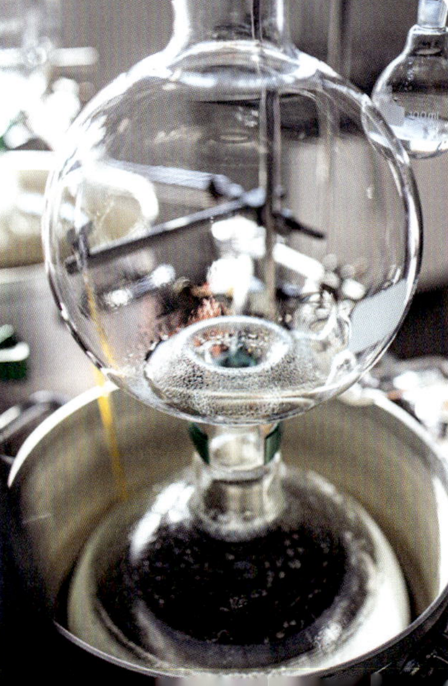

Durch die Destillation werden alkoholische und wässrige Bestandteile getrennt aufgefangen.

zess bedeutet für die Pflanze das Absterben. Sie hört auf, so zu sein, wie sie auf der Wiese war. Ihre Lebenskraft geht in Form des sich bildenden Alkohols (Merkur) in die Maische über. Durch Abpressen wird die flüssige Maische von den festen Pflanzenrückständen getrennt, um dann einzeln weiterverarbeitet zu werden.

Vakuumdestillation. Die flüssige Maische wird bei 42° unter Vakuum destilliert. Bei dieser Destillation werden zuerst der das Merkur-Prinzip repräsentierende Alkohol und die leichtflüchtigen Bestandteile wie z. B. das ätherische Öl, das den Sulfur darstellt, abdestilliert und aufgefangen. Die Destillation läuft weiter, bis auch das Wasser und die wasserlöslichen Inhaltsstoffe aufgefangen wurden. Es resultieren somit zwei Destillate – ein alkoholisches und ein wässriges. Im Destillierkolben bleiben nichtdestillierbare Rückstände zurück, die ebenfalls weiterverarbeitet werden.

Kalzination. Der Destillationsrest und die mittlerweile getrockneten Pflanzenreste, die beim Abpressen der Maische

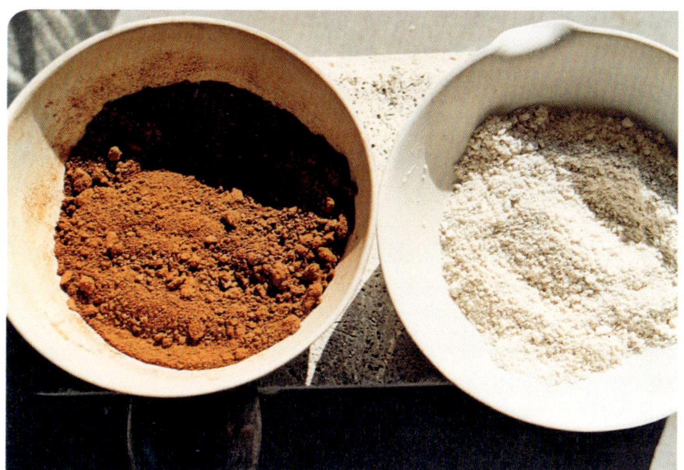

Das Durchglühen während der Kalzination lässt wertvolle Asche zurück. Sie wird dem wässrigen Destillat zugegeben.

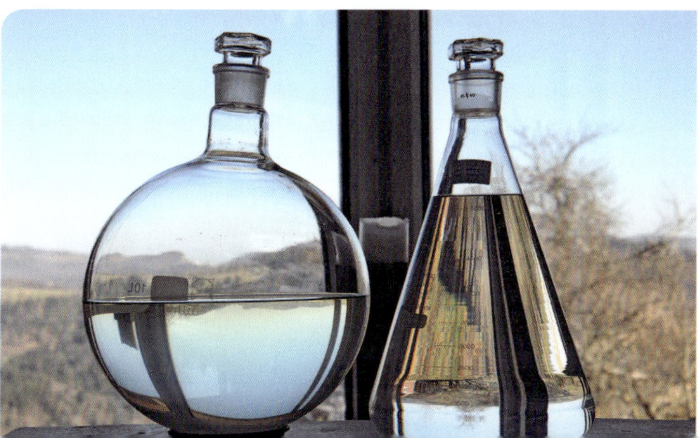

Erst durch die chymische Hochzeit wird die Essenz vollständig.

Liebliche Essenz

Nach Aussage der alten Alchemisten ist eine sorgfältig gearbeitete spagyrische Essenz immer sehr angenehm einzunehmen, völlig gift- und nebenwirkungsfrei und darüber hinaus praktisch unbegrenzt haltbar.
Oder wie Johann Rudolph Glauber in seiner 1654 veröffentlichten „Pharmacopaea spagyrica“ schreibt:
„... und es resultiert eine klare, kräftige und liebliche Essenz, davon etliche Tropfen mehr Kraft beweisen als des rohen Krautes eine ganze Handvoll.“

entstanden sind, werden nun getrennt voneinander zu zwei Aschen verbrannt und anschließend „kalziniert“, das heißt, bei hohen Temperaturen so lange durchgeglüht, bis aus den Pflanzenresten ein homogenes, helles und aus dem Destillationsrückstand ein meist pflanzentypisch gefärbtes Pulver entstanden ist. Beide Pulver werden dem wässrigen Destillat zugegeben, sodass nun alle wasserlöslichen Bestandteile wie z. B. die Salze (Sal-Prinzip), aber auch Pflanzenfarbstoffe (Sulfur-Prinzip) usw. im wässrigen Destillat gelöst werden. Die nicht löslichen Teile werden abfiltriert und verworfen.
Vereinigung. In der sogenannten chymischen Hochzeit wird das alkoholische Destillat dem wässrigen Destillat beigemengt und vermischt. Das Resultat ist die spagyrische Essenz, die nun für die Reifephase mindestens ein Jahr gelagert wird, bevor sie in einer Verdünnung von 1:10 und nach genauesten Richtlinien im Labor geprüft wird, in den Fachhandel kommt und für Sie, liebe Leserinnen und Leser, nutzbar wird.
Zeit und Aufmerksamkeit ist bei der Herstellung spagyrischer Essenzen ein sehr wichtiger Aspekt. Begonnen mit dem Sammeln der Pflanze bis zur Anwendung dauert der Herstellungsweg im Durchschnitt zwei bis drei Jahre.

Die Nutzbarmachung der pflanzlichen Heilkräfte

Durch die Alchemie oder die Spagyrik wird ein Stoff so umgewandelt, dass er vom Menschen aufgenommen werden kann. Wenn wir uns dies am Beispiel von Getreide verdeutlichen, wird uns schnell bewusst, dass wir uns durch das Kauen von Körnern schwerlich ernähren können. Werden die Körner jedoch verarbeitet (also gemahlen, zerkleinert, gekocht oder durch Gärprozesse aufgeschlossen), können wir sie in dieser Form verdauen und ihre Inhaltsstoffe aufnehmen. Kurz gesagt: Wird das Getreide zu Brot, Nudeln, Porridge oder Frischkornmüsli verarbeitet, so nährt es uns.
Am Beispiel einer Pflanze bedeutet dies, dass die Bestandteile der Pflanze zunächst getrennt, dann weiterverarbeitet und zuletzt wieder zusammengefügt werden, um ihre Heilkräfte für den Menschen umfassender nutzbar zu machen.
Das Besondere der spagyrischen Aufarbeitung der Pflanzen liegt darin, dass durch den umfassenden Bearbeitungsprozess sämtliche Inhaltsstoffe der Pflanzen für den Menschen

erschlossen werden können, also sowohl die in Flüssigkeiten löslichen Substanzen als auch die mineralischen Bestandteile. Darin besteht der wesentliche Unterschied zwischen Spagyrik und rationaler Phytotherapie.

Zeit und Aufmerksamkeit. So heißen zwei der wichtigsten Zutaten in diesem Prozess, der die Pflanze in eine kostbare Essenz verwandelt. Kostbar, weil im Destillationsprozess nur alle acht Sekunden ein Tropfen in das Fläschchen fällt und der gesamte Herstellungsprozess zwei bis drei Jahre dauert. Ein Verfahren, das kompromisslos Qualität vor Quantität setzt. Ein Wunder in unserer schnellen Zeit.

Fast ehrfürchtig betrachte ich nun das Fläschchen „Lavandula" in meiner Hand, denn mir wird schlagartig bewusst, dass genau das mir Entspannung schenken kann, was mit einer so puren Haltung der Sorgfalt und Achtsamkeit geschaffen wurde.

Gemmotherapie als Ergänzung

Im Selbstbehandlungskapitel ab Seite 128 haben wir Hinweise auf einzelne gemmotherapeutische Mazerate gegeben, die die spagyrische Therapie unterstützen können. Doch was genau ist die Gemmotherapie? Bei der Herstellung der Mittel wird tatsächlich nur das Lebendigste der Pflanze verwendet: Knospen, Triebspitzen und junge Schösslinge von Bäumen und Sträuchern. Kein Wunder also, dass auf diesem Weg wertvolle Essenzen entstehen, die regulierende, beruhigende und stärkende Wirkung haben. Dafür sind vor allem Pflanzenhormone, Aminosäuren, Vitamin C und Flavonoide etc. verantwortlich, die sich in den Knospenmitteln finden. Je nach verwendeter Pflanzenknospe entwickelt sich die Wirkung in anderen Bereichen des menschlichen Organismus.

Die Gemmotherapie wirkt sanft. Das ermöglicht es ihr, sich mit anderen Therapiemethoden gut zu vertragen und begleitend eingesetzt werden zu können.

Die Kombination eines Knospenmazerats mit einer spagyrischen Aufbereitung, die aus der ganzen Pflanze hergestellt wird, ist ideal. Sie kann das Konzept der Spagyrik vervollständigen; daher wurden Verweise auf gemmotherapeutische Ergänzungsmittel im Selbstbehandlungsteil eingefügt.

Dem belgischen Arzt, Dr. Pol Henry, gelang es in den 1960er-Jahren, die wertvollen Inhaltsstoffe aus frischen Knospen von Bäumen und Sträuchern – es handelt sich sozusagen um pflanzliche Frischzellen – als Heilmittel zugänglich zu machen. Geboren war die Gemmotherapie (von lateinisch „gemma" = Knospe).

Spagyrische Mittel anwenden

Wenn wir über Spagyrik sprechen, sind wir selbstverständlich im Bereich der Naturheilkunde. Wir bewegen uns in unserer Vorstellung nicht auf der Basis einer Ursache-Wirkungs-Kette wie in der wissenschaftlichen Medizin, sondern verstehen uns als Teil eines lebenden Netzwerks von Interaktionen. Wenn wir Spagyrik einsetzen, fügen wir sie in dieses Beziehungsnetz. Damit ist auch klar, dass eine Krankheit, die sich in einem Netz von Verbindungen und Einwirkungen zeigt, naturheilkundlich nicht durch ein Spray einer Heilpflanzenessenz „weggezaubert" werden kann. Naturheilkundliche Therapie ist eine vielschichtige Antwort auf ein multikausales Geschehen. Das heißt konkret: Stresssymptome beispielsweise können als Hinweis gewertet werden, den Umgang mit sich selbst neu zu überdenken und etwas für sich und das innere Gleichgewicht zu tun. Hierbei können spagyrische Sprays mit Pflanzen wie Lavendel und Melisse sehr hilfreich sein. Die Vorstellung, dass alles so bleiben kann, wie es ist, weil die Pflanzen wie Dopingmittel eingesetzt werden und die Probleme „wegsprühen" sollen, ist eher weniger wirksam.

Wer meint, mit der Einnahme von Spagyrik sei man von der Verantwortung für seine Lebensführung entbunden, weil ja jetzt die Pflanzen die unangenehmen Aspekte kompensieren, irrt. Es braucht immer das eigene Zutun, um anhaltende Veränderung zu erzielen.

Meist werden spagyrische Essenzen aus einzelnen Pflanzen hergestellt. So entsteht zunächst eine große Auswahl an Einzelmitteln, die in der Anwendung einzeln oder in Kombination miteinander gegeben werden können. Oft bietet sich die Mischung von mehreren Pflanzen an, um die Situation eines kranken Menschen abzubilden: Entweder schreibt ein Therapeut ein auf den Patienten abgestimmtes Rezept oder man greift auf bewährte Zusammenstellungen, sogenannte Komplexmittel, zurück. Bei solchen Komplexmitteln kann man sicher davon ausgehen, dass sie sich schon etliche Male im angegebenen Indikationsbereich bewährt haben.

Das Mundspray als Anwendungsform hat viele Vorteile: Es ist sparsam, kann sehr gut dosiert werden und verteilt sich großflächig auf der Mundschleimhaut für eine gute Resorption. Da der Sprühkopf auf der Flasche verbleibt, muss diese nicht geöffnet werden, was gerade bei der Anwendung unterwegs von Vorteil ist.

Dosierung (soweit nicht von einem Arzt oder Heilpraktiker anders verordnet):
Bei akuten Erkrankungen:

- Erwachsene und Kinder ab 12 Jahre: 6–10 × pro Tag 2 Sprühstöße
- Kinder von 6 bis 12 Jahren: 6–10 × pro Tag 1 Sprühstoß
- Kinder bis 6 Jahre: 3–6 × pro Tag 1 Sprühstoß

Bei chronischen Erkrankungen:

- Erwachsene und Kinder ab 12 Jahre: 3 × pro Tag 3 Sprühstöße
- Kinder von 6 bis 12 Jahren: 3 × pro Tag 2 Sprühstöße
- Kinder bis 6 Jahre: 3 × pro Tag 1 Sprühstoß

Die **Eigenbehandlung** mit Spagyrik sollte sich gut und stimmig anfühlen. Wenn Sie auf die Gabe von Spagyrik mit Unwohlsein oder Verstärkung der Beschwerden reagieren, stoppen Sie bitte die Einnahme und wenden Sie sich an einen in Spagyrik erfahrenen Therapeuten.
Selbstverständlich muss die Anwendung von Spagyrik nicht auf die Gabe als Mundspray beschränkt bleiben. Das Spray kann auch in Ellen- oder Kniebeugen, und auf die Haut von betroffenen Bereichen (Brust, Bauch, Rücken) gesprüht werden. Gerade bei der Behandlung von Kleinkindern ist es eine gute Idee, die Hände der Mutter mit dem Spray zu behandeln und diese dann z. B. auf den Bauch des Kindes zu legen.
Spagyrische Mittel lassen sich sehr gut mit schulmedizinischen Arzneimitteln kombinieren. Wichtig ist zu verstehen, dass sie kein Ersatzmittel für ärztlich verordnete Medikamente oder Interventionen sind! Setzen Sie bitte nicht eigenmächtig vom Arzt verschriebene Medikamente ab, verändern Sie die Dosierung nicht ohne Absprache.
Damit sich die Wirkung von Spagyrik voll entfalten kann, ist es wichtig, das Verhalten anzupassen. Themenbereiche wie Ernährung, Bewegung, Maßhaltigkeit, Atmung und stabile soziale Beziehungen sind für die Gesundheit enorm wichtig. Oft hat schon ein spagyrisches Mittel geholfen, zunächst einmal zur Ruhe zu kommen, damit überhaupt eine Reaktion auf die Erkrankung möglich wurde.
Gegenanzeigen: Auf welche spagyrischen Pflanzenzubereitungen Sie bei bestimmten Anwendungsgebieten (Indikationen) verzichten sollten, erfahren Sie im Indikationsteil des Buches. Es sind bis heute keine Fälle deutlicher Nebenwirkungen der Spagyrik bekannt. Die Anwendung kann als sehr sicher angesehen werden.

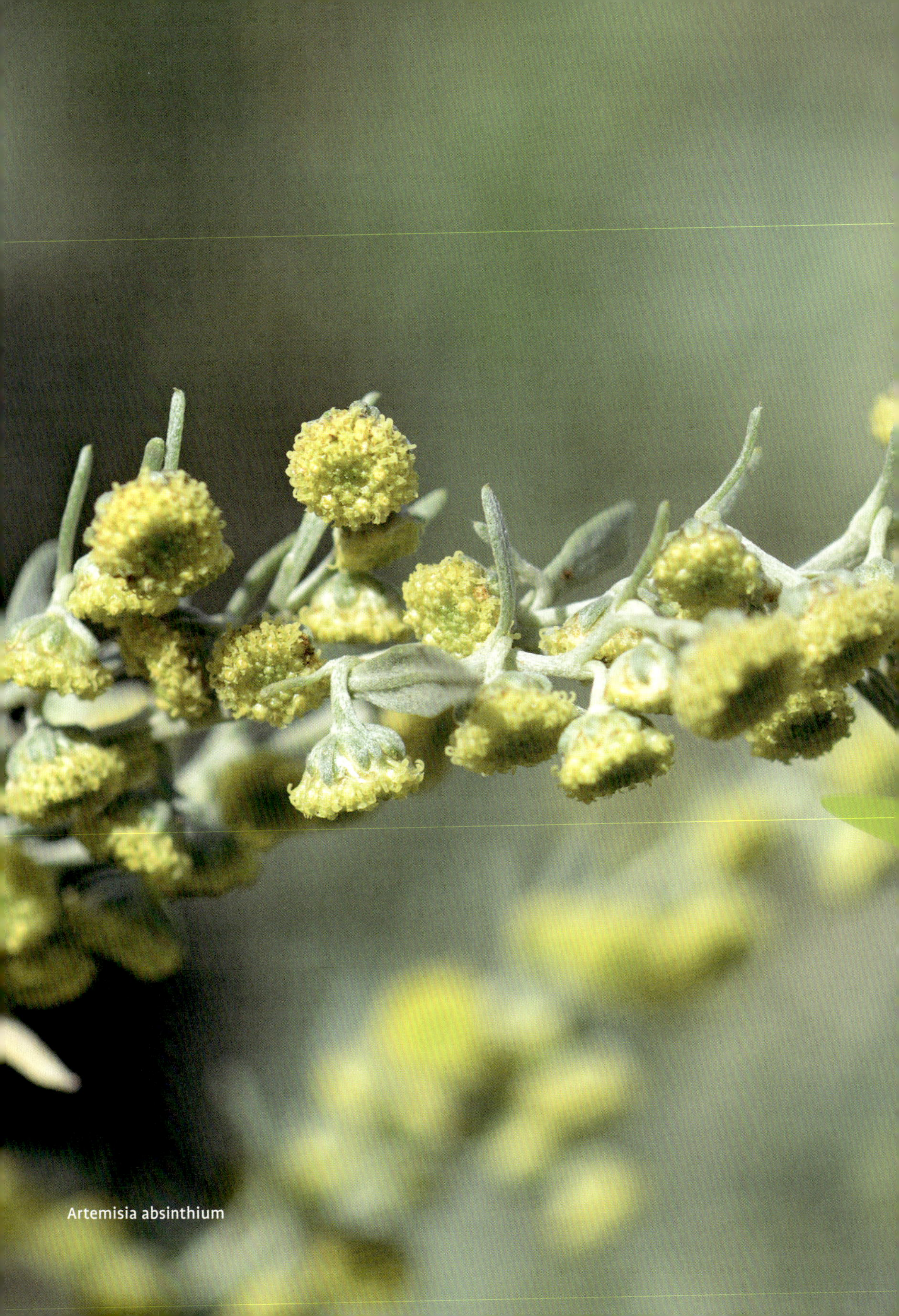

Artemisia absinthium

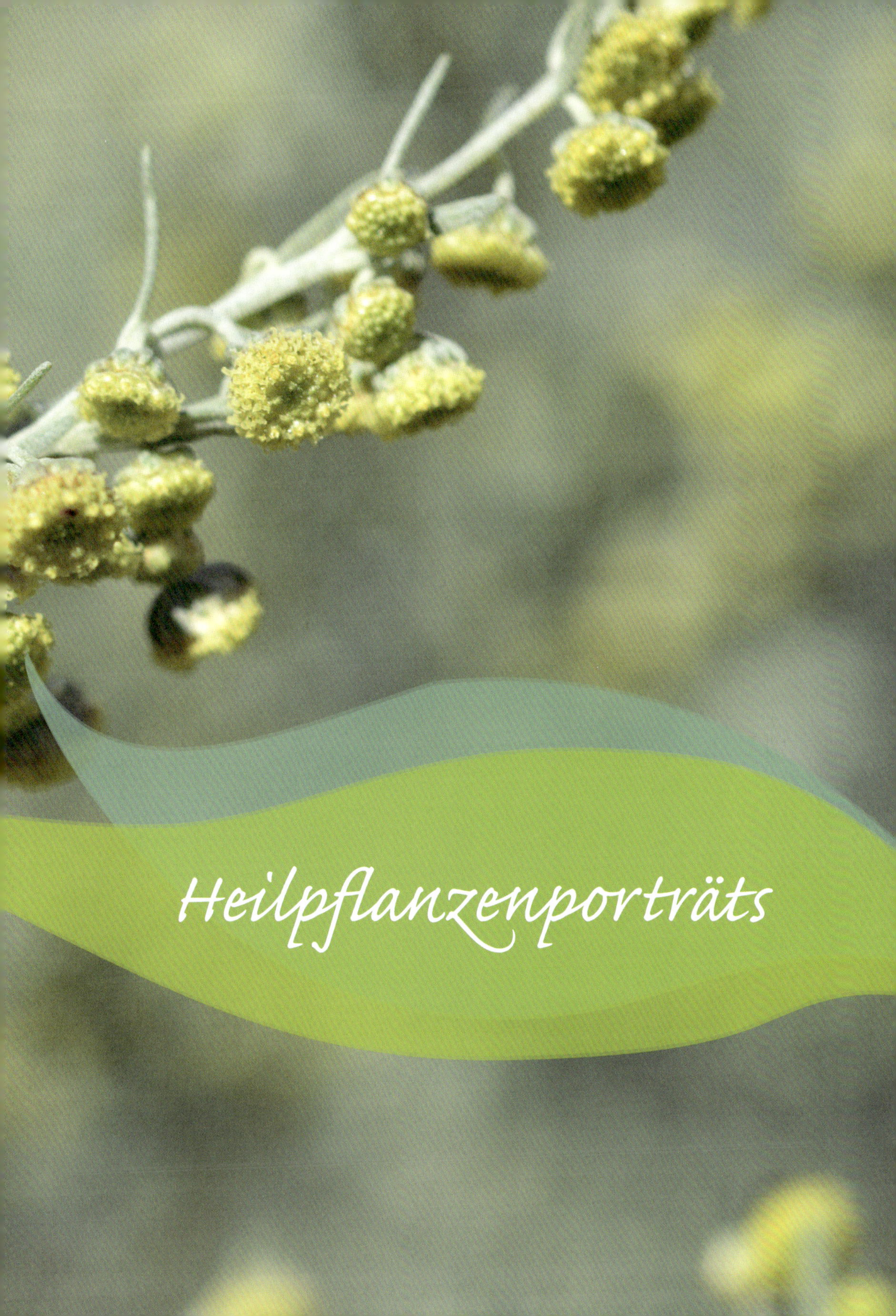

Heilpflanzenporträts

Achillea millefolium
(Schafgarbe)

Wundkraut und Vermittlerin

DIE PFLANZE

Die mehrjährige Schafgarbe kann je nach Standort bis zu 60 cm hoch werden. Aus der Blattrosette, die häufig überwintert, erhebt sich der feste und starke Stängel mit den für sie typischen Blättern, die so fein gefiedert sind, dass sie ihr den Beinamen „millefolium“ (Tausendblatt) eingebracht haben. Ein bisschen im Kontrast zu den zart anmutenden Blättern

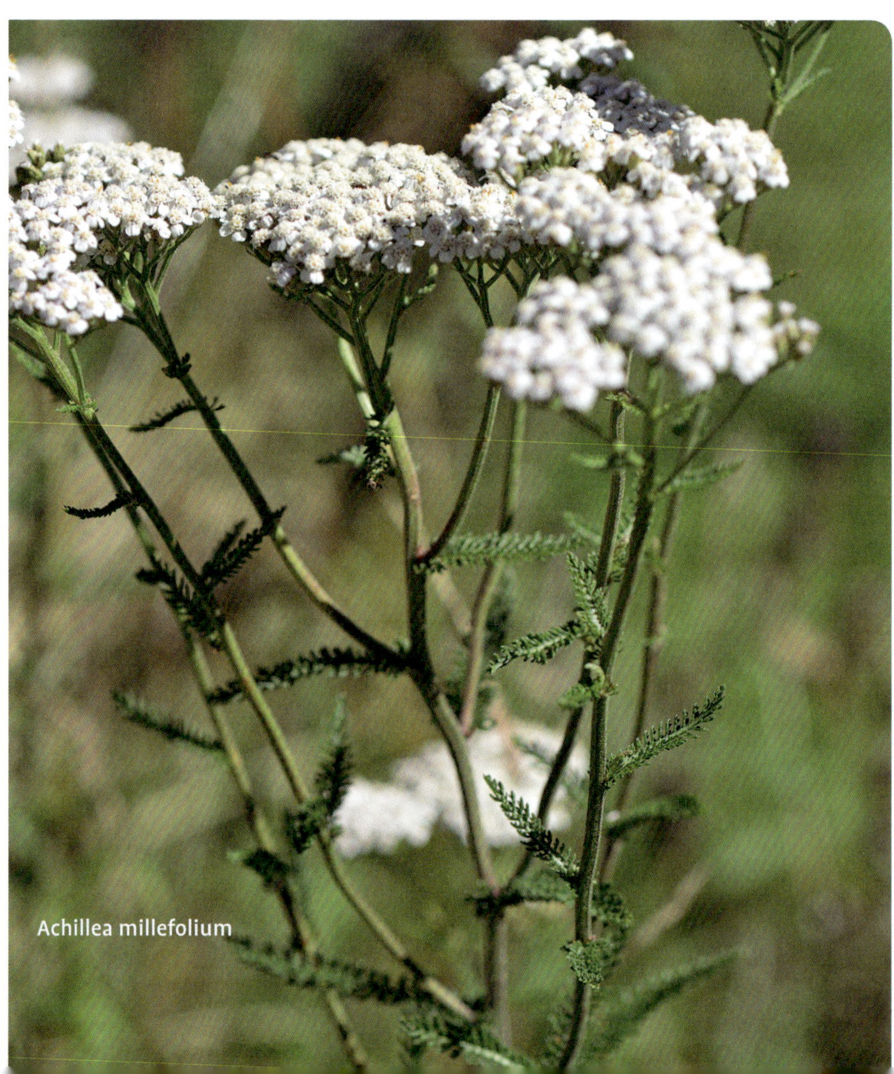
Achillea millefolium

ist das struppige Gefühl, das sie wegen ihrer feinen Borsten auf der Haut erzeugen. Sie bildet ein zähes Rhizom, das sich waagrecht ausbreitet und in regelmäßigen Abständen Ausläufer bildet. Meist blüht sie weiß, je nach Standort auch mal zartrosa, wobei die Blüten der Trugdolde sich in sehr unregelmäßigen Abständen abzweigen.
Blütezeit: Juni bis Oktober
Pflanzenfamilie: Korbblütler (Asteraceae)

BILDHAFT-CHARAKTERISTISCHE BESCHREIBUNG

Oft angetroffen, scheint sie doch schwierig zu fassen. Betrachten wir die Schafgarbe näher. Ihre Blätter sind feingliedrig und gefiedert und scheinen mir fast wie Feenflügel. Sie zeigen in ihrer Form eine Gestaltähnlichkeit mit unserem Nerven- und dem Kreislaufsystem. Im Kontrast zu ihren leichten und luftigen Blättern steht der kräftige Stängel, den man so nicht erwartet. Man kann ihn kaum brechen. Nicht selten kommt beim Sammeln gleich die ganze Wurzel mit, da der Stängel einfach nicht nachgibt. So zeigt sie Haltung und bleibt standhaft. Sie scheint sehr gegensätzliche Eigenschaften und Zeichen zu tragen. So wirkt sie sowohl bei zu starker als auch zu schwacher Menstruationsblutung, als scheine sie eine Pflanze des Zentrums zu sein, die ein Zuviel oder ein Zuwenig „einmittet“.

WIRKUNG UND NATURHEILKUNDLICHER HINTERGRUND

Die Schafgarbe ist eine Pflanze, die viele Talente hat. In der Volksheilkunde wurde sie äußerlich zum Abheilen von Wunden und Abszessen benutzt. In der Frauenheilkunde wird sie zur Regulation des Blutflusses sowohl bei zu starker als auch bei zu schwacher Menstruation angewendet. Ein altes Sprichwort sagt: „Schafgarbe im Leib, tut wohl jedem Weib.“ Die Schafgarbe gilt als überaus stärkend und aufbauend. Sie wird als Tonikum zur allgemeinen Stärkung eingesetzt. Durch ihre sanfte Leber-Galle-Wirkung kann sie bei Blähungen und Appetitlosigkeit helfen. Sie wirkt entzündungswidrig und krampflösend.

Anwendungsgebiete

- *tonisierend und aufbauend*
- *bei Blutungen*
- *sanftes Leber-Galle-Mittel*
- *zur Regulierung von zu starker/zu schwacher Menstruation*
- *als Amarum bei Appetitlosigkeit*

Aconitum napellus
(Blauer Eisenhut)

Wenn es plötzlich und heftig anfängt

DIE PFLANZE

Stolz wie eine Truppe Ritter, die nach Feinden Ausschau hält, thront der Eisenhut bevorzugt an feuchten Stellen in Wiesen, Gebirgswäldern bis 3000 m ü. d. M. Die krautige, ausdauernde Pflanze treibt aus ihren rübenartigen, schwarzen Wurzeln einen kräftigen Stängel mit wechselständigen, dunkelgrünen Blättern. Am auffälligsten jedoch sind die dunkelblau-violetten Blüten, die traubenartig und einem Helm ähnlich wachsen und dem Eisenhut viele Trivialnamen von Sturmhut über Blaumütze bis Franzosenhut einbrachten. Seine Samen benötigen mehrmals Frost, um keimfähig zu werden, und es scheint fast so, als ob er die Extreme für seine

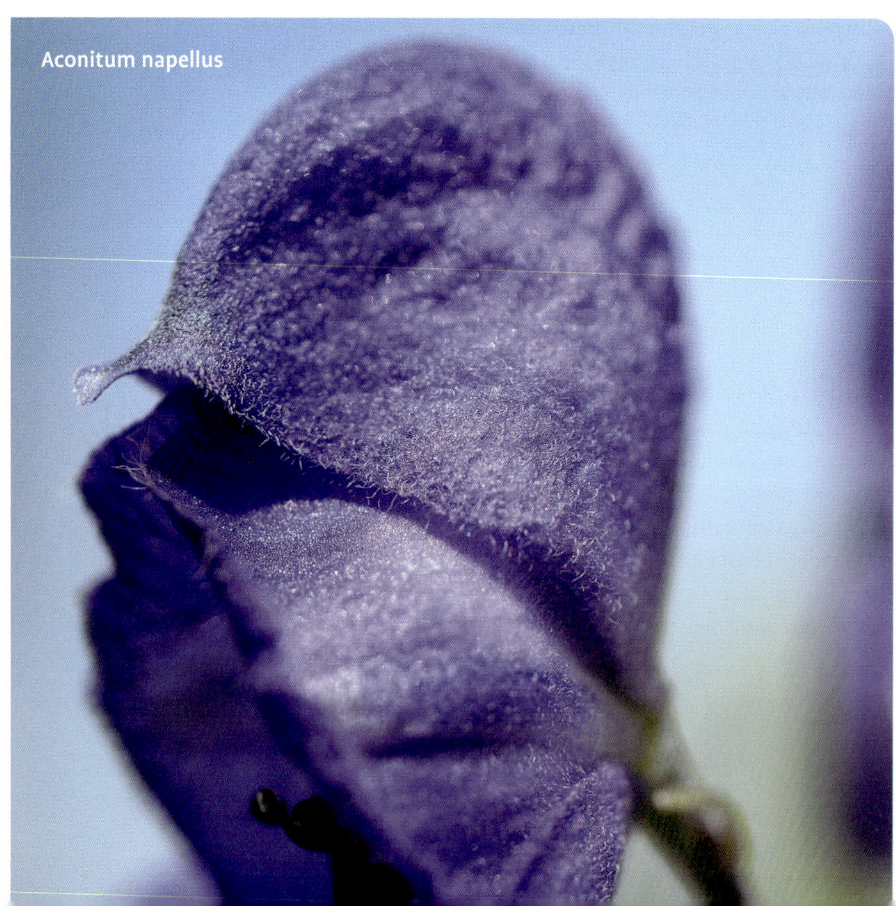
Aconitum napellus

Entwicklung braucht. Der Eisenhut gehört zu den giftigsten Pflanzen Europas, sowohl innerlich eingenommen als auch als Kontaktgift, das selbst unversehrte Haut zu durchdringen vermag. Die spagyrische sowie die homöopathische Anwendung sind gefahrlos: Die Einnahme ist ungiftig.
Wenn ich mich in die Nähe eines Eisenhuts stelle, erfasst mich oft die Stimmung von der „Ruhe vor dem Sturm", und es scheint mir, als wenn etwas im Anzug ist.
Blütezeit: Juni bis August
Pflanzenfamilie: Hahnenfußgewächse (Ranunculaceae)

WIRKUNG UND NATURHEILKUNDLICHER HINTERGRUND

In der Volksheilkunde wird der Blaue Eisenhut bei Nervenschmerzen und Migräne eingesetzt, nämlich dann, wenn man sich regelrecht im „Schraubstock" gefangen fühlt und der Druck im Kopf groß ist. Bei akuten Erkrankungen, die plötzlich und sehr heftig anfangen, seien es Fieber, schmerzhafte Zustände oder Erkältungen, vermag der Blaue Eisenhut als „Mittel der ersten Stunde" schnell Linderung zu verschaffen.

Anwendungsgebiete

- *akute Erkrankungen mit plötzlichem, heftigem Fieber*
- *akute Entzündungen*
- *grippale Infekte*
- *Angst und Unruhe*

Aesculus hippocastanum
(Rosskastanie)

Löst Stauungen auf und stärkt die Gefäße

DIE PFLANZE

Die Rosskastanie kam im 16. Jahrhundert nach Mitteleuropa, nachdem sie bis dahin eher im Südosten und im Balkan anzutreffen war. An der Rosskastanie ist vieles imposant, großzügig und ausladend. Am meisten beeindrucken mich immer die Knospen: Sie sind üppig und groß, mit Harz verklebt und wirken so, als würden sie jeden Moment platzen. Aus diesen Knospen entspringen die fingerförmigen Blätter, die am Anfang spannungslos erscheinen, sich danach im Lauf der Zeit aber aufrichten und an Spannkraft gewinnen. Diese gefiederten Blätter entspringen alle dem gleichen Punkt und haben gezackte Ränder.

Ihre weißen Blüten wachsen pyramidenartig und nicht symmetrisch. Am Blütenrand wirken sie fast ein wenig ausgefranst. Um den Insekten ihre Arbeit zu erleichtern, hat die Rosskastanie ihr eigenes Nektarampelsystem entwickelt. Die weißen Blüten haben einen gelben Fleck, eine Art „Landeplatz", der den Insekten den Weg zum Nektar zeigt. Ist die Blüte schon bestäubt, verändert sich die Farbe dieses Flecks bis hin zu Rot, um zu signalisieren, dass hier nichts mehr zu holen ist.
Blütezeit: Mai bis Juli
Pflanzenfamilie: Rosskastaniengewächse (Hippocastanaceae)

Anwendungsgebiete

- *Venenstauungen*
- *schwere Beine*
- *Neigung zu Wadenkrämpfen*
- *Begleitung bei Hämorrhoiden*
- *Couperose*

WIRKUNG UND NATURHEILKUNDLICHER HINTERGRUND

In der Volksheilkunde wurde die Rosskastanie wegen ihrer venentonisierenden und durchblutungsfördernden Wirkung zur Entstauung bei schweren Beinen und bei allgemeinen Venenbeschwerden eingesetzt. In der Bach-Blütentherapie wendet man sie bei unerwünschten, sorgenvollen und kreisenden Gedanken an, die sich schwer beruhigen lassen.

Alchemilla xanthochlora

(Frauenmantel)

Die schützende und umhüllende Pflanze für das weibliche Geschlecht

DIE PFLANZE

Den Frauenmantel finden wir bis auf 2600 m Höhe – bevorzugt auf feuchten, saftigen Wiesen und Weiden, aber auch an Wegrändern. Er wird etwa 30 cm hoch und hat einen leicht behaarten Stängel. Seine Blätter sind analog zu den anderen Rosengewächsen am Rand gezähnt und kreisrund bis nierenförmig. Sie bestehen aus bis zu neun halbkreisförmigen Lappen. Ihre Form erinnert fast ein wenig an einen Umhang oder Mantel, wie sein Name schon andeutet. Seine unscheinbaren, gelbgrünen Blüten sind klein und manchmal auf den

ersten Blick kaum zu sehen. Was den Frauenmantel aber so besonders macht, ist sein Spiel mit dem Wasser oder genauer: mit seinen „Tautropfen“. Aus den kleinen Spaltöffnungen am Blattrand scheidet er bei feuchter Witterung Tropfen aus, die sich anschließend auf dem Grund seines kelchförmigen Blattes sammeln oder am Rande der Blätter sitzen.
Blütezeit: Mai bis Juli
Pflanzenfamilie: Rosengewächse (Rosaceae)

Anwendungsgebiete

- *unterstützend und ausgleichend in der Pubertät und bei der Reifung zur Frau*
- *krampflösend bei schmerzhafter Menstruation*
- *prämenstruelles Syndrom*
- *Weißfluss*
- *Fruchtbarkeitsstörungen*
- *fördert die Rückbildung nach der Geburt*
- *unterstützend bei Schwangerschaft und Geburt*

BILDHAFT-CHARAKTERISTISCHE BESCHREIBUNG

Wenn man die Literatur nach dem Frauenmantel durchforstet, werden häufig Begriffe wie märchenhaft, zauberhaft und umhüllend genannt. Tatsächlich mutet der Frauenmantel magisch an, wenn er mit seinen aufgezogenen Guttationsperlen am Blattrand und dem großen Tropfen in seinem Blattgrund in der Sonne glitzert. Sein empfangendes, trichterförmiges Blatt kann man als Symbol für den Geburtsschoß sehen. Er deutet damit auf seine Wirkung im Bereich der Frauenheilkunde hin. Ein umhüllender, beschützender Mantel gibt uns Raum und hilft bei der Abgrenzung. Für mich stellen diese Qualitäten in seinem Wesen auch den Wert dar, geschützt seiner eigenen Weiblichkeit wiederzubegegnen, das Weiblichsein zu bejahen und annehmen zu können. Er führt uns zurück zu unserem ureigenen Rhythmus und ist deshalb in jeder Phase eines Frauenlebens von unschätzbarem Wert.

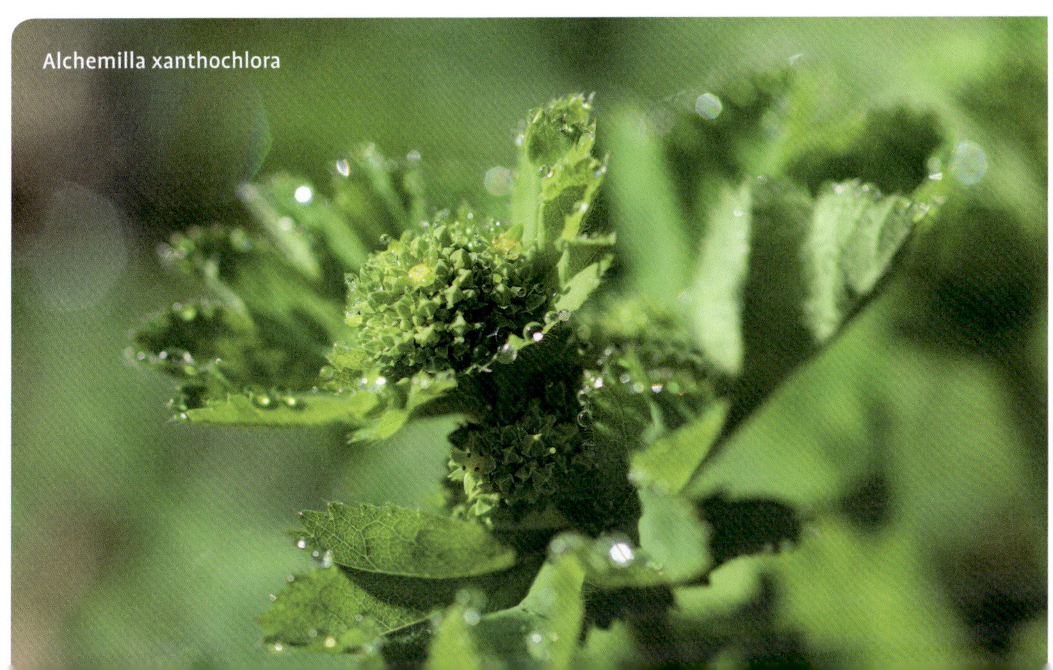
Alchemilla xanthochlora

WIRKUNG UND NATURHEILKUNDLICHER HINTERGRUND

In der Volksheilkunde wurde die Pflanze bei Frauenleiden verschiedener Art eingesetzt. Der Frauenmantel stärkt das Bindegewebe und hat eine zusammenziehende und entzündungshemmende Wirkung. Dies verhalf ihm zu häufigem Einsatz in der Geburtshilfe und im Wochenbett. Bei unregelmäßiger und schmerzhafter Menstruation kommt sein harmonisierender Einfluss auf das Hormonsystem zum Tragen. In der Wundheilung, auch bei geschwürigen Wunden, wird seine zusammenziehende und blutstillende Wirkung geschätzt.

Allium cepa (Küchenzwiebel)

Bringt Stockendes ins Fließen

DIE PFLANZE

Die Römer brachten die Zwiebel nach Mitteleuropa, wo sie sich bis heute großer Beliebtheit erfreut. Das sehr nährstoffreiche „Gemüse“ enthält viel Vitamin C, was sie in der Antike neben Brot zu einem der wichtigsten Nahrungsmittel machte. Meist zweijährig angebaut, bildet sie im ersten Jahr nur grüne, röhrenförmige Blätter, die im Winter absterben. Was wir als Zwiebel bezeichnen, müsste korrekterweise die Küchenzwiebel heißen, da der Begriff Zwiebel botanisch gesehen das unterirdische Speicherorgan bezeichnet. Der wirksamste Teil der Küchenzwiebel ist also in der Erde versteckt, wo sie – wie es scheint – die Erdkraft in sich aufnimmt. Sie treibt im Frühling erneut aus und bildet im zweiten Jahr auch kugelige, grün-weiße Blüten mit zahlreichen kleinen Einzelblüten. Bis die Blüte aufgeht, schält sie sich aus ihrer Hülle, was fast so scheint, als ob sich ein Lebewesen aus seinem Kokon schält.
Blütezeit: Juni bis August
Pflanzenfamilie: Lauchgewächse (Alliaceae)

Anwendungsgebiete

- *Stockschnupfen*
- *Heiserkeit*
- *Schleimhautentzündungen von Nase und Augen*
- *verdauungsfördernd*
- *Blähungen*
- *Husten*

WIRKUNG UND NATURHEILKUNDLICHER HINTERGRUND

In der Volksheilkunde wurde die Küchenzwiebel oft als Wickel bei Hals- oder Ohrenschmerzen eingesetzt oder roh auf

Insektenstiche gelegt. Innerlich eingenommen wirkt sie verdauungsfördernd und sekretionsanregend, was sie vor allem bei verstocktem Schnupfen oder zähem Husten mit Heiserkeit wertvoll macht.

Allium sativum (Knoblauch)

Hält unerwünschte Eindringlinge fern

DIE PFLANZE

Der Knoblauch ist eine ausdauernde, krautige Pflanze, die Wuchshöhen bis zu knapp 1 m erreicht. Er bevorzugt leichte und durchlässige Böden und mag ein wenig Sonne ganz gern. Die Pflanze bildet eine Hauptzehe mit fünf bis zwanzig Tochterzehen, die sehr dicht beisammenstehen und sich durch den entstehenden Druck gegenseitig kantig formen. Manche Pflanzen treiben auch oberirdische Brutzwiebeln (Bulbillen) aus, die der Vermehrung dienen. Seine Blüten sind kugelige Scheindolden, weiß bis rosa gefärbt. Das in den frischen Zehen enthaltene Alliin ist geruchlos und erhält seinen typi-

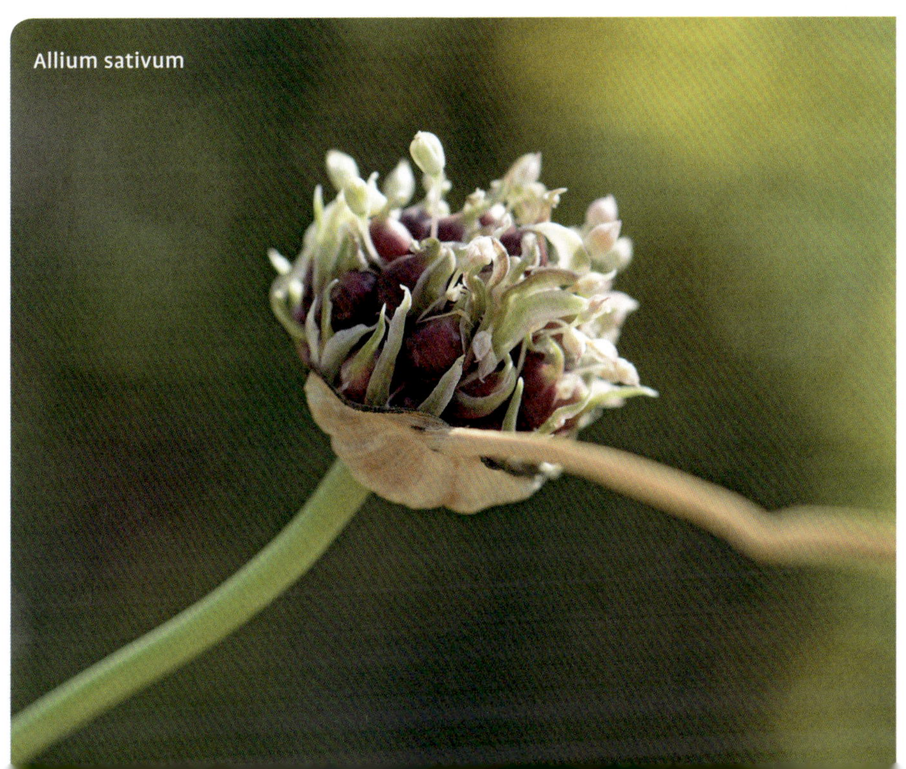
Allium sativum

schen „Knoblauchduft“ erst durch Schneiden oder Quetschen aufgrund einer Enzymreaktion.
Blütezeit: Juni bis August
Pflanzenfamilie: Lauchgewächse (Alliaceae)

Anwendungsgebiete
- *verdauungsunterstützend bei verschiedenen Verdauungsbeschwerden*
- *Vorbeugung von Arteriosklerose*
- *äußerlich bei Warzen*
- *Darmkatarrhe mit Schleimbildung*
- *Blähungen*

WIRKUNG UND NATURHEILKUNDLICHER HINTERGRUND

Schon Pythagoras nannte den Knoblauch den „König der Gewürze“, und Dioskurides beschrieb ihn in seiner Materia medica als verdauungsstärkend und zur Abwehr von Darmwürmern geeignet. Heute wird er unterstützend bei erhöhten Blutfettwerten und zur Vorbeugung von Arteriosklerose empfohlen. Er gilt als bakterizid und verhindert Fäulnisgärungen im Darm. Äußerlich verwendete man den Knoblauch bei Warzen und Pilzbefall der Haut.

Angelica archangelica
(Engelwurz)

Kommt zum Einsatz, wenn einem etwas auf den Magen und Darm schlägt

DIE PFLANZE

Die Engelwurz gehört zur Familie der Doldenblütler. Sie ist von aufrechtem, starkem Wuchs, wird 1–3 m hoch und ist 2–4-jährig. Ihre Blüte ist doldenförmig und von hellgrüner Farbe; aus ihr bilden sich nach der Bestäubung die Samen, über die sie sich auch vermehrt. Die Engelwurz blüht nur einmal. Sie ist auf der ganzen Nordhalbkugel weit verbreitet und bevorzugt feuchte bis nasse Wiesen und Uferzonen. Es können alle Teile der Pflanze zu Heilzwecken verwendet werden, normalerweise kommt aber die Wurzel zum Einsatz. Sie ist reich an Bitterstoffen und ätherischen Ölen. Die Pflanze strotzt vor Größe und Kraft, verströmt einen erfrischenden, aromatischen Duft und wirkt großzügig und strahlend.
Blütezeit: Juli bis August
Pflanzenfamilie: Doldenblütler (Apiaceae)

BILDHAFT-CHARAKTERISTISCHE BESCHREIBUNG

Mit dem Kopf in den Wolken und trotzdem mit beiden Beinen auf dem Boden: So könnte man die Engelwurz gut beschreiben. Die Blüte der Engelwurz überragt hoch oben auf einem aufrechten, starken Stängel ihre Umgebung und ist doch mit mächtigen Wurzelknollen im Boden verankert. Die Engelwurz verbindet also das Oben mit dem Unten. Sie hilft dem Menschen, aufrecht und kraftvoll und mit sich in Harmonie zu sein. Sie scheint uns aufzufordern, uns aufzurichten, und verhilft uns zu einem gelassenen Überblick, ohne die Bodenhaftung zu verlieren. Nahe bei der Engelwurz kann man Kraft, Ruhe und Wärme vermittelt bekommen.

Anwendungsgebiete

- *alle Erkrankungen des Verdauungstrakts (z. B. Magenkrämpfe, Magenkatarrh, Völlegefühl, Blähungen)*
- *generelles Stärkungsmittel, insbesondere für das Nervensystem*
- *Menstruationsbeschwerden*
- *hartnäckiger Bronchialkatarrh mit zähem, festsitzendem Schleim*

NATURHEILKUNDLICHER HINTERGRUND

In der Volksheilkunde wurde die Pflanze bei Magen- und Darmbeschwerden wie Magendrücken, nervösem Magen, Magenkrämpfen, Blähungen, nervösen Verdauungsbeschwerden, Appetitlosigkeit, aber auch als Mittel für den Bronchialtrakt und als Nerventonikum eingesetzt. Sie stärkt die Funktion von Magen und Darm. Sie reguliert das weibliche Genitalsystem und fördert die Menstruation. Zudem stärkt sie das Nervensystem und baut uns bei Erschöpfungszuständen von der Mitte aus wieder auf.

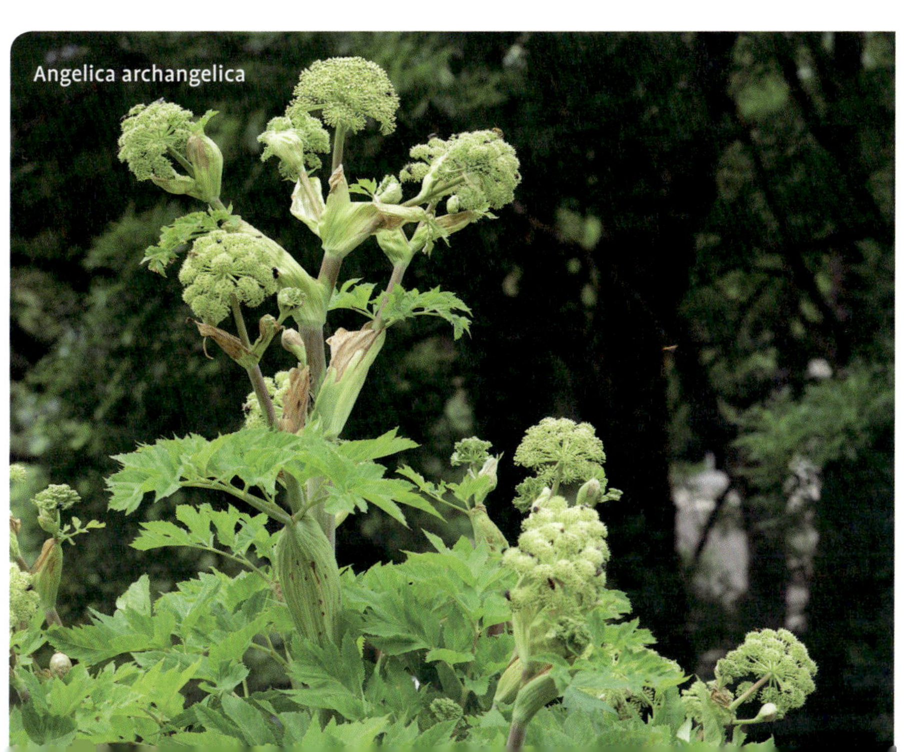
Angelica archangelica

Arnica montana (Arnika)

Was verletzt ist, wird geheilt

DIE PFLANZE

Kein Wunder nennt man sie die Königin der Heilpflanzen, thront sie doch auf bis zu 2500 m ü. d. M. und schaut von da ins Tal hinunter. Sie bevorzugt magere und ungedüngte Bergwiesen und scheut keinen Sturm und keine Wetterlage, sondern absorbiert alles, hält es aus. Oft wird sie verwechselt mit ihr ähnlichen Pflanzen – wenn man jedoch vor der echten Arnika steht, dann weiß man für immer, was die Unterschiede sind. Aus der ebenerdigen Blattrosette wächst ein oft blattloser Stängel, der leicht behaart ist. Dieser verströmt einen aromatisch-balsamischen Duft. Fünf bis zwölf sichtbare Nerven durchziehen die Strahlblüten der Länge nach, und die Randblüten sind mit drei „Zähnchen" versehen. Die gelborangefarbenen Blüten sehen oft so zerzaust aus, als kämen sie gerade von einem stürmischen Spaziergang zurück. Sie ist mehrjährig und untersteht mittlerweile fast überall sehr strengem Naturschutz.

Blütezeit: Juni bis August

Pflanzenfamilie: Korbblütler (Asteraceae)

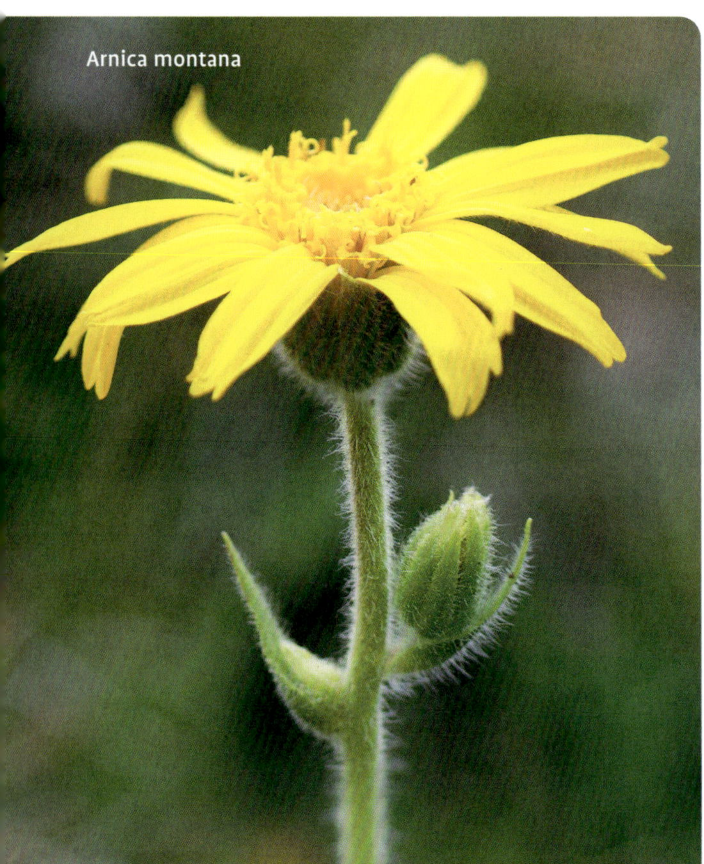

Arnica montana

BILDHAFT-CHARAKTERISTISCHE BESCHREIBUNG

Wie beschreibt man eine Königin? Die Arnika in Worte zu fassen, fiel mir erst nicht leicht. Astrologisch ordnet man Arnika der Sonne zu. Sie ist das Zentrum unseres Systems. So erscheint mir die Arnika als stilles, kraftvolles Zentrum der Berge. Sie saugt in der Höhe die verstärkte Sonnenenergie auf, hält sie aus und speichert sie für uns, um sie unserem Organismus in Form von Regenerationskräften wieder zur Verfügung zu stellen.

Auch wenn die Umstände ihr Äußeres verstrubbeln, so steht sie doch immer aufrecht in ihrer Kraft.

WIRKUNG UND NATURHEILKUNDLICHER HINTERGRUND

In der Volksheilkunde wird Arnika bei allen Arten von Verletzungen und Traumata eingesetzt: sowohl für stumpfe Verletzungen als auch vor und nach operativen Eingriffen. Sie fördert die Wundheilung, ist abschwellend und entzündungswidrig. Sie wird häufig nicht nur innerlich, sondern auch äußerlich in Form eines Umschlags z. B. bei rheumatischen Erkrankungen oder Stauungen eingesetzt. Als Gurgelmittel stärkt sie die Stimmbänder bei Heiserkeit.

Anwendungsgebiete

- *abschwellend bei Verstauchungen und Prellungen*
- *heilend und entzündungswidrig bei Sehnenentzündung*
- *vor/nach Operationen oder Zahnarztbehandlungen zur Aktivierung der Heilung*
- *stärkt die Stimme bei Heiserkeit*

Artemisia abrotanum
(Eberraute)

Bringt die Verdauungssäfte in Fluss

DIE PFLANZE

Die Eberraute ist ein ca. 1 m hoher Halbstrauch. Seine dicken Wurzeln sind verholzt und bilden aufrechte Stängel, die sehr dicht nebeneinander wachsen. Die verzweigten Stängel verholzen im unteren Bereich, und je nachdem, wie eng sie beisammenstehen, sind sie kahl oder sehr spärlich behaart. Trotz der Enge und Dichte scheinen die einzelnen Stängel leicht, luftig und filigran in ihrer Gestalt zu sein.
Auch ihre Blätter sind im Gegensatz zu den anderen Artemisia-Arten sehr luftig und leicht und fast fadenartig. Die Blattunterseite ist leicht gräulich und hat einen unverwechselbaren, für mich aber auch eigentümlichen Geruch. Ihre kleinen, zahlreichen gelben Körbchenblüten erblühen bei genügend Wärme über einen längeren Zeitraum.
Blütezeit: Juli bis Oktober
Pflanzenfamilie: Korbblütler (Asteraceae)

Anwendungsgebiete
- *magenstärkend bei Sodbrennen*
- *säfteregulierend bei Verdauungsbeschwerden und Darmsanierungen*
- *lymphanregend*
- *spärliche Menstruation*

WIRKUNG UND NATURHEILKUNDLICHER HINTERGRUND

In der Volksheilkunde wird die Eberraute im Bereich der Verdauung und des Magens eingesetzt. Sie stärkt, reinigt und reguliert das Verdauungssystem, durchwärmt es und regt den Fluss der Verdauungssäfte an. All diese Eigenschaften machen sie zu einem beliebten Mittel bei allgemeinen Verdauungsstörungen und Darmsanierungen.

Artemisia absinthium
(Wermut)

Schafft Klarheit und bringt die Säfte ins Fließen

DIE PFLANZE

Der Wermut ist eine ausdauernde, krautige Pflanze, die in gemäßigten Zonen in Eurasien auf bis zu 3500 m wächst. Ihre gräulich-grünen Blätter sind auf der Oberseite silbern behaart und haben eine speziell gefiederte Form. Sie sind sehr

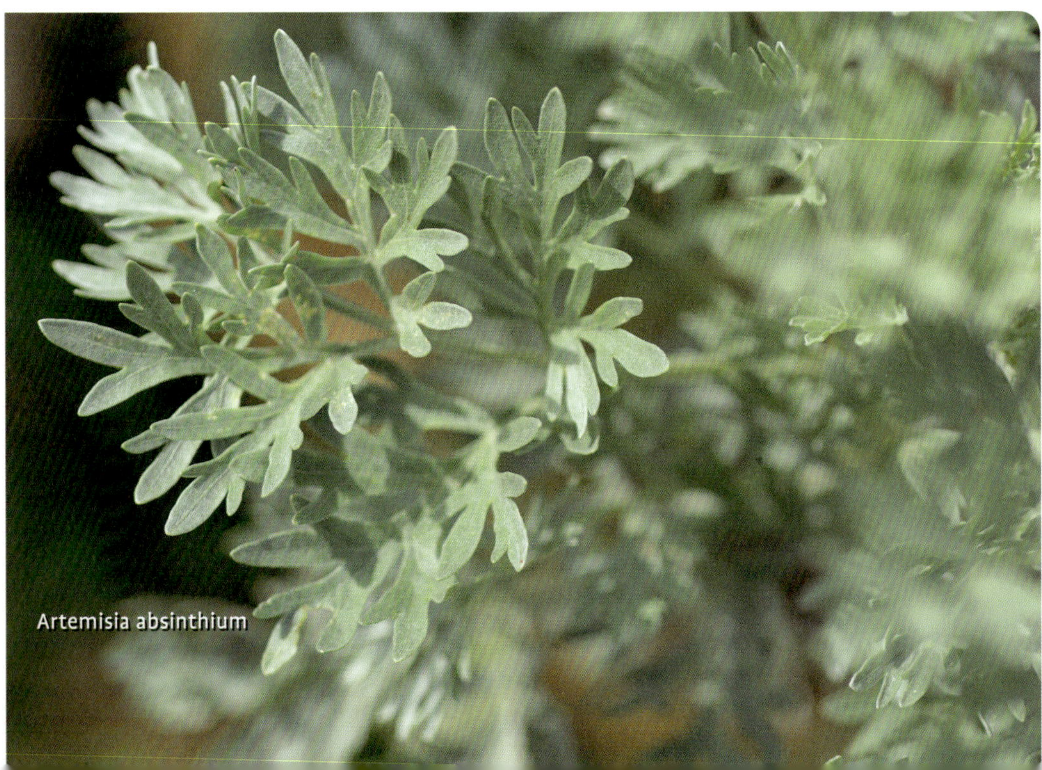
Artemisia absinthium

weich und fein anzufassen. Korbblütler haben normalerweise ausladende und auffallende Blüten – nicht so der Wermut: Seine Blüten sind kleine gelbe Knöpfe, die rispenartig an der Pflanze wachsen. Seine Inhaltsstoffe sind ätherische Öle und eine große Anzahl an Bitterstoffen.
Der Gattungsname „Artemisia“ weist auf die griechische Göttin Artemis hin: die Beschützerin der Frauen. Die deutsche Bezeichnung scheint von einem altgermanischen Wort (wër(i) muota) abgeleitet zu sein, was so viel bedeutet wie „Mensch, versehen mit Mut“.
Blütezeit: Juli bis September
Pflanzenfamilie: Korbblütler (Asteraceae)

BILDHAFT-CHARAKTERISTISCHE BESCHREIBUNG

In meinem Garten ist mir aufgefallen, dass der Wermut fast niemanden neben sich duldet. Alle Pflanzen halten Abstand, und so kann er schnell wachsen. Steht man neben ihm, nimmt man einerseits sein warmes, balsamisches Aroma wahr und sieht, wie feingliedrig er ist. Jedoch kennt man Wermut vor allem wegen seiner Bitterstoffe. Nimmt man ein Blatt in den Mund und zerkaut es, so staunt man nicht nur über die unglaubliche Bitterkeit, sondern auch über die Wachheit, die sich mit dem Aroma einstellt. Als gäbe es plötzlich Platz um uns, sodass wir uns entfalten können. In diesem Sinne kann man Wermut auch für Klarheit und Interesse am Hier und Jetzt verstehen. Er aktiviert unsere Sinne, macht uns achtsam und wach für unser Umfeld. Genau wie der Wermut auf der körperlichen Ebene durch seine säfteanregende Wirkung die Verdauung fördert, so kurbelt er auch „das Verdauen“ auf seelischer Ebene an.

Anwendungsgebiete

- *Appetitlosigkeit*
- *Magenübersäuerung*
- *spärlicher Menstruationsfluss*
- *Parasitenbefall*
- *Erschöpfungszustände*
- *mangelnder Gallenfluss*

WIRKUNG UND NATURHEILKUNDLICHER HINTERGRUND

In der Volksheilkunde wurde der Wermut wegen seiner säfteaktivierenden Wirkung im Bereich der Magenüber- und -untersäuerung eingesetzt. Er gilt auch als ein Energetikum für Körper und Seele. Schon Hildegard von Bingen sagte zum Wermut, er sei der Meister gegen Erschöpfung, und Pfarrer Künzle setzte ihn bei Kraftlosigkeit, Mattigkeit und Verdauungsschwäche ein.

Atropa belladonna
(Tollkirsche)

Wächterin an den Übergängen von zu viel und zu wenig

DIE PFLANZE

„Bella donna" heißt „schöne Frau" und wird wohl daraus abgeleitet, dass Frauen den Saft der Tollkirsche als pupillenvergrößerndes Mittel eingesetzt haben, um besonders attraktiv zu erscheinen. „Atropa" kann man in Bezug auf ihre Wirkung verstehen, denn Atropos war eine der drei Schicksalsgöttinnen. Sie zerschnitt den Lebensfaden und bestimmte so darüber, ob und wann jemand zu Tode kam. Als ausgeprägte Zauber- und Hexenpflanze ranken sich viele Rituale und Legenden um die Tollkirsche.

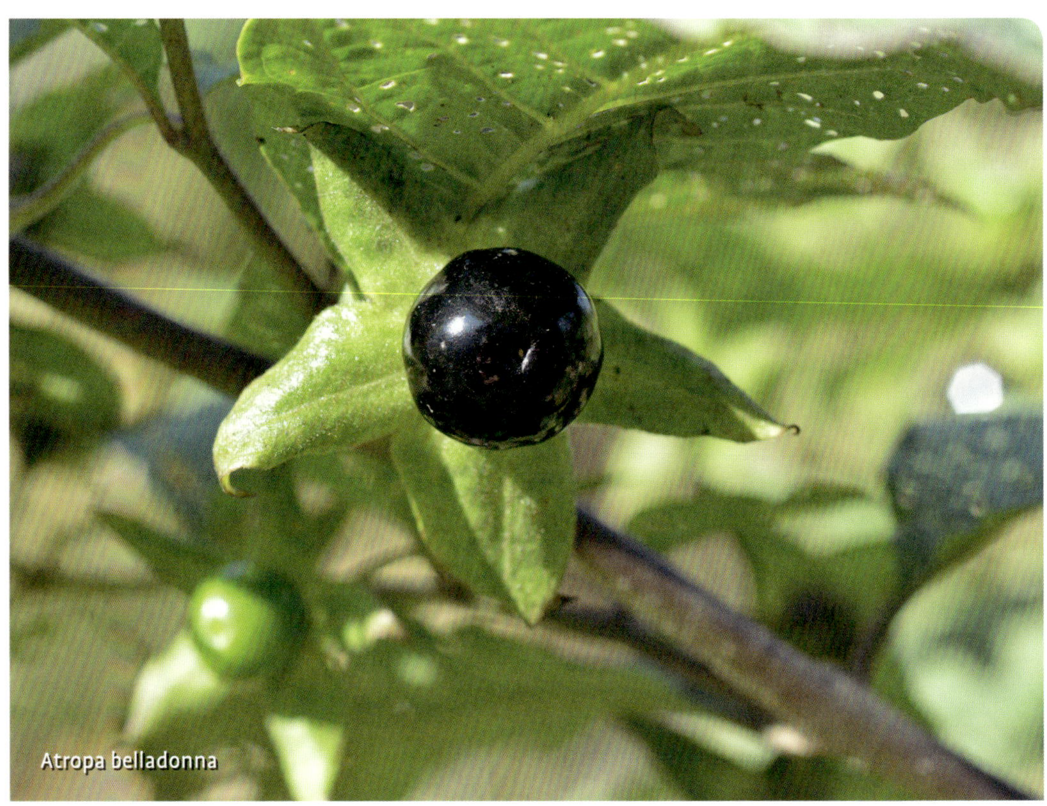
Atropa belladonna

Ihre unerklärliche und düstere Seite wird auch durch ihre Gestalt und die sehr dunkle Farbe ihrer Blüten und Früchte unterstrichen. Und natürlich dadurch, dass es bei falscher Dosierung und beim Genuss der Beeren zu Vergiftungserscheinungen kommen kann. Die Tollkirsche ist eine sehr ausgeprägte Schattenpflanze. Sie liebt halbschattige, kalkhaltige Standorte. Mit der Struktur ihrer Blätter sorgt sie für eine volle Ausnutzung des Lichts trotz ihrer eher geringen Höhe von 50–150 cm. Meist werden die Samen von Vögeln verbreitet. Ihr starkes Gift ist in der „Kirsche" zentriert, aber auch in den Blättern und Wurzeln zu finden.
Blütezeit: Juni bis September
Pflanzenfamilie: Nachtschattengewächse (Solanaceae)

BILDHAFT-CHARAKTERISTISCHE BESCHREIBUNG

Zum ersten Mal begegnete mir die Tollkirsche im ältesten europäischen Wald an der Grenze zu Weißrussland. Unser Führer erwähnte damals, dass Wölfe in heftigen Hungerperioden dazu neigen, Aas zu fressen. Damit sie sich dabei nicht vergiften, fressen sie danach Tollkirschen. Das faszinierte mich, setzen doch auch wir Menschen die Tollkirsche als Gegengift ein, obwohl sie selbst Vergiftungserscheinungen und halluzinogene Zustände hervorrufen kann. Aber gerade die Gegensätze der Tollkirsche machen sie für uns Menschen unfassbar bedrohlich und doch anziehend und faszinierend. Oftmals hatte ich schon das Gefühl, wenn ich die Blüte studiert habe, dass ihre Wirkung wie der Eingang zu Alice' Wunderland scheint. Verheißungsvoll, unbekannt und lockend. Als sei die Tollkirsche eine Wächterin, die über Sein oder Vergehen entscheidet. Darüber, ob man klar sieht oder ob alles vor einem verschwimmt.

Anwendungsgebiete

- *Fieber und Schmerzen allgemein*
- *krampfartige Zustände im Magen-Darm-Bereich*
- *beruhigt bei Unruhe und Erregung*

WIRKUNG UND NATURHEILKUNDLICHER HINTERGRUND

In der Volksheilkunde wurde die Tollkirsche als potenziertes Mittel bei akuten Krankheitsbildern und bei fiebrigen oder schmerzhaften Zuständen eingesetzt, vor allem, wenn man sehr empfindlich auf Reize reagiert. Im Magen-Darm-Bereich wirkt sie krampflösend.

Avena sativa (Hafer)

Fängt in belastenden Lebenssituationen auf und stabilisiert

DIE PFLANZE

Der einjährige Hafer gehört zur Familie der Gräser und wächst in Büscheln oder einzelnen Halmen bis 150 cm hoch. Er bevorzugt stickstoffreiche Schuttplätze oder Straßenränder und gedeiht bis hoch in Gebirgslagen. Nach der Fruchtreife hängen seine Früchte an kleinen, feinen Stielen am Stängel. Als Heilmittel werden sowohl Extrakte aus der Frucht als auch das sogenannte „Haferstroh" verwendet.
Blütezeit: Juni bis August
Pflanzenfamilie: Süßgräser (Poaceae)

BILDHAFT-CHARAKTERISTISCHE BESCHREIBUNG

Alles an ihm strahlt Beständigkeit und Erdverbundenheit aus. Trotzdem vermag er durch seinen stabilen Aufbau gut mit den wechselnden Richtungen des Windes umgehen zu können,

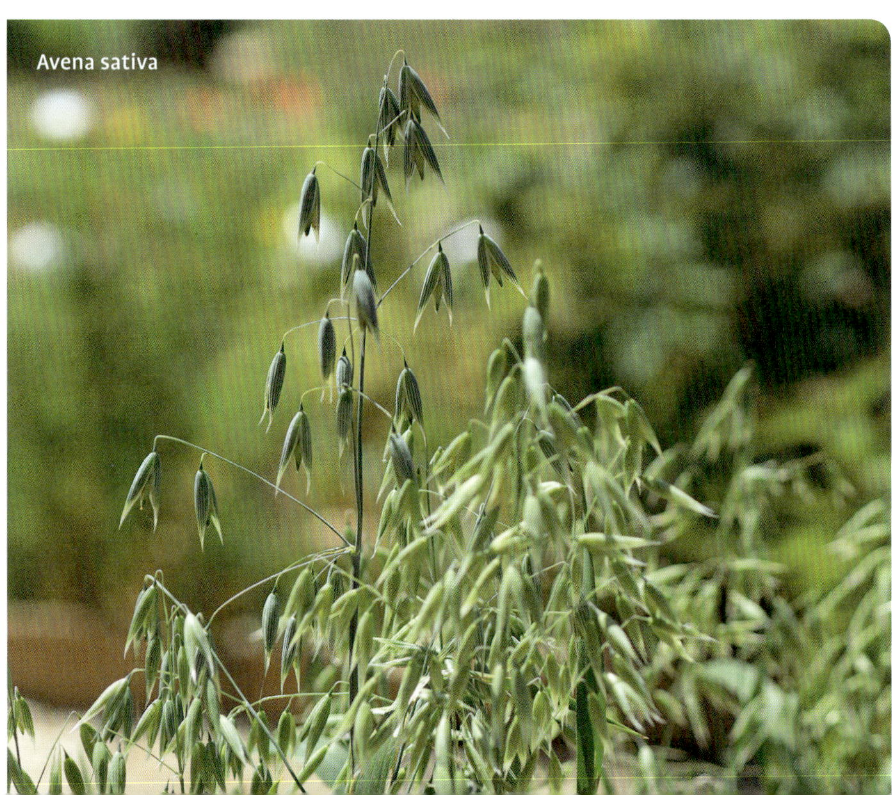
Avena sativa

ohne zu brechen. Es scheint mir, als ob er uns mit seiner standhaften Flexibilität Orientierung vermitteln will. Vor allem dann, wenn uns der rote Faden oder die Ausrichtung in unserem Leben fehlt. Er lässt uns zur Ruhe kommen und Kraft schöpfen. Betrachtet man die aufbrechende Ähre, scheint sie wie ein kleiner Fallschirm, der uns im freien Fall abbremst und sanft wieder auf sicherem Grund landen lässt.

WIRKUNG UND NATURHEILKUNDLICHER HINTERGRUND

In der Volksheilkunde wurde der Hafer früher mehrheitlich in der Rekonvaleszenz als Stärkungsmittel für Körper und Geist eingesetzt. Der Hafer enthält viele Schleimstoffe, die mit Wasser aufquellen. Dieser Schleim legt sich auf gereizte Magen- und Darmschleimhäute und lindert so die Reizung. Das kennt man vor allem von der Schonkost in Form von Haferschleimsuppe bei Magen-Darm-Erkrankungen. Die nervenstärkende Wirkung zeigt sich insbesondere bei nervösen Beschwerden und Erschöpfungszuständen.

Anwendungsgebiete

- *bei Nervenerschöpfung*
- *in der Rekonvaleszenz*
- *aufbauend bei Erschöpfung und Kräftezerfall*
- *beruhigend bei Schlafstörungen*
- *nach Operationen zum Aufbau*

Bellis perennis
(Gänseblümchen)

Heilt körperliche und seelische Verletzungen

DIE PFLANZE

Die krautige, ausdauernde Pflanze erreicht Wuchshöhen von bis zu 20 cm, bleibt also stets bodennah und klein. Aus der sehr dichten Blattrosette entwachsen hoch aufgerichtete Blütenstände, die streng genommen Scheinblüten sind. Was uns wie eine einzige Blüte erscheint, ist in Wirklichkeit aus Hunderten von kleinen Blüten zusammengesetzt. Seine Blütenköpfe richtet das Gänseblümchen stets nach der Sonne, bei Regen schließt es sie, was ihm den Status einer Wetterorakelblume eintrug.

Blütezeit: ganzjährig

Pflanzenfamilie: Korbblütler (Asteraceae)

BILDHAFT-CHARAKTERISTISCHE BESCHREIBUNG

Trotz seiner geringen Größe symbolisiert das Gänseblümchen Stärke und Regenerationskraft. Ein Sich-nicht-unterkriegen-Lassen, das fast schon trotzig wirkt. Indem es sich gleich wieder aufrichtet, nachdem es niedergetrampelt oder niedergemäht wurde, scheint es uns daran zu erinnern, dass David über Goliath triumphierte. Das liebliche, zarte Gewächs erinnert in seiner Farbkombination Weiß, Gelb bis leicht Rosa und seiner strahlenden, einfachen Form an kleine Sonnen, die uns von unten zuleuchten. Die besten Erfahrungen mit Gänseblümchen habe ich nach traumatischen Geburten gemacht. Die betroffenen Frauen beschreiben ihr Gefühl häufig mit ausgeliefert oder machtlos sein oder den Geburtsakt an sich als gewaltsam für ihren Körper und ihre Seele. Hier zeigt sich die Qualität des Gänseblümchens auf zwei Ebenen: Als „Arnika der Gebärmutter" macht es sich alle Ehre, indem es die Rückbildung und Wundheilung fördert, und auf seelischer Ebene unterstützt es die Verarbeitung wirksam.

Anwendungsgebiete

- *wundheilend bei Verletzungen allgemein*
- *als schleimlösendes Hustenmittel*
- *als Wundheilmittel*
- *rückbildungsfördernd nach der Geburt*
- *nach einem Geburtstrauma*

WIRKUNG UND NATURHEILKUNDLICHER HINTERGRUND

In der Volksheilkunde wurde das Gänseblümchen früher auch „Arnika der Frauen" genannt, was auf seine Anwendung in der Geburtshilfe hindeutet. So wurde es zur Wundheilung und zur Tonisierung nach schweren und anstrengenden Geburten eingesetzt. Ingeborg Stadelmann (Autorin der „Hebammensprechstunde") empfiehlt das Gänseblümchen, wenn die Nachgeburt auf sich warten lässt oder der Wochenbettfluss stockt. Es gilt als wundheilend, entkrampfend und schleimlösend. Kräuterpfarrer Künzle verwendete es auch als Kindermittel bei festsitzendem Husten oder schlecht heilenden Erkältungen.

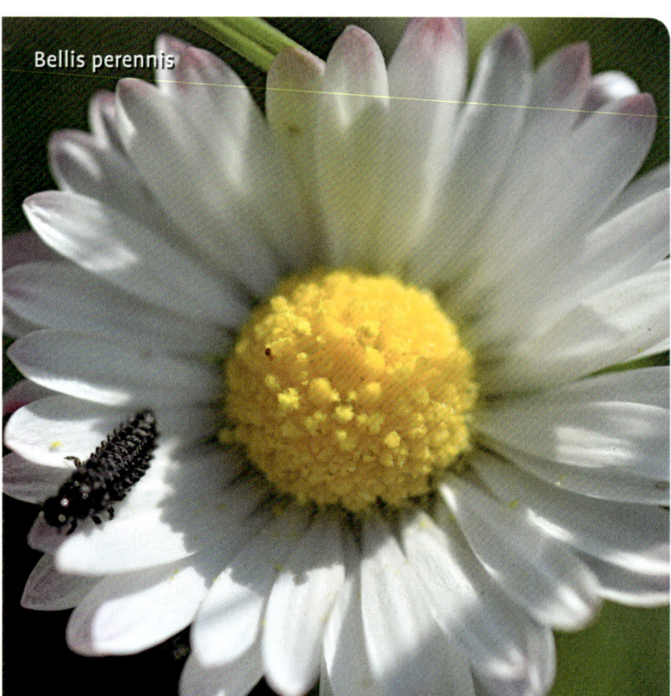
Bellis perennis

Betula pendula (Hängebirke)

Lichtgestalt der Bäume

DIE PFLANZE

Überall ist sie anzutreffen. Ob in der Stadt, im Moor oder der Heide: Sie zeigt Flexibilität und Beweglichkeit, was ihren Standort angeht, und ist nicht wählerisch bei Bodenbeschaffenheit oder Nährstoffen. Was sie jedoch meidet, ist Schatten. Die Birke gehört zu den Lichtholzarten und benötigt für ihr Wachstum reichlich Licht.
Bis zu 30 m hoch und maximal 150 Jahre alt kann sie werden. Die Hängebirke im Speziellen hat eine mehrschichtige Krone, von der die Äste spitzwinklig abstehen, wobei die Enden nach unten „hängen" – daher auch der Name. Ihre Krone wird nicht besonders dicht und lässt somit viel Licht bis zum Boden hin zu. Auch die Rinde nimmt das Thema Licht auf. Sie erscheint leuchtend weiß, weil das in ihr enthaltene Betulin das Licht komplett reflektiert und den Baum vor einer Art „Sonnenbrand" schützt.
Birken haben nicht nur eine besondere Beziehung zum Licht, sondern auch zum Wasser. So kann eine Birke in einem sehr feuchten Gebiet bis zu 70 Liter Wasser pumpen und über ihre Blätter verdunsten lassen, also im wahrsten Sinn des Wortes durch sich durchströmen lassen, weswegen sie auch oft zur Drainage eines feuchten Gebiets benutzt wurde.
Blütezeit: März bis Mai
Pflanzenfamilie: Birkengewächse (Betulaceae)

BILDHAFT-CHARAKTERISTISCHE BESCHREIBUNG

Geht man am Morgen, wenn die Sonne gerade aufgeht, durch eine Birkenallee, dann scheint es, als ob das Licht ätherisch und auf eine unerklärliche Art und Weise reflektiert wird. Hell, durchdringend und eigentümlich leuchtend. Kein Wunder sprach man früher den Birken eine besondere Beziehung zu Feen und Elfen zu oder bezeichnete sie gar selbst als eine tanzende Elfe. Sie galt unseren Vorfahren auch lange als Verkörperung der Liebes- und Muttergöttin. Tatsächlich scheint es, wenn

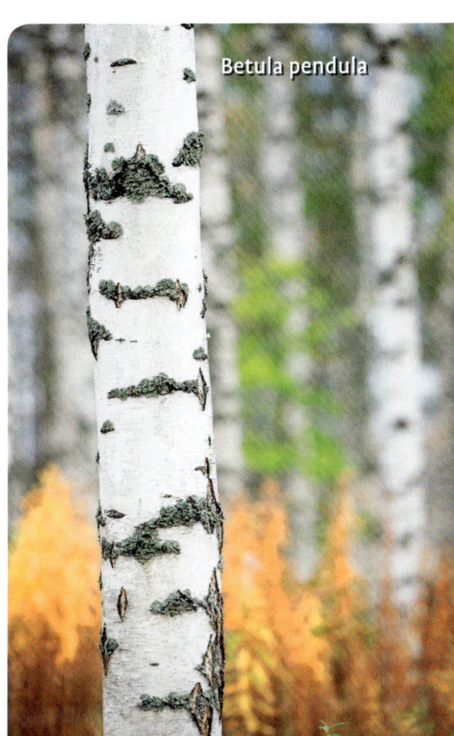
Betula pendula

man unter einer Birke liegt und ihren Bewegungen zuschaut, als ob sie sich wiegt und tanzt und so die Luft und auch ihre Bewegungen sichtbar macht. Die Birke ist ein Inbegriff von Erneuerung und Jugendlichkeit. Da sie sehr schnell wächst, wird sie mit ihren 120–150 Jahren in der Baumwelt nicht alt, verglichen mit den Hunderten von Jahren einer Eiche oder Linde. Für mich symbolisiert die Birke somit Leichtigkeit, Jugendlichkeit und Beweglichkeit, und es scheint, als würde sie uns auffordern, durchs Leben zu tanzen.

Anwendungsgebiete

- *Ödeme*
- *stoffwechselanregend bei rheumatischen Erkrankungen und Gicht*
- *unterstützend bei Blasenkatarrhen*
- *Hautausschläge*
- *stärkend bei Haarausfall*
- *Zellulite*

WIRKUNG UND NATURHEILKUNDLICHER HINTERGRUND

In der Volksheilkunde wird die Birke seit jeher für Frühlingskuren sowie zur Unterstützung von rheumatischen Leiden eingesetzt. Sie hat die Eigenschaft, Harnsäure aus dem Körper auszuleiten, und wird deswegen auch bei Gicht langfristig eingesetzt. Ihre Affinität zum Wasser zeigt sie auch bei ihrer positiven Beziehung zu den Nieren. In der Kosmetik findet sie häufig ihren Platz in Produkten gegen Zellulite und Haarausfall.

Calendula officinalis (Ringelblume)

Regeneriert und heilt kleine Wunden und Verletzungen

DIE PFLANZE

Die ein-, selten zweijährige krautige Pflanze mag trockene und sehr sonnige Standorte und erreicht Wuchshöhen bis ca. 50 cm, wobei ihre Stängel in Bodennähe oft verholzen. Aus den strahlend gelb bis orange leuchtenden Blütenblättern entwickeln sich nach durchschnittlich fünf Tagen sichelförmige Schließfrüchte, die sich über Wind oder Anhaftung verbreiten. Stängel, Blätter und Teile der Blüte sind mit Öldrüsen überzogen, die der Blume einen balsamischen, warmen Geruch verleihen. Bereits in der Antike und im Mittelalter wurde die Ringelblume beschrieben. Hildegard von Bingen stellte aus

ihr eine Salbe her, die bei schlecht heilenden Wunden und Warzen verwendet wurde.
Blütezeit: Mai bis November
Pflanzenfamilie: Korbblütler (Asteraceae)

BILDHAFT-CHARAKTERISTISCHE BESCHREIBUNG

Es gibt nichts Schöneres, als an einem nebligen Novembertag, wenn es schon kalt und ungemütlich ist, die letzten Ringelblumen im Garten zu betrachten. Die kleinen, orangefarbenen Sonnen, die noch einmal ihre ganze Kraft in den nahenden Winter schicken. Nicht umsonst nannte man sie früher Sonnenbraut, da sie sich nach dem Lauf der Sonne richten. Man kann sich nicht sattsehen an ihnen. Sie scheinen fröhlich und voller warmer Energie. Wenn man sie für Blumensträuße abschneidet, so verschließen sie die Schnittstelle mit einer milchigen Substanz und überdauern so auch einen längeren Heimweg ganz gut. Mir scheint, sie hält Kraft und Wärme in sich, sogar wenn man sie schneidet. Diese Qualität der Lebenskrafterhaltung macht sie mitunter zu einer der wertvollsten Pflanzen, um Wunden zu heilen und unsere Regenerationskraft optimal zu stärken.

Calendula officinalis

Anwendungsgebiete
- *schlecht heilende Wunden*
- *wunde Brustwarzen beim Stillen*
- *Entzündungen im Mund- und Rachenraum*
- *Vaginalentzündungen*
- *Narben nach Dammschnitten*
- *Ekzeme*

WIRKUNG UND NATURHEILKUNDLICHER HINTERGRUND

In der Volksheilkunde wurde die Ringelblume zur Wundpflege von schlecht heilenden Wunden oder Ekzemen eingesetzt. Sie ist wundheilend und entzündungshemmend, was sie auch nach Verbrennungen wie Sonnenbrand wertvoll macht. Auch findet man sie oft in Gurgelmittel oder Mundspülungen, die bei Reizungen und Entzündungen im Mund- und Rachenraum eingesetzt werden.

Capsella bursa-pastoris (Hirtentäschchen)

Kräftigt und stillt Blutungen aller Art

DIE PFLANZE

Das Gemeine Hirtentäschchen hat sich mittlerweile weltweit verbreitet und ist in unseren Breitengraden sehr häufig und fast überall anzutreffen. Es bevorzugt Äcker und Gärten und liebt es nährstoffreich. Die ein- bis zweijährige Pflanze wird bis zu 50 cm hoch und kann bei optimaler Witterung fast das ganze Jahr über blühen. Das tut sie sehr unauffällig und zurückhaltend mit ihren kargen, weißen Blüten und den symmetrisch angeordneten, herzförmigen Früchten. Ihre Grundblätter sind unspektakulär rosettenförmig und gezähnt. Die Schötchen der Pflanze erinnern an die Form der Taschen, wie sie früher Hirten mit sich trugen, was ihr auch zu ihrem Namen verhalf. „Capsella bursa-pastoris“ kommt vom lateinischen „capsa“ = Kapsel, „bursa“ = Tasche und „pastor“ = Hirt.
Blütezeit: ganzjährig
Pflanzenfamilie: Kreuzblütler (Brassicaceae)

BILDHAFT-CHARAKTERISTISCHE BESCHREIBUNG

Das Hirtentäschchen scheint auf den ersten Blick eine sehr gewöhnliche Pflanze zu sein. Sie wächst überall, ist unspektakulär, oft übersieht man sie sogar, da sie fein ist, fast schon substanzlos. Als Kind fand ich lustigerweise genau diese kleine, unscheinbare Pflanze außergewöhnlich. Es schien mir immer, als strecke sie ihre kleinen, herzförmigen Ärmchen aus, um mich zu umarmen. Das Hirtentäschchen kann gut mit seinen Kräften haushalten. Obwohl es oft übers ganze Jahr blüht und gleichzeitig Früchte trägt, verausgabt es sich nicht. Die Pflanze hat sich reduziert, und Ausdauer, Zähigkeit und Geduld scheinen ihre Gaben zu sein.

WIRKUNG UND NATURHEILKUNDLICHER HINTERGRUND

Schon 400 v. Chr. galt das Hirtentäschchen laut Hippokrates als wichtiges Gebärmuttermittel. Eine traurige Berühmtheit erlangte es im Ersten Weltkrieg, wo aus Mangel an Material das Hirtentäschchen als blutstillende Alternative in der Wundbehandlung eingesetzt wurde. Dies steht allerdings in einer langen Tradition, denn das Hirtentäschchen gilt als blutstillend, gefäßabdichtend und wurde auch in der Frauenheilkunde bei starken Menstruationen oder stockendem Wochenbettfluss angewandt.

Anwendungsgebiete

- *blutstillend bei Blutungen und Wunden*
- *Nasenbluten*
- *tonisiert und stärkt die Gebärmutter*
- *starke Menstruation*
- *wenn der Wochenbettfluss stockt*

Cardiospermum halicacabum (Ballonpflanze)

Wenn es juckt und brennt auf der Haut

DIE PFLANZE

Cardiospermum halicacabum stammt ursprünglich aus den tropischen und subtropischen Regionen und wird mittlerweile auch bei uns kultiviert und angebaut. Die stark wuchernde Kletterpflanze kann sich bis zu 3,5 m hoch schlingen. Blätter und Blüten sind fein und eher unscheinbar. Umso auffälliger sind die grünen und im Vergleich zu den Blüten sehr großen, lampionartigen Fruchtkapseln, die ihr auch den Namen Ballonrebe eingetragen haben. In den Fruchtkapseln hält sie nur exakt vier Samen pro „Ballon" bereit. Auf den schwarzen, runden Samen erscheint ein weißes Mal in Herzform. Löst man alle vier Samen vom Stiel, bleibt ein helles Herz als Mal zurück.

Blütezeit: Mai bis September
Pflanzenfamilie: Seifenbaumgewächse (Sapinadaceae)

Anwendungsgebiete

- *beruhigend bei Hautekzemen*
- *lindert Juckreiz und allergische Hauterkrankungen*
- *unterstützend bei Nesselsucht*
- *Neurodermitis*
- *Sonnenallergie*
- *Akne*

WIRKUNG UND NATURHEILKUNDLICHER HINTERGRUND

Hautirritationen und Juckreiz können äußerlich mit Creme behandelt werden, die Cardiospermum enthält. In der Homöopathie und Spagyrik findet die Pflanze bei allen Irritationen der Haut Anwendung, also bei Ekzemen, Neurodermitis oder auch allergischen Reaktionen, da sie den Juckreiz stillt und auf beanspruchte Haut beruhigend wirkt.

Chamomilla recutita

(Kamille)

Mütterliche Fürsorge bei Schmerzen und Entzündungen

DIE PFLANZE

Sie wird bis zu 50 cm hoch und ist stark verzweigt. Die Blätter sind so fein gefiedert, dass sie schon fast nicht mehr wie Blätter, sondern eher wie „Fäden" wirken, so als ob sie nicht besonders viel Wert auf ihr Blattwerk legen würde. Am Ende der feinen Stängel thronen die Blüten, die wie kleine Sonnenknöpfe wirken – mit den vollen gelben Blütenböden und den strahlend weißen Blütenblättern. Anhand des Blütenbodens kann man sie auch unterscheiden. Ist bei der Echten Kamille der Blütenboden hohl, wenn man ihn durchschneidet, so ist er bei der Hundskamille gefüllt.

Blütezeit: Mai bis Juli

Pflanzenfamilie: Korbblütler (Asteraceae)

BILDHAFT-CHARAKTERISTISCHE BESCHREIBUNG

Die Kamille ist eine Luftkeimerin. Sie hat es nicht nötig, tief in der Erde zu wurzeln und zu reifen, bevor sie sich hervorwagt. Schon in dieser Eigenschaft am Beginn ihres Seins zeigt sie ihren Bezug zum Licht und wie sie dieses verinnerlicht und ausstrahlt. Ihr intensiv gelber Blütenboden ist sehr weich und erinnert mich persönlich immer ein wenig an einen weiblichen Busen in seiner Weichheit. Hier kann man einen Bezug zur beruhigenden und schützenden Eigenschaft machen.

So wie Kinder lange Beruhigung an der mütterlichen Brust suchen, spendet die Kamille Schutz, Trost und Geborgenheit, hilft, unserem ureigenen Rhythmus zu folgen und ein Übermaß an Unruhe aus dem System zu leiten. Ihr ätherisches Öl wird im Prozess des Destillierens blau. In mir taucht immer das Bild auf, als ob die Kamille den Ozean in sich trägt. So wie das Meer als Wiege des Lebens angesehen werden kann, scheint mir diese urmütterliche Qualität auch in der Kamille nachzuhallen.

WIRKUNG UND NATURHEILKUNDLICHER HINTERGRUND

Seit der Antike hat sich die Anwendung der Kamille bis heute kaum geändert. Sie wurde stets verehrt als mütterliches und lebenskraftspendendes Kraut, das bei den diversesten Leiden eingesetzt wurde. Die Inhaltsstoffe der Kamillenblüten sind wissenschaftlich sehr gut untersucht.
Geschätzt wird ihre krampflösende und beruhigende Wirkung bei krampfartigen Magen-Darm-Beschwerden und Durch-

Anwendungsgebiete

- *Magen-Darm-Störungen*
- *krampflösend bei Blähungen*
- *Durchfälle*
- *entzündungshemmend und lindernd bei Zahnfleischentzündungen*
- *Zahnungsbeschwerden*
- *entspannend bei Reizbarkeit und Unruhe*
- *wirkt lindernd bei Haut- und Schleimhautentzündungen*

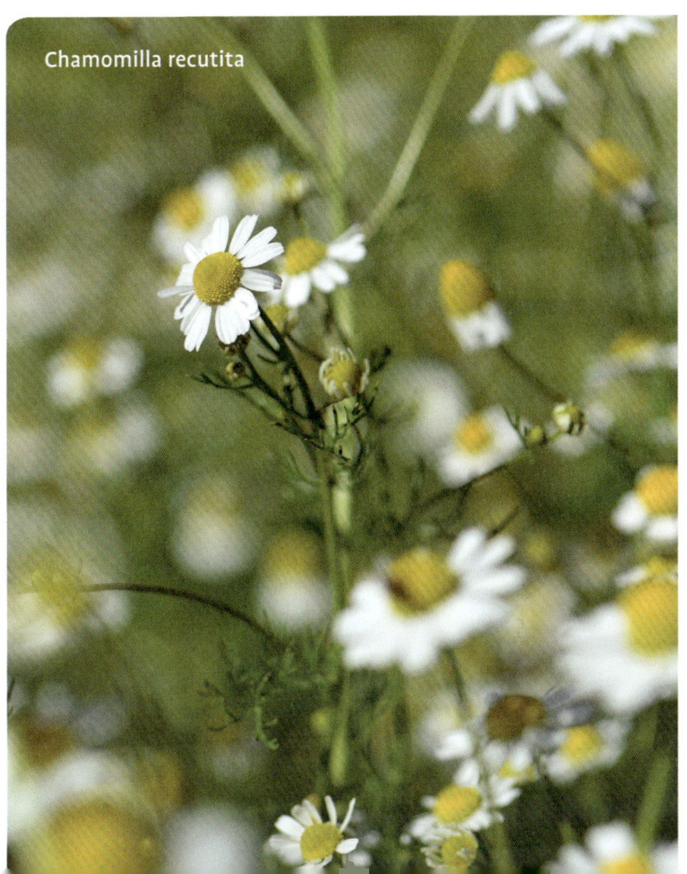
Chamomilla recutita

fällen, vor allem auch bei Kleinkindern. Bei Entzündungen der Haut und Schleimhäute hilft sie sowohl äußerlich wie innerlich. Zudem wird ihre beruhigende und entspannende Wirkung bei Unruhezuständen und Gereiztheit allgemein und auch im Zusammenhang mit dem Durchbrechen der ersten Zähne geschätzt. In der Frauenheilkunde wird die antibakterielle und pilzhemmende Wirkung des ätherischen Öles bei Scheidenpilzinfektionen als Sitzbad oder in Cremes lokal verwendet.

Chelidonium majus
(Schöllkraut)

Wenn Warzen uns auf Schritt und Tritt begleiten

DIE PFLANZE

Aus der grundständigen Blattrosette wächst ein fein behaarter Stängel. Bricht man den Stängel, tritt ein orangefarbe-

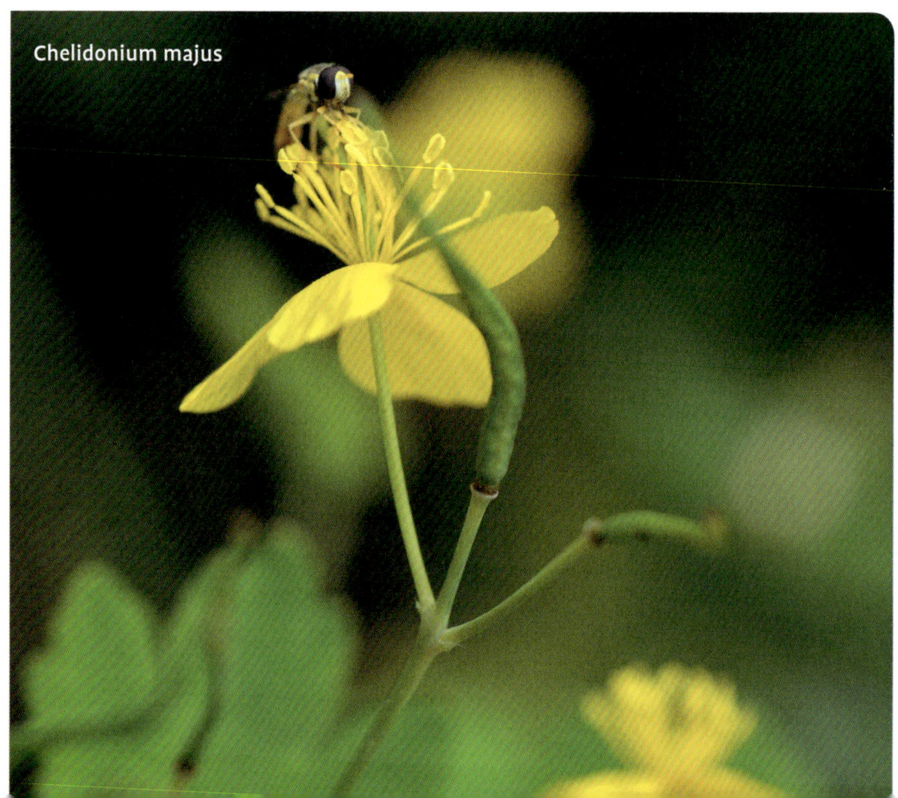
Chelidonium majus

ner, milchartiger Saft aus, der auch die Hände zu verfärben vermag. Ihre dreilappigen Blätter haben vor allem auf der Blattunterseite eine merkwürdige graugrüne Farbe, und oft heften sich kleine weiße Fliegen an den Blattunterseiten fest. Dies wurde in der ganzheitlichen Heilkunde auch als Zeichen gelesen, dass die Pflanze bei Hauterkrankungen oder Warzen eingesetzt werden kann. Das Schöllkraut hat intensiv gelbe Blüten und bildet im Anschluss braune, längliche Fruchtkapseln, die aufspringen und unzählige Samen streuen.
Blütezeit: März bis November
Pflanzenfamilie: Mohngewächse (Papaveraceae)

BILDHAFT-CHARAKTERISTISCHE BESCHREIBUNG

Eines seiner markantesten Zeichen trägt das Schöllkraut mit seinem gelborangefarbenen Milchsaft in sich. Dieser verfärbt nicht nur Hände, sondern auch Kleider und haftet lange klebrig an. Die Farbe Orange steht für Kraft, das Gesellige und die Lust am Leben. Im Buddhismus gilt sie gar als höchste Stufe der menschlichen Erleuchtung, weswegen Mönche orangefarbene Gewänder tragen. Es öffnet unser Bewusstsein und lässt Vitalität und Lebenslust durch uns hindurchströmen.
Astrologisch wird das Schöllkraut in der ganzheitlichen Heilkunde dem Planeten Jupiter zugeordnet. Jenem Planeten also, der für Weisheit, Erkenntnis und Gerechtigkeit steht und uns unterstützt, den richtigen Platz im Leben zu finden. In seiner Durchsetzungskraft und Menschennähe fordert uns das Schöllkraut auf, uns nicht zu scheuen, unseren Platz einzunehmen.

Anwendungsgebiete

- *gegen Warzen*
- *unterstützend bei Hauterkrankungen*
- *bei Verdauungsstörungen infolge schwacher Galle*
- *gallenflussfördernd bei Schwäche der Gallenbildung*
- *wirkt entkrampfend auf die Gallenwege*

WIRKUNG UND NATURHEILKUNDLICHER HINTERGRUND

In der Volksheilkunde galt das Schöllkraut lange Zeit als eine der mächtigsten Pflanzen. Vieles an ihr ist einzigartig, aber der orangefarbene Milchsaft hat schon seit jeher zu Spekulationen geführt. So existieren einige Trivialnamen wie z. B. „Hexenblut“. Der Milchsaft wurde häufig äußerlich bei Warzen angewandt, was jedoch heute nicht mehr empfohlen wird. Innerlich kann man dem Schöllkraut sowohl eine Wirkung auf die Gallesaftproduktion nachweisen als auch einen krampflösenden Effekt auf die Gallenwege.

Cimicifuga racemosa
(Traubensilberkerze)

Hilft, wenn die Zeiten wechseln

DIE PFLANZE

Die Traubensilberkerze ist eine bis zu 2 m hohe Pflanze, die ursprünglich aus Nordamerika stammt. Die Ureinwohner Nordamerikas nannten die Pflanze „Squawroot" und benutzten sie schon seit jeher bei Schlangenbissen und zur Geburtserleichterung. Sie hat einen kräftigen Wurzelstock, aus dem im Frühling die ersten Triebe herauswachsen. Die Blätter bilden einen üppigen Busch, aus dem ein einzelner, bis zu 2 m hoher Stängel wächst. Ab Juli bilden sich daran weiß-silbrige, kleine, traubenartige Blüten, die in ihrer Form an Kerzen erinnern. Die Blüten haben einen schweren, süßlichen Geruch, den ich kaum als gut bezeichnen kann, jedoch strömen die

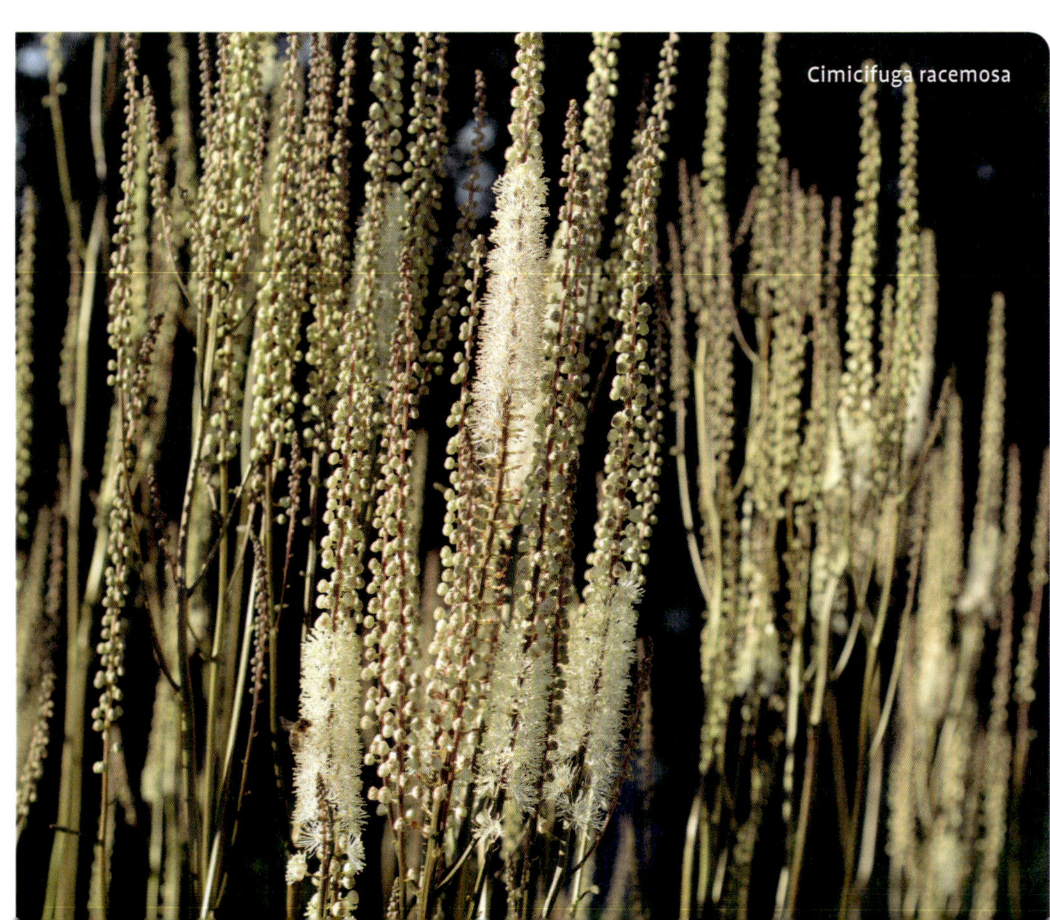
Cimicifuga racemosa

Blätter einen noch penetranteren Geruch aus, so penetrant, dass er sogar Wanzen zu verjagen vermag. So kam die Pflanze auch zu ihrem Namen: „cimex" = lat. die Wanze und fugare = „flüchten".

Blütezeit: Juli bis August

Pflanzenfamilie: Hahnenfußgewächse (Ranunculaceae)

BILDHAFT-CHARAKTERISTISCHE BESCHREIBUNG

Wenn man schon einmal an einem Ort vorbeigefahren ist, an dem Silberkerzen wachsen, dann versteht man, warum man die Pflanze als Mondpflanze bezeichnet. Es scheint, als ob sich ein Reigen von Mondelfen silbern über der Wiese wiegt, als ob alles silbern, ja die Luft sogar geheimnisvoll leuchten würde. Als Mondpflanze hat sie großen Einfluss auf die weiblichen Fortpflanzungsorgane wie Gebärmutter und Eierstöcke. Unsere Hormone stehen in engem Zusammenhang mit unserem Grundrhythmus, das Kommen und Gehen des Zyklus kann man mit Ebbe und Flut vergleichen, mit Anschwellen und Abschwellen. Es kommt nicht von ungefähr, dass sich früher der Zyklus der Frauen am Mondzyklus orientierte. Wenn dieser Rhythmus ausklingt, kann man sich gut vorstellen, warum es zu einigen Reaktionen und Widerständen in unserem System kommt. Ein neuer Takt muss sich etablieren, und die Traubensilberkerze steht als Helferin bei diesem Übergang zur weisen Frau in den Wechseljahren oder umgekehrt als Helferin beim Frauwerden in der Pubertät zur Seite.

Anwendungsgebiete

- *Hitzewallungen*
- *Trockenheit von Haut und Schleimhaut*
- *Wechseljahrsbeschwerden allgemein wie gestörter Schlaf, seelische Unausgeglichenheit, schmerzhafte Menstruation*

WIRKUNG UND NATURHEILKUNDLICHER HINTERGRUND

In der Volksheilkunde wurde die Traubensilberkerze bei Wechseljahrsbeschwerden eingesetzt. So unterschiedlich wie die Frauen sind auch die Beschwerden, die sich in dieser Zeit zeigen können. Sie reichen von Schlafstörungen, Kreislaufschwankungen, Hitzewallungen, starker und unregelmäßiger Menstruation bis hin zur Trockenheit der Schleimhäute. Die Traubensilberkerze wurde vor allem wegen ihrer östrogenartigen Wirkung geschätzt, daher setzte man sie gelegentlich bei Pubertätsstörungen ein.

Crataegus sp. (Weißdorn)

Stärkt das Herz und unterstützt die Durchblutung

DIE PFLANZE

Der Weißdorn gehört zur Familie der Rosengewächse und ist in unseren Breitengraden ein weit verbreiteter Hecken- und Wildstrauch. In Europa werden ca. 22 Arten unterschieden, davon sind in Mitteleuropa der Eingriffelige Weißdorn (*Crataegus monogyna*) und der Zweigriffelige Weißdorn (*Crataegus laevigata)* die bekanntesten Arten. Bei Weißdornen kommt es oft zu Mischungen (Hybriden) aus zwei Arten, was die eindeutige Bestimmung oft schwer macht. Der Weißdorn kann bis zu 600 Jahre alt werden. Im Unterschied zu anderen Pflanzen blüht und trägt er intensiver und reichhaltiger, wenn er älter wird, so als ob er sich das Thema Konstanz und Alter zu eigen gemacht hätte. Der botanische Name „Crataegus" geht zurück auf das altgriechische Wort „krataios" und bedeutet so viel wie stark oder fest. Es ist anzunehmen, dass sich diese Eigenschaften auf das harte Holz beziehen. Er blüht im Frühling oft üppig, mit weißen bis leicht rötlichen Blüten, die einen eigentümlichen Duft verströmen. Ab September trägt er rote Apfelfrüchte (Beeren), welche auch verzehrt werden können. Er hat Dornen und eine glattbraune Rinde, die mit zunehmendem Alter rau und schuppig wird. Er wurzelt sehr tief und dient oft auch zur Befestigung von lockerem Boden.
Blütezeit: Mai bis Juni
Pflanzenfamilie: Rosengewächse (Rosaceae)

Anwendungsgebiete

- *Bluthochdruck*
- *beugt Arteriosklerose vor*
- *nervenberuhigend bei Stress/Angst*
- *entspannend und beruhigend bei Schlafstörungen*
- *Herz- und Kreislaufbeschwerden*
- *Altersherz*

BILDHAFT-CHARAKTERISTISCHE BESCHREIBUNG

Ein blühender Crataegus-Strauch scheint eine weiße Wolke zu sein, die sich nach allen Richtungen ausdehnt, luftig und leicht, üppig und großzügig. Als wolle er in der Herzregion genau das anregen, Kraft schöpfen, sich ausdehnen, durchatmen. Das Herz ist unser ureigener Rhythmusgeber, der Mittelpunkt unseres Seins und wird auch in Verbindung mit unseren Gefühlen als Zentrum angesehen. Der Weißdorn beseitigt Engegefühle und stellt einen Kontakt zum Herz her. An seinen Dornen bleibt man schnell hängen. Er zeigt uns Grenzen auf und steckt seinen Raum ab, als wolle er uns daran erinnern, bis wohin er uns empfängt, und vielleicht auch ermutigen, unseren eigenen Raum zu behaupten. Nicht von ungefähr taucht er häufig als natürliche oder gewollte Heckenpflanze auf.

WIRKUNG UND NATURHEILKUNDLICHER HINTERGRUND

In der Volksheilkunde hatte der Weißdorn vor allem bei Ritualen und mythischen Handlungen Bedeutung und wurde als Schutzpflanze verstanden. So wurden und werden Kinderwiegen immer noch häufig aus Weißdornholz gefertigt, um Schutz für das Neugeborene zu spenden. In der breiten Volksheilkunde wurde Weißdorn oftmals auch beim Thema Nervosität im Sinne einer „Herzensruhe" eingesetzt. Die Anwendung und wissenschaftliche Untersuchung im Bereich der Herzstärkung und Gefäßdurchblutung ist eher eine moderne Erscheinung. Der Weißdorn hilft, die Herzkranzgefäße besser zu durchbluten, und unterstützt damit die Sauerstoffversor-

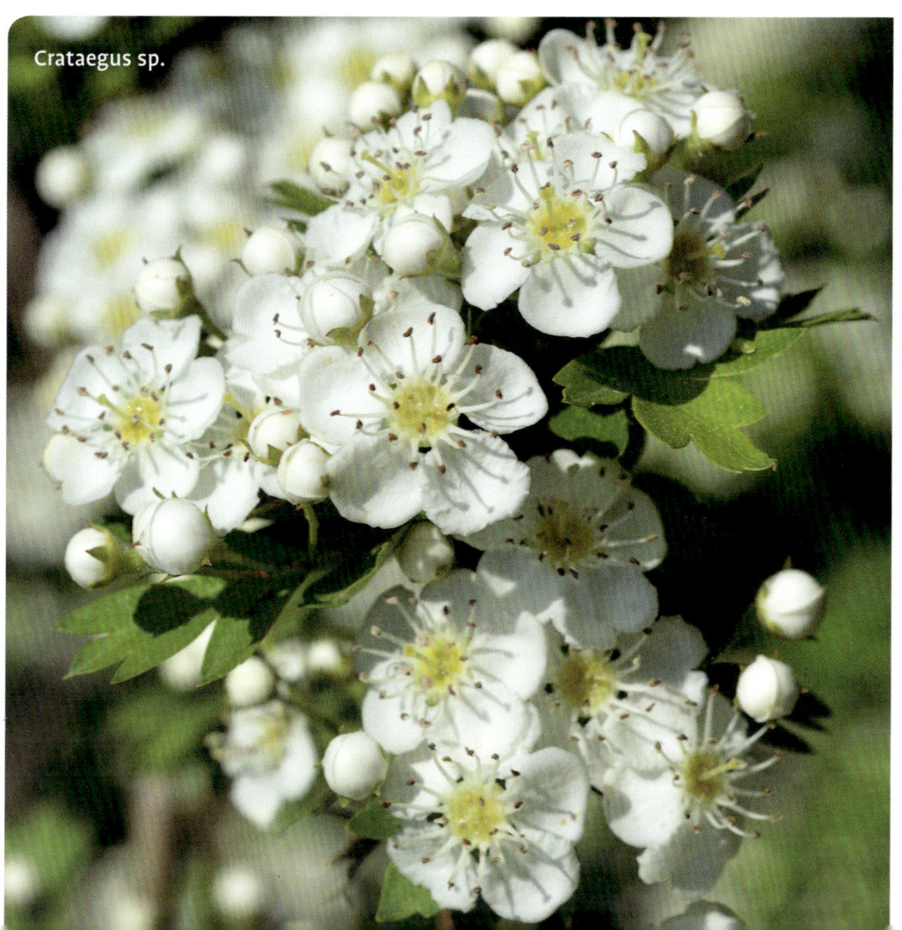
Crataegus sp.

gung. Er ist mit eine der am besten pharmakologisch untersuchten Heilpflanzen in der rationalen Phytotherapie und gilt allgemein als das Herzmittel erster Wahl zur Behandlung des sogenannten Altersherzens. Weißdorn ist jedoch kein Akutmittel und sollte über längere Zeit regelmäßig eingenommen werden.

Cynara scolymus (Artischocke)

Vermag Üppigkeit auszugleichen, indem sie Leber und Galle anregt und unterstützt

DIE PFLANZE

Die Artischocke ist eine distelartige Kulturpflanze, die vor allem als Gemüse angebaut wird. Sie kann sowohl als Blüten- als auch als Blattgemüse (Cardy) verzehrt werden. Jedoch schon deutlich früher wurde auch die Heilkraft der Artischocke erkannt und genutzt. Die ausdauernde Pflanze bildet im ersten Jahr im Garten eine bodenständige Blattrosette. Die

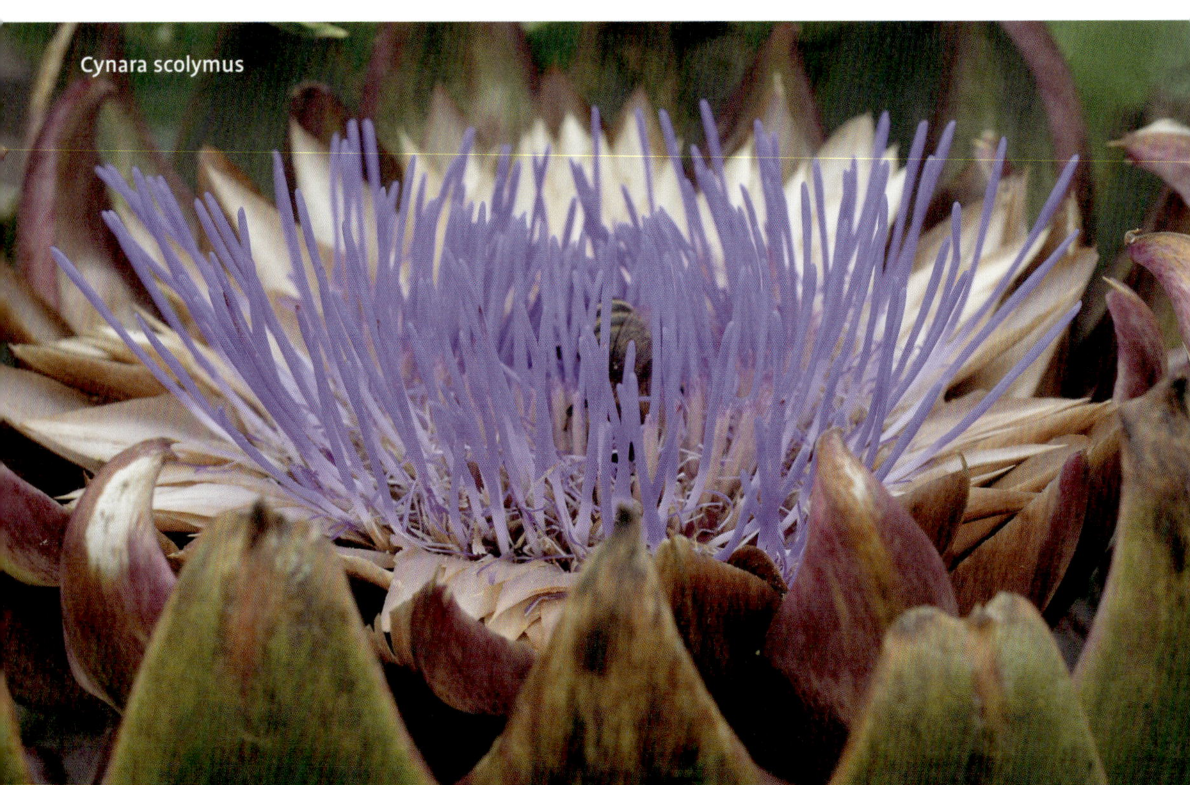

Cynara scolymus

dornigen Blätter sind von einem gräulichen Grün und zeigen eine wachsartige Schicht auf ihrer Oberseite. Die Unterseite ist wenig behaart. Durch die immer milder werdenden Winter kann sie mittlerweile auch ohne Weiteres hier im Garten überwintern. Ab dem zweiten Jahr bis hin zu fünf Jahren bildet sie dann Blüten. Trotz ihrer robusten Pfahlwurzel scheint es nie ein Problem zu sein, sie aus dem Boden zu nehmen. Sie bildet üppige und auffällige violette Blüten, der Blütenstandboden ist sehr fleischig und kann verzehrt werden.
Blütezeit: Juli bis September
Pflanzenfamilie: Korbblütler (Asteraceae)

BILDHAFT-CHARAKTERISTISCHE BESCHREIBUNG

Die Artischocke empfinde ich in meinem Garten immer als ein einzigartiges Geschöpf, ein bisschen fast wie ein Alien. Sie hat diese ausladende Üppigkeit und dieses Ausschweifende und Fleischige an sich. Ihr Stängel und ihre Blätter knicken schneller ein, als man es auf den ersten Blick erwarten würde, und doch vermittelt sie durch ihre Dornen Wehrhaftigkeit. Eine Artischocke Blättchen für Blättchen zu verzehren, ist lust- und genussvoll. Es braucht Zeit, bis zum Herz vorzustoßen. Man muss es sich regelrecht verdienen, genauso wie die Ernte, die sie uns durch ihr stacheliges Wesen nicht einfach macht. Sie lehrt uns, Maß zu halten, nicht zu gierig zu sein und sich Zeit zu nehmen. Die Artischocke hat einen großen Einfluss auf den Stoffwechsel der Leber, also auf das Organ, welches das Gute vom Schlechten trennt, Dinge transformiert und assimiliert.

Anwendungsgebiete

- *Leber- und Gallemittel*
- *Verbesserung des Gallenflusses*
- *Gallenschwäche*
- *regt die Fettverdauung an*
- *erhöhtes Cholesterin*
- *fördert den Leberstoffwechsel*
- *verdauungsfördernd*
- *Blähungen*

WIRKUNG UND NATURHEILKUNDLICHER HINTERGRUND

Seit der Antike verwendet man die stachelige Artischocke, wobei nicht ganz klar scheint, ob es sich nicht auch um andere distelartige Gewächse gehandelt hat. Erst ab dem 1. Jahrhundert gibt es Hinweise auf die Kultivierung der Artischocke. Neben ihrem Einsatz in der Küche und als Aperitif wurde sie schon immer zur Verdauungsförderung und als Appetitanreger eingesetzt. Sie optimiert den Fettstoffwechsel, regt den Gallenfluss an und hat dabei einen optimierenden Effekt auf den Cholesterinhaushalt.

Drosera rotundifolia
(Sonnentau)

Umhüllt und beruhigt gereizte Schleimhäute

DIE PFLANZE

Der Sonnentau bevorzugt nährstoffarme Böden, die tendenziell sauer sind, also Bedingungen, wie man sie in (Hoch-) Mooren findet. In dieser kargen Umgebung sticht er nicht nur mit seiner Extravaganz, sondern auch mit seiner Überlebensstrategie hervor.

Bodennah bildet er eine Rosette aus runden Blättern, an deren Rand kranzartige, rötliche Drüsenhaare abstehen, die ein klebriges Sekret absondern. Diese Sekrettropfen am Ende der Drüsenhaare glitzern eigentümlich und faszinierend in der Sonne, sodass es kaum verwundert, dass sich alsbald Insekten darauf niederlassen. Am abgesonderten Sekret der Blätter bleiben diese jedoch hängen. Die anderen Drüsenhaare schließen sich um das Insekt und sondern einen Stoff

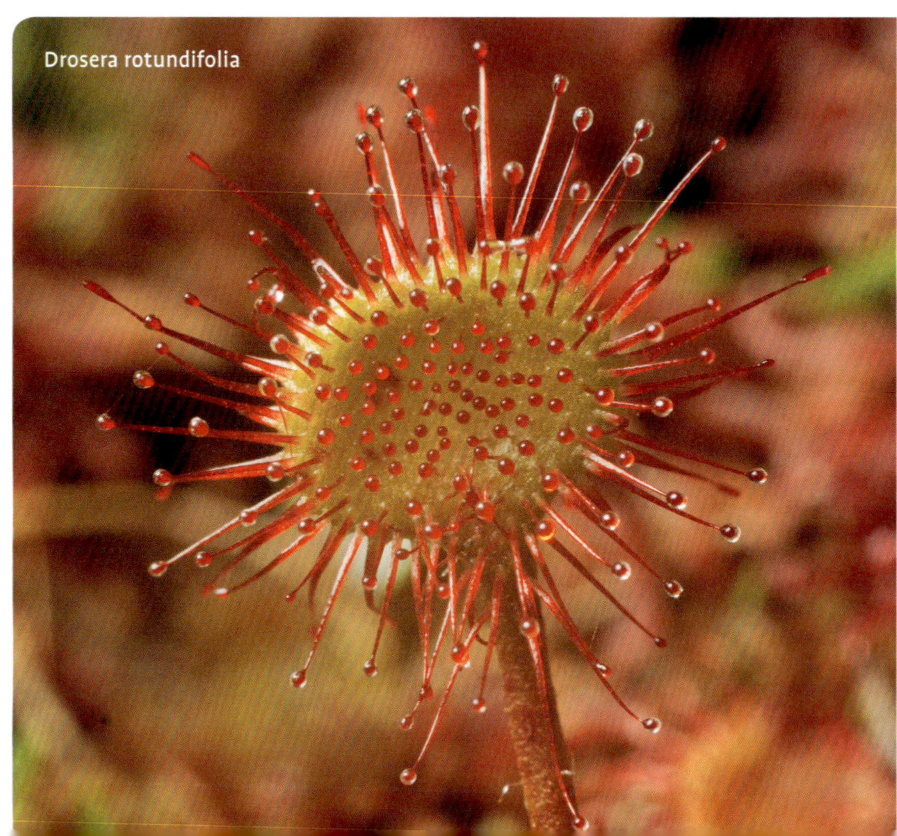
Drosera rotundifolia

ab, der die Eiweißsubstanz des Insekts zersetzt und für die Pflanze verfügbar macht. Dies ist mit den Verdauungssäften von fleischfressenden Tieren vergleichbar und hilft der Pflanze, auf den nährstoffarmen Böden Eiweiß und Stickstoff zu gewinnen und zu überleben. Im (Spät-)Sommer treibt sie dann aus der Rosette einen ca. 10 cm hohen Stängel mit kleinen, weißen Blüten.
Der Name „Drosera“ leitet sich vom griechischen Wort „drósos“ ab, was so viel wie Tau heißt. Der Zusatz „rotundifolia“ weist auf die runde Form der Blätter hin. Die deutsche Bezeichnung Sonnentau entstand wohl aus dem Erscheinungsbild, denn die abgesonderten Sekrettropfen glitzern wie Tau in der Sonne. Es gibt etwa 200 verschiedene Sonnentaugewächse, die unter strengem Naturschutz stehen und nicht geerntet werden dürfen.
Blütezeit: Juni bis August
Pflanzenfamilie: Sonnentaugewächse (Droseraceae)

Anwendungsgebiete

- *Krampfhusten*
- *Reiz- und Kitzelhusten, vor allem nachts*
- *bronchiale Infekte*
- *Entzündungen im Magen-Darm-Trakt*
- *Heiserkeit infolge starken Hustens*

WIRKUNG UND NATURHEILKUNDLICHER HINTERGRUND

In der Volksheilkunde wurde der Sonnentau bei verschiedenen Erkrankungen der Atemwege eingesetzt; insbesondere bei starkem Reizhusten ist er krampflösend und entzündungshemmend.

Eleutherococcus senticosus

(Taigawurzel)

Kräftigt und stärkt unsere Abwehrkräfte

DIE PFLANZE

Der stachelige Busch wächst im östlichen Russland, in China und Korea und gilt weithin als die große Schwester von Ginseng oder als der Sibirische Ginseng. Der sommergrüne Strauch wird zwischen 3 und 7 m hoch. Seine Blüten sind je nach Exemplar gelb (weiblich) oder violett (männlich). Die Früchte zeigen sich als schwarze Beeren, die doldenartig wachsen und jenen des hiesigen Efeus sehr ähnlich sind. Die

Anwendungsgebiete

- *Erschöpfungszustände*
- *erhöht unsere Stressresistenz*
- *Schlafstörungen*
- *stärkt unser Immunsystem bei Infektionsanfälligkeit*
- *baut uns auf in der Rekonvaleszenz*

hellbraunen Äste sind verzweigt und mit Dornen besetzt. Der Wurzelstock selbst ist von bräunlich-gelber Farbe und weist eine gerillte Rinde auf.
Blütezeit: Juli bis August
Pflanzenfamilie: Efeugewächse (Araliaceae)

BILDHAFT-CHARAKTERISTISCHE BESCHREIBUNG

Die Taigawurzel wirkt auf mich ein wenig wie eine Kriegerin. Durch ihre Stacheln zeigt sie schon in ihrer Gestalt, dass sie sich zu wehren weiß. Und mit ihrer Zähigkeit trotzt sie in ihrer natürlichen Heimat, der kaltgemäßigten Klimazone (Taiga) Temperaturen von bis zu −30 °C im Winter und bis zu +30 °C im Sommer. Wer seine Lebensprozesse bei solch extremen Bedingungen aufrechterhält, weiß seine Ressourcen einzusetzen und ist anpassungsfähig. Mir scheint es, dass uns die Taigawurzel zeigt, wie wir uns wehren und an uns glauben, auch wenn es „unwirtlich" ist. Sie fordert uns aber auch auf, uns mit unseren bestehenden Ressourcen und deren Verwertung auseinanderzusetzen.

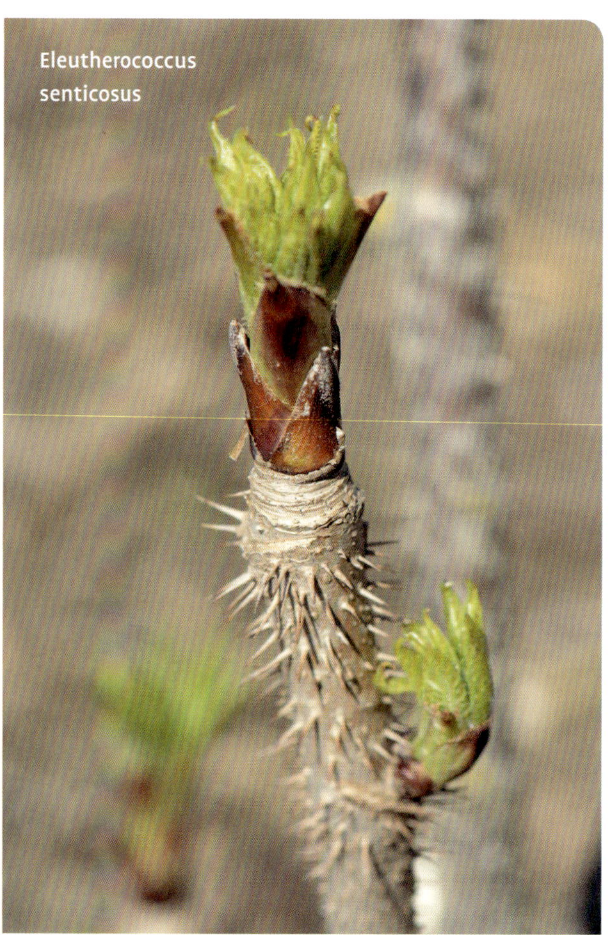
Eleutherococcus senticosus

WIRKUNG UND NATURHEILKUNDLICHER HINTERGRUND

Der Taigawurzel wird eine immunstärkende Wirkung nachgesagt. Sie unterstützt die Anpassungsfähigkeit unseres Systems, weshalb sie auch als Adaptogen bezeichnet wird. Dank dieser Eigenschaften verwendet man die Taigawurzel oft im Zusammenhang mit Erschöpfungszuständen, Konzentrationsstörungen und Infektionsanfälligkeit. Bei älteren Menschen kommt sie in der Rekonvaleszenz und bei Altersschwäche als Stärkungsmittel zum Einsatz.

Ephedra distachya

(Meerträubel)

Hilft bei Allergien und wenn uns der Atem wegbleibt

DIE PFLANZE

Vom Meerträubel kann man ohne schlechtes Gewissen behaupten, dass er ein Minimalist ist. Jemand, der sich nicht besonders Mühe gibt, etwas herzumachen. Im Schweizerdeutschen würde man ihn als „en verhudelte Bäse“ (ein zerzauster Besen) bezeichnen. Nichts ist ordentlich oder strukturiert.
Er mag es trocken und karg und wächst gerne in felsigen Gebieten, in der Schweiz in den südlichen Kantonen Wallis und Tessin. Er ist verholzt, hat graugrüne Äste und bildet keine Laubblätter, sondern nur 2–3 mm große Schuppenblätter und gelbe, ährenartig angeordnete Blüten. Seine karge Gestalt steht im Kontrast zu seiner anregenden Wirkung, die dem enthaltenen Ephedrin zuzuschreiben ist. Er wurde wegen seiner stark stimulierenden und berauschenden Wirkung bei Ritualen eingesetzt.
Der Gehalt an natürlichem Ephedrin kann je nach Standort und Pflanze stark schwanken, daher ist es sehr schwierig zu dosieren. 1924 gelang es zum ersten Mal, Ephedrin zu synthetisieren.
Blütezeit: April bis Mai
Pflanzenfamilie: Meerträubelgewächse (Ephedraceae)

WIRKUNG UND NATURHEILKUNDLICHER HINTERGRUND

Vor allem in der chinesischen Medizin (TCM) wurde der Meerträubel bereits seit über 5000 Jahren bei Husten, asthmatischen Zuständen und als Kreislaufstimulans eingesetzt. In der westlichen Volksmedizin wurde Ephedra bei Bronchialhusten und hartnäckigen Atemwegserkrankungen sowie bei Allergien verwendet.

Anwendungsgebiete

- *abschwellend bei Allergien und Heuschnupfen*
- *entkrampfend und reizlindernd bei Husten und bronchialen Infekten*

Equisetum arvense
(Schachtelhalm)

Stärkt unsere Struktur und festigt das Bindegewebe

DIE PFLANZE

Der Schachtelhalm gilt als Nachfahre einer Pflanze aus dem Erdaltertum (Paläozoikum), die zu Urzeiten noch bis zu 30 m hoch werden konnte und ganze Wälder gebildet hat. In diesem Zeitalter bildeten die Pflanzen keine Blüten, sondern vermehrten sich ungeschlechtlich. Diese Eigenschaft hat er sich bis heute erhalten. Er treibt im Frühling eine braune, blasse Sporenähre aus, die kein Chlorophyll aufweist, ihre Energie also anders beziehen muss. Dazu verhelfen ihr sogenannte Speicherknöllchen an ihren Wurzeln, die mit einer Art Reserveproviant versehen sind und so als Energiespeicher dienen. Nach dem Absterben des Sporensprosses erscheinen an der gleichen Stelle im Sommer die verzweigten, grünen Sprosse, die man gängig auch als Schachtelhalm erkennt. Sie sind sehr systematisch gegliedert und besitzen ein Röhrensystem zur Durchlüftung und zum Transport von Nährstoffen in ihren Stängeln

Zerreibt man den gefurchten Schachtelhalmstängel zwischen den Fingern, fühlt es sich ein wenig rau und sandig an, fast wie ein Peeling. Das ist auf seinen hohen Gehalt an Kieselsäure (Silicium) zurückzuführen, der je nach Standort zwischen 3 und 16% liegt. Diese Peeling-Eigenschaft wurde früher zum Ausbürsten und Polieren von Zinn verwendet, was ihm auch den Volksnamen Zinnkraut einbrachte. Sein botanischer Name kommt von den Wörtern „equus“ (Pferd) und „seta“ (Schwanz), was auf seine pferdeschwanzähnliche Gestalt hinweist.

Blütezeit: März bis April

Pflanzenfamilie: Schachtelhalmgewächse (Equisetaceae)

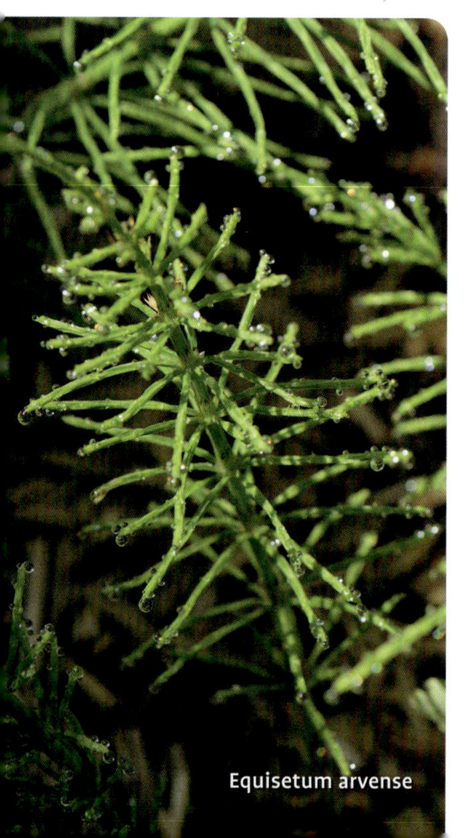
Equisetum arvense

BILDHAFT-CHARAKTERISTISCHE BESCHREIBUNG

Wie keine andere Pflanze repräsentiert der Schachtelhalm in seiner Gestalt das Thema Struktur, Aufrichtung und

Reduktion auf das Wesentliche. Seine Gestalt mutet fast wie ein Gerüst oder Skelett an, dessen Stängel durch eine Art Gelenk miteinander verbunden oder – wie der Name schon andeutet – „verschachtelt" sind. Seine reduzierte, skelettartige Form deutet man in der Signaturenlehre als Hinweis auf seine festigenden und strukturierenden Eigenschaften für unser Bindegewebe, das Skelett, also jene Körperteile, die Form, Struktur und Haltung auch in unseren Körper bringen. Beim Betrachten fallen seine klare Gliederung und die Ordnung auf. Nichts ist verspielt und verschnörkelt, alles ist klar und auf das Wesentliche konzentriert, das Unnötige vom Nötigen getrennt. Er hat sich in seiner langen Entwicklung über die Zeit angepasst und ist sich selbst doch durch und durch treu geblieben.

WIRKUNG UND NATURHEILKUNDLICHER HINTERGRUND

In der Volksheilkunde wird der Schachtelhalm vor allem für seine harntreibende und bindegewebsfestigende Wirkung als Begleitung zu verschiedenen Leiden eingesetzt. Er findet sich in vielen Nieren-Blasen- oder Rheumamischungen wieder. Er festigt das Bindegewebe sowie Haare und Nägel.

Anwendungsgebiete

- *Bindegewebsschwäche*
- *brüchige Nägel/Haare*
- *Ödeme*
- *Rheuma*
- *Blasenkatarrhe*

Eupatorium cannabinum
(Wasserdost)

Stärkt unser Immunsystem und macht Leber und Milz Beine

DIE PFLANZE

Wie sein Name schon andeutet, hat er eine innige Verbindung zum Wasser. Man trifft ihn überall dort an, wo es feucht und nass ist, beispielsweise in sumpfigen Gegenden, an Bächen oder Flüssen bis auf 1700 m ü. d. M. Aus seinem verzweigten Wurzelstock erhebt sich ein meist rötlich behaarter Stängel mit gegenständigen und hanfähnlichen Blättern. Die schirmrispigen Blüten bestehen aus unzähligen zartrosafarbenen, kleinen Blütenköpfchen, die sich im späteren Blütenstand

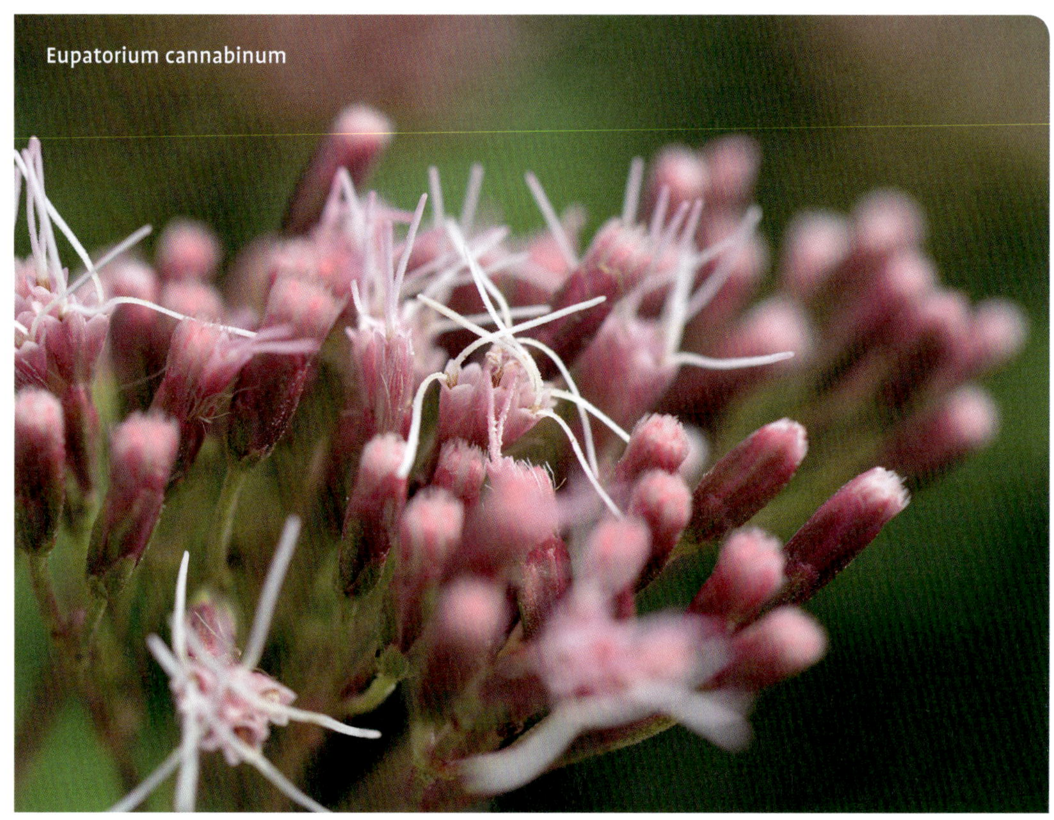
Eupatorium cannabinum

immer mehr auflösen, bis sie fast nur noch Fäden zu sein scheinen. Daraus schickt er dann luftig und beweglich die Samen mit einer Art kleiner Fallschirme los.
Blütezeit: Juli bis September
Pflanzenfamilie: Korbblütler (Asteraceae)

Anwendungsgebiete
- *immunsteigernd bei grippalen Infekten*
- *schweißtreibend bei fieberhaften Erkrankungen*
- *lymphanregend und tonisierend*

WIRKUNG UND NATURHEILKUNDLICHER HINTERGRUND

In der Volksheilkunde wird der Wasserdost, früher bekannt als Kunigundenkraut, bei Leberleiden und fieberhaften Erkrankungen mit Gliederschmerzen und Zerschlagenheitsgefühl eingesetzt. Seine immunsteigernde Wirkung kommt bei allen akuten Erkrankungen oder auch zum Vorbeugen von Infekten zur Geltung. Dank seiner Bitter- und Gerbstoffe wird er auch zur Stärkung der Leber und der Milz eingesetzt.

Euphrasia officinalis
(Augentrost)

Lindert Reizungen und Entzündungen der Augen

DIE PFLANZE

Euphrasia leitet sich vom griechischen Namen „Euphrosyne“ ab, was mit „guter Geist, Fröhlichkeit, Heiterkeit“ übersetzt werden kann. Und genau das vermittelt einem die kleine, gesellige Pflanze auch beim Betrachten. Sie wächst auf Wiesen und Wäldern bis in alpine Gefilde und wird zwischen 10 und 25 cm hoch. Ihre kleinen, hübschen, weiß bis blassvioletten Blüten haben feine, schwach violette Adern und einen typischen gelben Fleck auf der Unterlippe. Um ihre Ressourcen optimal zu nutzen, bedient sich die kleine, einjährige Pflanze eines Tricks. Sie hat an ihren Wurzeln „Saugfüße“ (Haustorien), die sie mit den Wurzeln einer „Wirtspflanze“, meist Gräsern, verbindet. So bezieht sie schon vorverarbeitete Nährstoffe und Wasser.

Blütezeit: Juli bis Oktober
Pflanzenfamilie: Sommerwurzgewächse (Orobanchaceae)

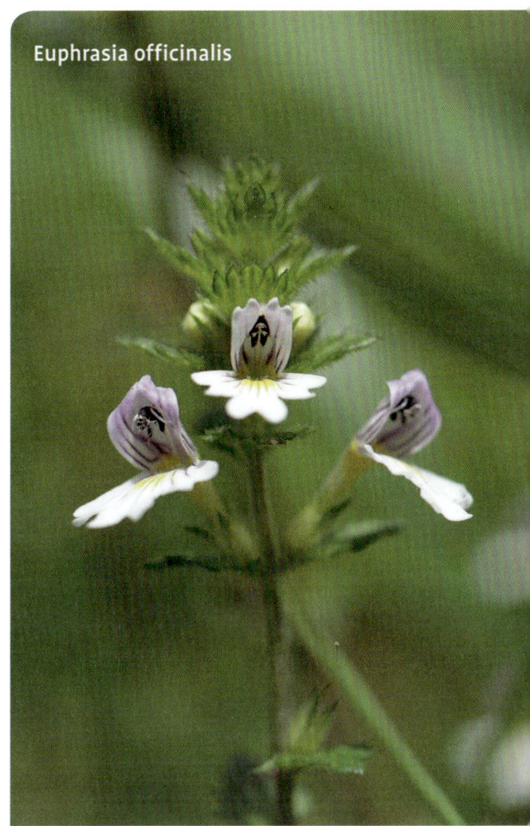
Euphrasia officinalis

BILDHAFT-CHARAKTERISTISCHE BESCHREIBUNG

Als meine Kinder anfingen, ganze Menschen zu malen, zeichneten sie die Augen so, als ob die Wimpern strahlenförmig vom Auge weggehen. Genauso sieht die Blüte des Augentrostes aus, wenn man sie um 180 Grad dreht. Den Bezug zum Auge stellt er in seiner Gestalt und seinem Aussehen her, aber auch in seiner Sichtbarkeit. Obwohl er so klein ist, springt er einem im wahrsten Sinne des Wortes überall ins Auge. Man hat fast ein wenig das Gefühl, als ob er zurückschaut, neugierig und interessiert. Mithilfe seiner Saugwurzeln vernetzt er sich mit seiner Wirtspflanze. Ich muss in diesem Zusammenhang immer an unsere „Netzhaut“ denken. In seiner beruhigenden und lindernden Wirkung auf überanstrengte und übermüdete Augen scheint uns der Augentrost aufzufordern, auch einmal die Augen zu schließen, uns auszuruhen und die Dosis der Eindrücke von außen zu überdenken.

Anwendungsgebiete
- *beruhigend und lindernd bei Bindehaut- und Lidrandentzündung*
- *übermüdete/überanstrengte Augen*
- *brennende, tränende Augen*
- *lindernd bei gereizten Augen infolge von Heuschnupfen und Allergien*
- *entstauend bei Nasenkatarrhen*

WIRKUNG UND NATURHEILKUNDLICHER HINTERGRUND

In der Volksheilkunde wurde der Augentrost seit der Antike als Augenmittel eingesetzt. Der Bezug zu den Augen wurde fast in allen Sprachen bei der Bezeichnung hergestellt. Er wird sowohl innerlich spagyrisch als äußerlich in Form von sterilen Augentropfen bei Bindehaut- und Lidrandentzündungen eingesetzt. Er hilft aber auch bei überreizten und entzündeten Augen infolge von Heuschnupfen oder Überanstrengung.

Filipendula ulmaria

(Mädesüß, Spierblüte)

Treibt den Schweiß und lindert Fieber

DIE PFLANZE

Das Mädesüß wird in der Regel zwischen einem halben und 1,5 m hoch und liebt feuchte Standorte. Sein rötlicher Stängel verzweigt sich erst ganz am Ende und trägt hellgrüne, stark von „Adern“ durchzogene Blätter. Luftig und fast wolkenartig sitzen die weiß-gelblichen Blüten zuoberst und verströmen vor allem abends einen sehr intensiven und schwer-süßlichen Duft.

Dem „Aspirin“ stand das Mädesüß Pate mit seinem Namen (aspireae = von der Spireae stammend).

Blütezeit: Juli bis August

Pflanzenfamilie: Rosengewächse (Rosaceae)

Anwendungsgebiete
- *schweißtreibend und fiebersenkend bei fiebrigen Erkältungen und grippalen Infekten*
- *Nieren-Blasen-Katarrh*
- *schmerzlindernd bei Gelenkschmerzen und rheumatischen Erkrankungen*

WIRKUNG UND NATURHEILKUNDLICHER HINTERGRUND

In der Volksheilkunde wurde die Spierblüte zum Lindern von Schmerzen bei Erkrankungen des rheumatischen Formenkreises eingesetzt. Ihre schweiß- und fiebersenkenden Eigenschaften nutzt man bei fiebrigen Erkältungen und grippalen Infekten als Unterstützung. Ferner wurde sie auch bei Schwitzkuren und zum Ausleiten bei Gicht verwendet.

Foeniculum vulgare
(Fenchel)

Lässt uns durchatmen und fördert die Verdauung

DIE PFLANZE

Bereits 3000 v. Chr. soll der Fenchel angebaut worden sein, und mit den Römern gelangte er auch in nördliche Gebiete. Es gibt neben dem Gemüsefenchel zwei Arten des Gewürzfenchels (dulce = süß und amara = bitter), die auch für Heilzwecke verwendet werden. Der Fenchel ist eine zweijährige (manchmal ausdauernde), krautige Pflanze, die bis zu 2 m hoch wachsen kann. Er verfügt über einen starken und leicht bläulichen Stängel und gelbe, doppeldoldige Blütenstände,

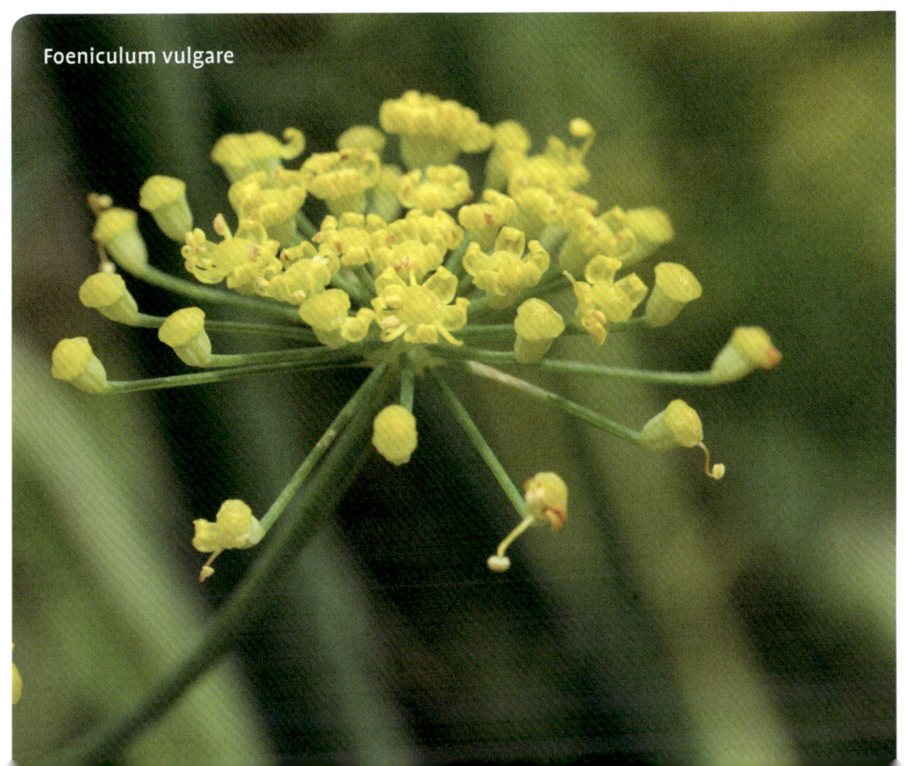
Foeniculum vulgare

die bei Insekten besonders beliebt sind. Seine filigranen und feinen, fast fadenförmigen Blätter genauso wie die symmetrischen Blüten ergeben ein erhabenes, strahlendes, aber auch sehr luftiges Bild. Im Gegensatz zu seiner oberen luftigen Gestalt steht seine starke Wurzel, die bis zu 80 cm tief in den Boden reicht. Gerade Säuglingen, deren Verdauungssystem in jeder Hinsicht reifen muss und die empfindsam auf alle äußeren Einflüsse reagieren, hilft der Fenchel mit seiner süßen Wärme, die Verdauung zu stärken, Sinneseindrücke zu verarbeiten und Wurzeln im Hier zu schlagen.
Blütezeit: Juli bis Oktober
Pflanzenfamilie: Doldenblütler (Apiaceae)

WIRKUNG UND NATURHEILKUNDLICHER HINTERGRUND

In der Volksheilkunde wird der Fenchel für seine beruhigende und entspannende Wirkung auf die Verdauungsorgane bei Blähungen und Verdauungsstörungen eingesetzt. In der Stillzeit wird Fencheltee zur Milchbildungsförderung und als Prophylaxe von Verdauungsstörungen bei den Kindern angewendet. Er hat die Eigenschaft, beruhigend und auswurffördernd auf die oberen Atemwege einzuwirken. Daher ist der Fenchel auch bei Bronchialkatarrh und Verschleimungen ein beliebtes Mittel.

Anwendungsgebiete

- *zur Förderung der Milchsekretion*
- *schleimlösend bei Bronchialkatarrh*
- *entkrampfend bei Blähungen*
- *verdauungsfördernd und entspannend bei Koliken von Kindern*

Fumaria officinalis (Erdrauch)

Reguliert die Galle und die Haut

DIE PFLANZE

Der Erdrauch ist ein einjähriges, krautiges Gewächs, das zur Familie der Mohngewächse gehört (wie der Schlafmohn und das Schöllkraut). Er wird ca. 30 cm hoch und ist in seinem ganzen Wesen sehr filigran. Die Blätter sind gefiedert und haben einen bläulichen Stich in der Farbe. Ihr Blüten können rosa bis dunkelrot werden und haben an der Spitze einen dunkleren Fleck.

Schon Dioskurides erwähnte die Pflanze ca. 50 n. Chr., unter anderem wegen ihres ätzenden Saftes und der Wirkung auf die Augen. Im Mittelalter fand er dann häufig Anwendung im Haut- und Leber-Galle-Bereich, ferner im Bereich der Schleimhäute, z. B. bei Analfissuren oder Ekzemen.
Blütezeit: Mai bis September
Pflanzenfamilie: Mohngewächse (Papaveraceae)

BILDHAFT-CHARAKTERISTISCHE BESCHREIBUNG

Wenn ich den Namen „Erdrauch" höre, so sehe ich innerlich immer das Bild der Rauchfallen, die in den Schrebergärten bei Mäusebefall eingesetzt werden. Alles, was kann, kommt aus den Löchern gekrochen und gerannt, und aus allen Gängen in der Erde raucht es. So stelle man sich vor, sollten auch beim Entgiften des Körpers schlechte Einflüsse und Energien ausgetrieben werden.
Selbst wenn er in seinem Namen die Silbe „Erd" trägt, so scheint es fast schon erstaunlich, wie aufstrebend und empfangend der Erdrauch wächst. Als ob er seine Antennen ausstrecken möchte und alles aufsaugt, was das Universum ihm zu bieten hat. Er scheint mir wie eine Balletttänzerin, die sich anmutig streckt. In seiner Anmut und Feinheit wirkt er bei-

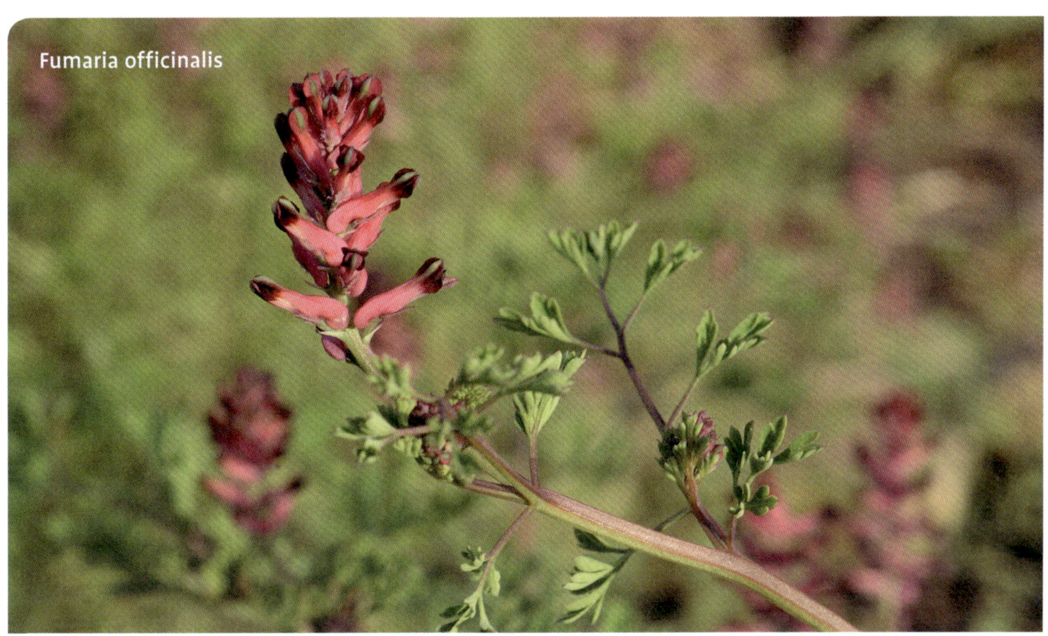
Fumaria officinalis

nahe schutzlos. Der zweite Namensteil „Rauch" verstärkt den luftigen Eindruck für mich. Man kann fast schon sagen: Wo Rauch ist, ist auch Feuer. Seine rosa bis intensiv roten Blüten scheinen ein wenig wie Flammen und geben einen Hinweis auf „aufflammende" Symptome, wie z. B. Hautentzündungen.

Anwendungsgebiete
- *Gallenbeschwerden und Gallensteinneigung*
- *Verstopfung*
- *chronische Hautbeschwerden*
- *Psoriasis*
- *Lymph- und Milzmittel*

WIRKUNG UND NATURHEILKUNDLICHER HINTERGRUND

In der Volksheilkunde galt der Erdrauch schon lange als sehr gutes Gallenmittel. Heute weiß man, dass der Erdrauch gallenausgleichend ist und somit bei einer geringen als auch bei einer übersteigerten Gallensekretion zum Einsatz kommen kann. Er wirkt entkrampfend und entspannend auf die oberen Verdauungsorgane, insbesondere auf die Galle. Auch bei Hauterkrankungen wie Schuppenflechte (Psoriasis) oder Neurodermitis findet der Erdrauch mit seiner hautregenerierenden und stoffwechselanregenden Wirkung Anwendung.

Gaultheria procumbens
(Wintergrün)

Lindert Schmerz und Entzündungen der Gelenke

DIE PFLANZE

Die Pflanze stammt ursprünglich aus dem östlichen Nordamerika. Der winterharte und immergrüne Zwergstrauch hat ein starkes Rhizom, das zahlreiche unterirdische Ausläufer bildet. Diese Eigenschaft brachte ihm auch den Namen „Teppichbeere" ein. Von den Ausläufern erheben sich die kleinen, nur 15 cm hohen Stängel. Seit dem 19. Jahrhundert gewinnt man aus seinen dicken, lorbeerähnlichen Blättern das immer noch populäre „Wintergreen Oil". Es erfreut sich vor allem in Amerika großer Beliebtheit als Aromastoff in zahlreichen Kaugummis, Mundspülungen oder Zahnpasta. Seinen schmerzstillenden sowie entzündungshemmenden Effekten verdankt er dem in den Blättern enthaltenden Methylsalizylat aus der Gruppe der Salizylate. Chemisch ist es dem Wirkstoff von Aspirin

sehr ähnlich. Aus diesem Grund findet man Wintergrün auch häufig als Inhaltsstoff in Rheumacremes.
Blütezeit: Juli bis August
Pflanzenfamilie: Heidekrautgewächse (Ericaceae)

WIRKUNG UND NATURHEILKUNDLICHER HINTERGRUND

In der Volksheilkunde wurde Wintergrün vor allem extern zum Einreiben als schmerzlinderndes und entzündungshemmendes Öl eingesetzt. Später auch intern bei gleicher Indikation. Das Wintergrün gilt als schmerzhemmend und durchblutungsfördernd.

Anwendungsgebiete

- *Gelenkrheuma, sowohl chronisch als auch akut*
- *neuralgische Schmerzen*
- *entspannend bei Muskel- und Rückenschmerzen*

Geranium robertianum
(Storchenschnabel)

Reinigt und nimmt Schmerzen und Entzündungen

DIE PFLANZE

Der Storchenschnabel wird zwischen 20 und 50 cm hoch. Seine Blätter wirken wie eine ausgestreckte Hand, sind fein behaart und können sich rot verfärben oder auch einfach grün bleiben. Seine Drüsenhaare verströmen beim Berühren einen etwas strengen und stinkenden Geruch, was ihm den Beinamen „stinkender Storchenschnabel" eintrug. Er hat ein sehr filigranes Wurzelwerk, welches oftmals nur oberflächlich verzweigt wächst. Zusätzliche Stabilität erzeugt er, indem er sich mit den unteren Blattstielen abstützt.
Ab Mai bildet der Storchenschnabel zarte, rosafarbene Blüten, die lieblich und fein geschaffen sind.
Seinen Namen verdankt er dem heiligen Robert (Erzbischof von Salzburg). Dieser beschrieb seinen Gebrauch zum ersten Mal.

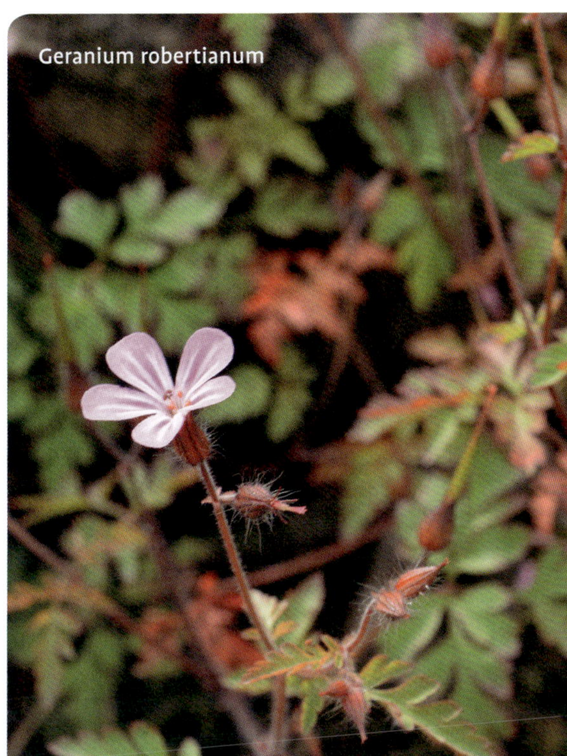
Geranium robertianum

Geranium kommt vom griechischen Wort „geranos“, was so viel wie Kranich bedeutet und auf die Form des Fruchtstands hinweist. Der ähnelt dem Schnabel eines Storches oder eben Kranichs.
Blütezeit: Mai bis September
Pflanzenfamilie: Storchschnabelgewächse (Geraniaceae)

BILDHAFT-CHARAKTERISTISCHE BESCHREIBUNG

Der Storchenschnabel ist eine eher unscheinbare Pflanze, die man leicht übersieht. Er sucht sich oft Plätze und Orte im Garten aus, die am Rand sind, hinter dem Kompost oder in der modrigen Ecke bei der Regentonne. Also alles in allem Orte, an denen man sich nicht wirklich gerne aufhält. In meinem Garten begegnen mir jeweils zwei Formen des Storchenschnabels. So wächst er z. B. in der Nähe des Schöllkrauts genauso hoch wie dieses und bildet große Blätter. Hat er sich aber mitten in einem Beet angesiedelt, sodass ihm mehr Platz zur Verfügung steht, bleibt er meist eher klein und sucht zuerst die Nähe zu einer Pflanze, ehe er sich zur nächsten Pflanze ausstreckt. Es macht dann fast den Anschein, als würde er versuchen, Kontakt zwischen verschiedenen Pflanzen herzustellen, indem er sich langsam an sie herantastet. Es scheint mir manchmal so, dass diese vernetzende Eigenschaft uns dabei unterstützt, verschiedene Teile unserer Persönlichkeit in Kontakt miteinander zu bringen und wieder in ein Ganzes zu integrieren.

WIRKUNG UND NATURHEILKUNDLICHER HINTERGRUND

In der Volksheilkunde wird der Storchenschnabel seit jeher bei Blutungen und zur Wundheilung eingesetzt. Häufig findet er seinen Platz beim Thema Hautausschlag sowohl innerlich als auch äußerlich. Seine adstringierenden Eigenschaften helfen bei der Wundheilung, aber ebenso bei Durchfällen. Darüber hinaus wird er bei Therapieresistenzen verwendet; dort kommt vor allem seine lymphanregende Seite zum Einsatz.

Anwendungsgebiete

- *Zahnschmerzen*
- *wundheilend bei Mundfäule*
- *zur Aktivierung des Lymphflusses*
- *Durchfälle*
- *unterstützend, um Blockaden aufzulösen*
- *Hauterkrankungen*
- *zur Steigerung der Fruchtbarkeit*

Glechoma hederacea
(Gundelrebe)

Reinigt und richtet auf

DIE PFLANZE

Die ausdauernde Gundelrebe ist eine kriechende Pflanze, die sich häufig unter dem Radar – sprich: unter ihrer Umgebung – durchschlängelt, um dann in der Blüte einzelne Blütensprosse aufzurichten. Ansonsten kann sie sich horizontal fast flächendeckend ausbreiten. Sie scheint auch gut mit belasteten Standorten umgehen zu können und gilt allgemein als Bodenverbesserer. Diese Eigenschaft des „Milieuverbesserns" entfaltet sie genauso im Körper als tiefgreifendes Stoffwechselmittel, worauf auch ihr deutscher Name „Gundermann" hinweist. Dieser kommt von der germanischen Silbe „gund", die so viel wie Gift, Eiter bedeutet. Betrachtet man die Pflanze aus der Nähe, so fällt einem vor allem ihr harziger, warmer, aromatischer Geruch auf, der auf den hohen Gehalt an ätherischen Ölen zurückzuführen ist. Die saftig grünen Blätter können sich an sonnigen Standorten ins Rötlichviolette verfärben. Ihre Blüten sind violett mit rötlich-pinkfarbenen Flecken in der Mitte.

Blütezeit: April bis Juni

Pflanzenfamilie: Lippenblütler (Lamiaceae)

Anwendungsgebiete

- *löst Verschleimungen im Atemtrakt*
- *unterstützt die Wundheilung bei schlecht heilenden Wunden*
- *stoffwechselstimulierend, entgiftend und ausleitend*
- *bei Nieren-Blasen-Beschwerden*

WIRKUNG UND NATURHEILKUNDLICHER HINTERGRUND

In der Volksheilkunde wurde die Gundelrebe als Kraftpflanze eingesetzt. Schon Hildegard von Bingen nannte die Pflanze „Kraft aus der Ewigkeit" und verwendete sie bei Erschöpfungszuständen. Zudem fand der Gundermann Anwendung bei allen langwierigen eitrigen und schlecht heilenden Zuständen sowie bei Atemwegserkrankungen mit starker Schleimproduktion oder bei chronischem Schnupfen.

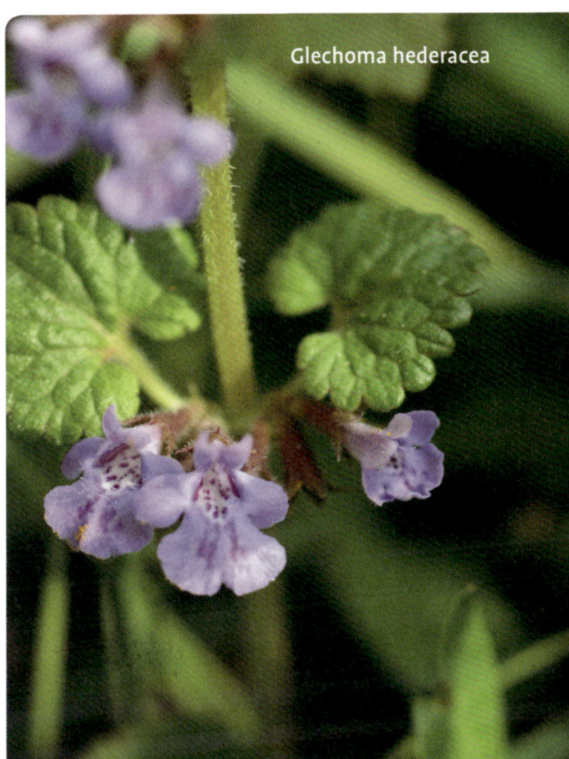
Glechoma hederacea

Humulus lupulus (Hopfen)

Zeigt, wie wir Hilfe und Stützen annehmen

DIE PFLANZE

Der Hopfen ist eine sehr ausgeprägte Kletterpflanze, die sich ihre Stützen aktiv sucht und mitunter auch andere Pflanzen fest umschlingen kann, um in die Höhe zu wachsen. Ihr umschlingendes Wesen trug ihr den Beinamen „lupulus" ein, was auf lateinisch „Wölflein" bedeutet. Sie liebt Licht und Schatten und wächst gerne im Ufergebüsch oder in Hecken auf bis zu 1500 m. Die Blätter des Hopfens sind rau behaart und gezähnt am Rande. Die weiblichen Blütenstände, die bekannten Hopfenzapfen, sind klebrig und harzig und verströmen einen süßlichen, dumpfen Duft. Im frisch gepflückten Zustand kommen in den Blüten große Mengen östrogenartiger Stoffe vor, die bei den Hopfenpflückerinnen durch die intensive Nähe Zwischenblutungen oder verfrühte Menstruationen hervorgerufen haben.

Blütezeit: Juli bis August

Pflanzenfamilie: Hanfgewächse (Cannabaceae)

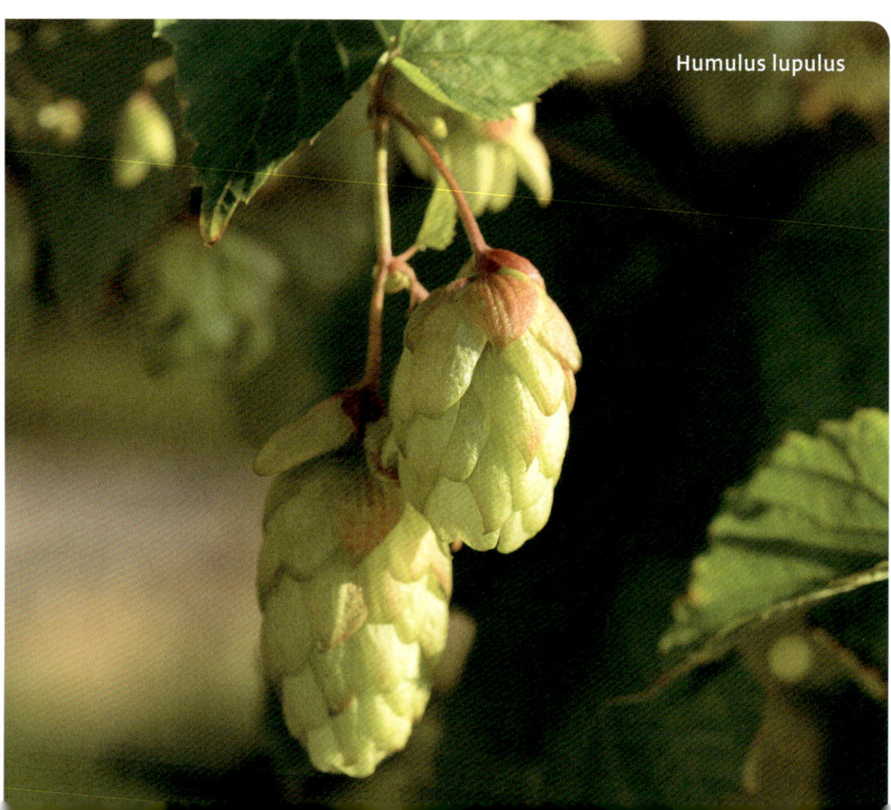

Humulus lupulus

BILDHAFT-CHARAKTERISTISCHE BESCHREIBUNG

Um ihn einmal näher zu erleben, bin ich in die Kartause Ittingen gefahren, wo man Hopfen anpflanzt. Dort musste ich sehr weit nach oben blicken, wuchs der Hopfen damals schon fast auf 6 m hoch. Es hat mich fasziniert, wie zielstrebig die Pflanze nach oben möchte und wie wohl und luftig es einem in ihrer Nähe wird. Er „bemerkt" sogar, wenn sich Stützhilfen verschieben, und kann dann seine Wuchsrichtung ändern. Er scheint also nicht nur sehr flexibel und reaktiv zu sein, wenn es darum geht, sich an neue Situationen anzupassen. Er nutzt auch aktiv Stützen, um sich daran hochzuwinden, ja, er sucht sie sogar. So als wolle er uns auffordern, in hektischen Zeiten Hilfe anzunehmen und Stützen auch zu nutzen, um weiterzukommen.

WIRKUNG UND NATURHEILKUNDLICHER HINTERGRUND

In der Volksheilkunde wurde der Hopfen primär bei Unruhezuständen eingesetzt. Er hat eine schlaffördernde und beruhigende Wirkung, die uns hilft, in die Ruhe oder in unsere Mitte zu kommen. Durch die enthaltenen Bitterstoffe hat er einen positiven Effekt auf unsere Verdauung, vor allem auch bei nervösen Magen-Darm-Beschwerden oder wenn bildlich gesprochen die Unruhe aus dem Bauch kommt. Da die Blüten östrogenhaltig sind, werden sie auch zur Regulierung des weiblichen Hormonhaushalts eingesetzt.

Anwendungsgebiete

- *beruhigend bei nervösen Erregungszuständen, auch mit Angst*
- *fördert das Einschlafen bei Schlaflosigkeit*
- *beruhigt nervöse Magen-Darm-Beschwerden und fördert die Verdauung*
- *reguliert und regt den Zyklus an*
- *Beschwerden im Klimakterium*

Hydrastis canadensis
(Kanadische Gelbwurz)

Stark reinigend und schleimlösend auf allen Ebenen

DIE PFLANZE

Der Kanadische Gelbwurz besticht durch die goldgelbe Farbe seines knolligen Rhizoms, das ihm im Englischen den Namen „Goldenseal" einbrachte. Der Wurzelsaft wurde auch zum Färben und für Zeichnungen auf der Haut benutzt. Über

Anwendungsgebiete
- *entzündungshemmend und schleimlösend bei Neben- und Stirnhöhlenkatarrhen*
- *Ohrenentzündung mit starker Verschleimung der oberen Atemwege*
- *Husten mit fadenziehendem Schleim*
- *Verstopfung (Stuhlgang schleimig, knollig)*
- *übermäßige Menstruationsblutung*

die Erklärung des Namens „Hydrastis“ ist sich die Literatur unklar. Es gibt die Auffassung, dass der von Linné gewählten Nomenklatur das griechische Wort „hydor“ = Wasser und „drao“, was so viel wie auffüllen bedeutet, zugrunde lag. Andere übersetzten die verschiedenen Namensteile mit „Wasserbewohnerin“. Wie dem auch sei, der Bezug zum Wasser und zu dessen Bewegung spiegelt sich in seiner Namensgebung wider. Aus dem verdickten und sehr vitalen Rhizom treibt die Pflanze Blütensprosse mit zwei gezahnten Blättern und je einer endständigen, grünlich-weißen, kleinen Blüte. Daraus entstehen später rote Beeren, die in ihrer Form etwas an Himbeeren und Brombeeren erinnern, jedoch intensiver rot sind.

Blütezeit: Mai bis Juli

Pflanzenfamilie: Hahnenfußgewächse (Ranunculaceae)

WIRKUNG UND NATURHEILKUNDLICHER HINTERGRUND

In der Volksheilkunde wurde der Kanadische Gelbwurz in unseren Breitengraden erst ab Ende des 19. Jahrhunderts beachtet und angewandt – vor allem bei Magen-Darm-Katarrhen und übermäßiger Menstruation. In der Spagyrik findet sie bei Neigungen zur Verschleimung Anwendung, egal ob sich der Schleim im Magen-Darm-Trakt oder in den oberen Atemwegen befindet.

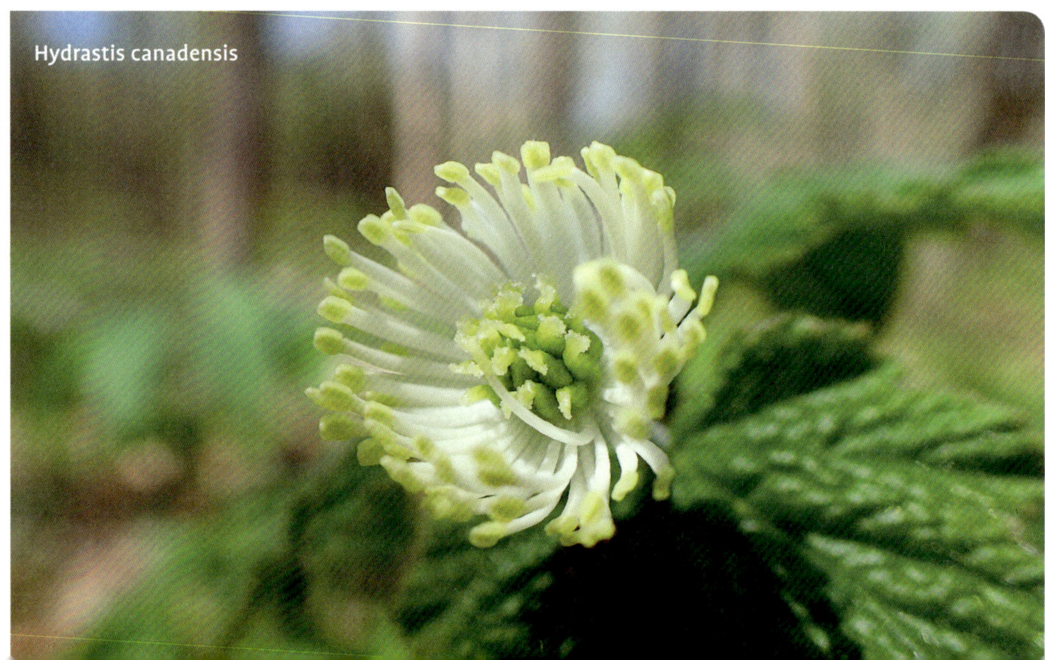
Hydrastis canadensis

Hypericum perforatum
(Johanniskraut)

Stellt eine Verbindung zum Licht und zu seinen Kräften her

DIE PFLANZE

Seit über 2000 Jahren gehört das Johanniskraut im eurasischen Raum zu den großen Heilpflanzen der Volksheilkunde. Ihr lateinischer Gattungsname „Hypericum" kommt vom griechischen Wort „Hyper" = über und „ereike" = Heide, was auf ihren Standort hinweist: in der Heide wachsend. Ihr Beiname „perforatum" nimmt auf ihre Blattzeichnung Bezug. Hält man diese nämlich gegen das Licht, sieht man kleine, schwarz scheinende Öldrüsen, die dem Blatt den Anschein geben, „durchlöchert" oder eben „perforiert" zu sein. „Johanniskraut" wird die Pflanze im deutschen Sprachraum genannt, weil sie um den 24. Juni, dem Johannistag, in voller Blüte steht. Also just zur Sommersonnenwende, dem längsten Tag im Jahr.
Ihr außerordentlicher Bezug zum Licht machte sie zu einer zentralen Pflanze für viele Sonnwendrituale.
Man findet das Johanniskraut auf trockenen Wiesen und Sonnenhängen auf bis zu 1500 m ü. d. M. Es kann bis 1,50 m hoch wachsen und hat einen außerordentlich starken Stängel,

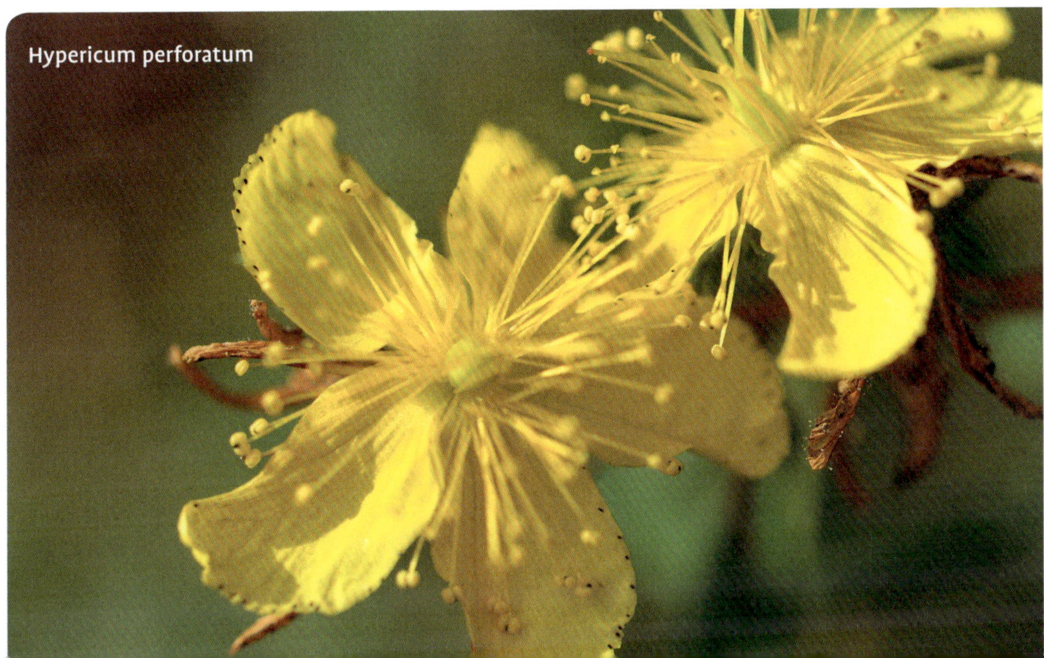
Hypericum perforatum

an dem sich wechselständig die Seitentriebe hinaufangeln. Ihre durch und durch gelben Blüten sind botanisch gesehen Trugdolden, aus deren Mitte gelbe bis gelbbraune Staubfäden wie Strahlen herausragen. Zerdrückt man die Blüten oder auch die Knospen, dann tritt ein intensiv roter Farbstoff aus. Im blutroten Ölauszug der Pflanze sah man einen Bezug zur Wundheilung und wendete es erfolgreich in der Wund- und Narbenpflege an. Der rote Farbstoff ist auf das in der Pflanze enthaltene Hyperizin, eine photosensibilisierende Substanz, zurückzuführen.
Blütezeit: Juni bis August
Pflanzenfamilie: Johanniskrautgewächse (Hypericaceae)

BILDHAFT-CHARAKTERISTISCHE BESCHREIBUNG

Bis heute kann ich kein blühendes Johanniskraut in meinem Garten ausreißen, auch wenn es an einem ungünstigen Platz steht. Zu präsent und stark scheint die Pflanze. Fast alles am Johanniskraut hat einen Lichtbezug. Seine Blüten erinnern an die Sonne, und es macht einen richtiggehend heiter, die Pflanze länger zu betrachten.
Die strahlenförmig ausgebreiteten Staubgefäße der Blüten erinnern mich an ausgestreckte Antennen. So als stehe sie empfangend hier auf der Erde, um alles Licht einzusammeln und in sich zu vereinen und es uns in dunklen Stimmungen oder bei Angstzuständen als Lichtkraft zu schenken. Sie scheint uns einzuladen, empfindsamer für das Licht zu werden, unsere Fühler auszustrecken, auf Empfangen zu stellen und so mit dem Außen wieder in Kontakt zu kommen.

Anwendungsgebiete

- *stimmungsaufhellend bei depressiven Verstimmungen, vor allem in der dunklen Jahreszeit*
- *Angst und Unruhe*
- *geistige Erschöpfung*
- *zur Unterstützung in der Rekonvaleszenz*
- *äußerlich wundheilend bei Verbrennungen und Sonnenbrand*
- *Nervenschmerzen*
- *als Unterstützung beim Thema Bettnässen*

WIRKUNG UND NATURHEILKUNDLICHER HINTERGRUND

Seit der Antike wurde das Johanniskraut für die Wundheilpflege und bei Verbrennungen eingesetzt. Auch bei Schmerzen im Bewegungsapparat findet es bis heute Anwendung in Form von Balsam und Creme. Am bekanntesten ist sein Einsatz bei depressiven Verstimmungen und Angststörungen, was auch durch zahlreiche moderne klinische Untersuchungen bestätigt wurde. Ferner wird es beim Thema Bettnässen als emotionale Unterstützung angewendet.

Lavandula officinalis

(Lavendel)

Lässt die Seele und unliebsame Gedanken zur Ruhe kommen

DIE PFLANZE

Die ursprünglich mediterrane Pflanze wurde ungefähr im 11. Jahrhundert von Mönchen über die Alpen gebracht und gilt mittlerweile als winterhart.
Der mehrjährige Halbstrauch wird bis zu 60 cm hoch und hat verzweigte, verholzte Äste. Die graugrünen Blätter sind lanzettförmig und auf der Unterseite filzig, silbrig. Von Juli bis August zeigen sich seine ährenförmigen, violetten Blüten, die intensiv angenehm duften.
Erntet man den Lavendel, so tut man das immer kurz vor dem Höhepunkt der Blüte, da die größte Konzentration an Wirkstoffen nicht zum Höhepunkt seiner Blüte, sondern kurz davor oder zu Beginn der Blütezeit ist.

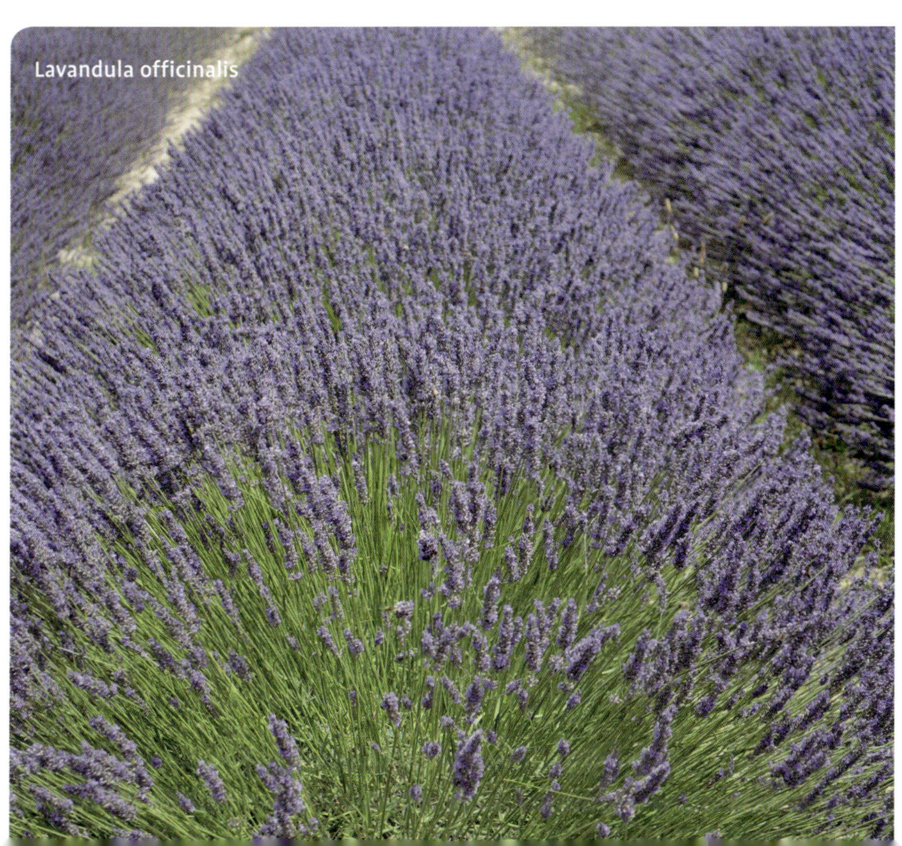
Lavandula officinalis

Der Name Lavendel kommt vom Wort „lavare“, was so viel wie reinigen, waschen bedeutet. Seiner wohlduftenden Eigenschaften wegen wird er bis heute in Form von Lavendelsäckchen in Schränken zur Abwehr von Motten und für Frische eingesetzt.

Blütezeit: Juli bis August

Pflanzenfamilie: Lippenblütler (Lamiaceae)

BILDHAFT-CHARAKTERISTISCHE BESCHREIBUNG

Wenn ich mich in meinem Garten vor meine „Lavendelecke“ hocke, fühlt es sich fast so an, als ob die Zeit stillsteht. Unweigerlich fängt alles an, langsamer zu „schwingen“. Mir scheint, als ob seine beruhigende, klärende Wirkung mich genau ins Jetzt, in diesen einen richtigen Moment bringt. Der Duft vermittelt Wärme, Geborgenheit, aber auch Reinheit. So wie er die Motten aus den Kleiderschränken fernhält, hält er kreisende und unliebsame Gedanken von uns fern, sodass sich unser Denken klärt und Konzentration wieder möglich ist.

Anwendungsgebiete

- *hilft bei innerer Unruhe und bei unliebsamen Gedanken*
- *entspannt und beruhigt bei Schlaflosigkeit*
- *stärkt und entlastet bei nervöser Erschöpfung*
- *beruhigt nervös bedingte Magen-Darm-Beschwerden*
- *Migräne*

WIRKUNG UND NATURHEILKUNDLICHER HINTERGRUND

In der Volksheilkunde wurde der Lavendel bei innerer Unruhe, nervöser Erschöpfung und Schlaflosigkeit vor allem im Alter eingesetzt. Er fand Anwendung bei Migräne und auftretendem Schwindel. Seine schmerzlindernde und entspannende Wirkung kommt bei Einreibemitteln zur Muskelentspannung oder bei Nervenschmerzen zum Einsatz. Sein ätherisches Öl gilt als keim- und pilzhemmend.

Melilotus officinalis

(Steinklee)

Bringt in Fluss und löst, was verstockt ist

DIE PFLANZE

Die mehrjährige, krautige Pflanze gehört der Familie der Schmetterlingsblütler an und kommt an steinigen und eher trockenen Standorten vor. Sie mag es möglichst kalkhaltig und trocken, weswegen Wegränder, Kiesgruben oder alpine Gegenden bevorzugt werden. Allerdings finde ich sie auch immer wieder in der Stadt an Kieswegen. Der Steinklee hat einen stark verzweigten Stängel und dreifach gefiederte Blätter. Im Gegensatz zu ihrem oberirdisch eher luftigen Wesen steht ihre bis zu 1 m tief gehende Pfahlwurzel. Somit kann der Steinklee auch als Bodenpionier und Bodenverbesserer betrachtet werden, der durch die starken Pfahlwurzeln den Boden befestigt. Die gelben Blüten sind im Verhältnis zur Pflanze eher klein und kurz, duften honigähnlich und sind sehr nektarreich.

Blütezeit: Juni bis September

Pflanzenfamilie: Schmetterlingsblütler (Fabaceae)

Anwendungsgebiete

- *Hämorrhoiden*
- *Veneninsuffizienz*
- *verbessert Blut- und Lymphströmung*
- *Unruhe in Armen und Beinen („Ameisenlaufen“)*
- *Schweregefühl in den Beinen*
- *Prellungen und Verstauchungen*

BILDHAFT-CHARAKTERISTISCHE BESCHREIBUNG

Bemerkenswert am Steinklee finde ich, dass man ihn auf Wanderungen ob in der Natur oder in der Stadt trotz der gelben Blüten immer wieder übersieht oder wahrhaftig nicht sieht. Ich muss mich immer erst ein wenig auf ihn einstellen, ihn sehen wollen, bevor ich ihn finde. Es scheint manchmal, als ob er durchsichtig ist. Und oft, wenn man ihn dann jemandem zeigt, heißt es: „Ach, die Pflanze habe ich gar nicht bemerkt.“ Ganz anders verhält es sich mit seinem Duft. Hat man ihn einmal in der Nase, dann riecht man ihn überall heraus. Er ist süßlich und honig-, manchmal fast schon marzipanartig, als wäre er eine duftende Süßigkeit der Natur. Seine durchdringend wärmende Qualität in Verbindung mit seinem eher „durchscheinenden, luftigen“ Erscheinen hilft, Verstocktes zu lösen und ein „Fließen“ auf allen Ebenen herzustellen.

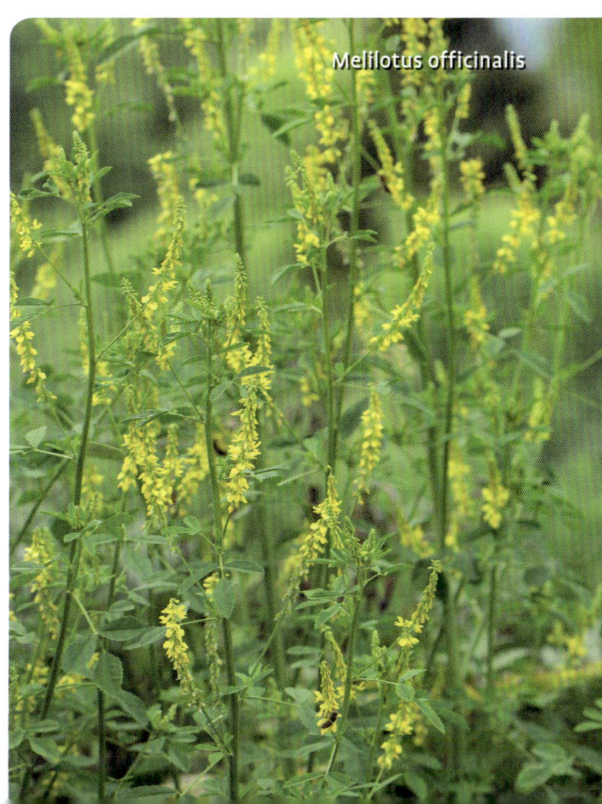
Melilotus officinalis

WIRKUNG UND NATURHEILKUNDLICHER HINTERGRUND

In der Volksheilkunde wurde der Steinklee erst hauptsächlich äußerlich in Form eines breiigen Umschlags bei Geschwüren und Hämorrhoiden eingesetzt. Später dann auch innerlich bei Stauungen im Lymph- oder Venensystem, bei schweren Beinen und dem sogenannten „Ameisenlaufen" in Armen und Beinen.

Melissa officinalis (Zitronenmelisse)

Vermittelt sanfte Stärke und Ruhe

DIE PFLANZE

Die Melisse ist ein ausdauerndes Kraut. Ihr frischer und intensiver Duft weist auf ihren Gehalt an ätherischen Ölen hin, für den sie sehr geschätzt wird. Ihre gesägten Blätter sind gegenständig an den vierkantigen Stängeln angebracht und gehen vorne leicht in den Spitz. Sie sind mit einem feinen Filz an Drüsenhaaren überzogen und fühlen sich rau an. Die kleinen, weißen Blüten bilden zu fünft eine Art Halbkreis und sind wie die Blätter wechselständig am Stängel. Die in ihr enthaltenen ätherischen Öle und die Rosmarinsäure wirken antimikrobiell und antiviral, weshalb die Melisse auch als Creme äußerlich sehr erfolgreich bei Lippenherpes eingesetzt wird.
Blütezeit: Juni bis August
Pflanzenfamilie: Lippenblütler (Lamiacea)

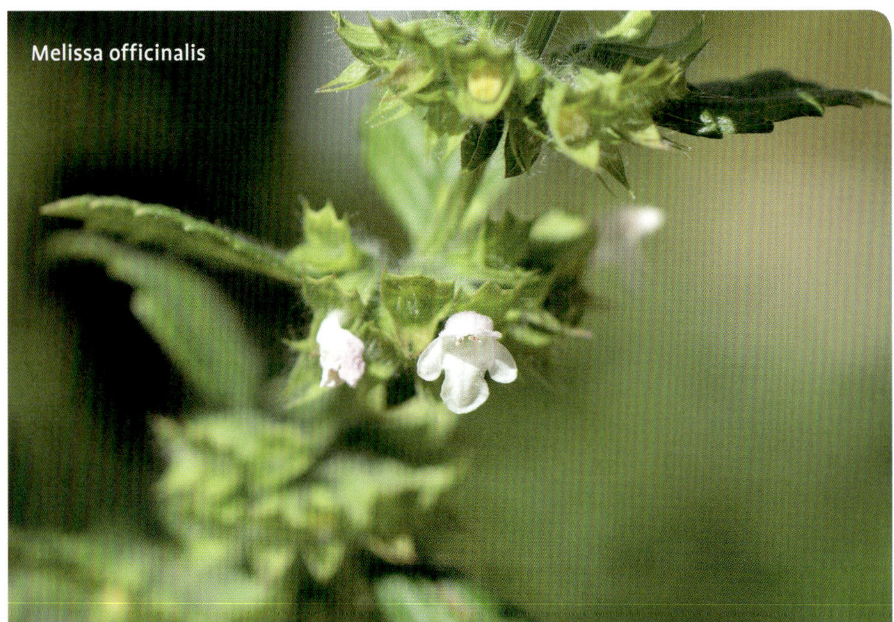
Melissa officinalis

BILDHAFT-CHARAKTERISTISCHE BESCHREIBUNG

Ihre intensiv grünen Blätter weisen sehr ausgeprägte „Blattnerven" aus, was man als einen Hinweis auf ihre beruhigende Wirkung auf unser Nervensystem deuten kann. Beim Betrachten ihrer fröhlichen, weißen Blüten überkommt mich eine frische Heiterkeit und Leichtigkeit. Was mich jedoch immer wieder überrascht: wie flüchtig ihr Duft ist. So als ob sie das Frische, Zitronige gleich im Jetzt verschenkt und uns auffordert, den Moment zu genießen. Wenn man aber z. B. Sirup aus ihr macht, so verändert sie sich grundlegend. Ihre grüne Farbe gibt sie rasch ab und verfärbt sich braun. Auch ihr Duft verändert sich. Schnell transformiert sich das Leichte und Zitronige und macht einer süßen, schweren Note Platz. Ihre durchdringende Qualität bringt uns in unsere Mitte und schenkt uns Ruhe und Entspannung.

WIRKUNG UND NATURHEILKUNDLICHER HINTERGRUND

In der Volksheilkunde wird die Melisse für ihre beruhigenden und krampflösenden Eigenschaften seit jeher geschätzt. Sie entspannt und beruhigt bei nervösen Beschwerden jeglicher Art, vor allem aber auch, wenn die Unruhe auf den Magen-Darm-Trakt schlägt oder Herzklopfen verursacht. Äußerlich wird sie bei Herpeserkrankungen verwendet.

Anwendungsgebiete

- *beruhigt Magen-Darm-Beschwerden bei nervlicher Belastung*
- *entspannt krampfartige Verdauungsbeschwerden*
- *hilft bei allgemeiner Unruhe*
- *Prüfungsangst*
- *nervöses Herzklopfen*
- *äußerlich angewandt bei Lippenherpes*

Mentha piperita
(Pfefferminze)

Erfrischt und stärkt den Magen

DIE PFLANZE

Sie breitet sich im Garten schnell und gerne aus und hat in meiner Erfahrung auch keine Mühe, wenn „ihre Füße mal im Feuchten stehen". Diese Eigenschaft passt auch zur Namensgebung, so kommt „Mentha" vom griechischen „Minth", eine Nymphe, die in der griechischen Sage in eine Pflanze verwandelt worden ist.

Anwendungsgebiete
- *allgemeine Verdauungsbeschwerden*
- *Blähungen*
- *lindert Übelkeit mit Brechreiz*
- *lösend bei Erkältungskrankheiten der oberen Atemwege*

Das mehrjährige Lippenblütengewächs wird zwischen 40 und 80 cm hoch und verbreitet sich über unterirdische und oberirdische Ausläufer, aus denen ein vierkantiger Stängel entspringt. Ihre grob gesägten Blätter stehen kreuzweise, gegenständig am Stängel. Hält man sie gegen das Licht, erkennt man helle Punkte. Dies sind die auf der Blattunterseite sitzenden Öldrüsen. Ihr ätherisches Öl (Menthae piperitae aetheroleum) mit seinem Hauptbestandteil Menthol ist sogleich der wirksamste als auch der erlebbarste Bestandteil der Pflanze. Äußerlich angewandt hat es einen kühlenden Effekt. Innerlich eingenommen scheint die Pfefferminze sowohl kühlend als auch erwärmend zu sein.
Blütezeit: Juni bis August
Pflanzenfamilie: Lippenblütler (Lamiaceae)

WIRKUNG UND NATURHEILKUNDLICHER HINTERGRUND

In der Volksheilkunde wird sie äußerlich und innerlich bei Kopfschmerzen oder Migräne eingesetzt. Ihre magenstärkende und krampflösende Wirkung machte sie besonders beliebt bei allen Arten von Verdauungs- und Gallenbeschwerden, die mit Übelkeit, Brechreiz oder krampfartigen Schmerzen verbunden sind. Dem ätherischen Öl werden auch antibakterielle Eigenschaften zugeschrieben.

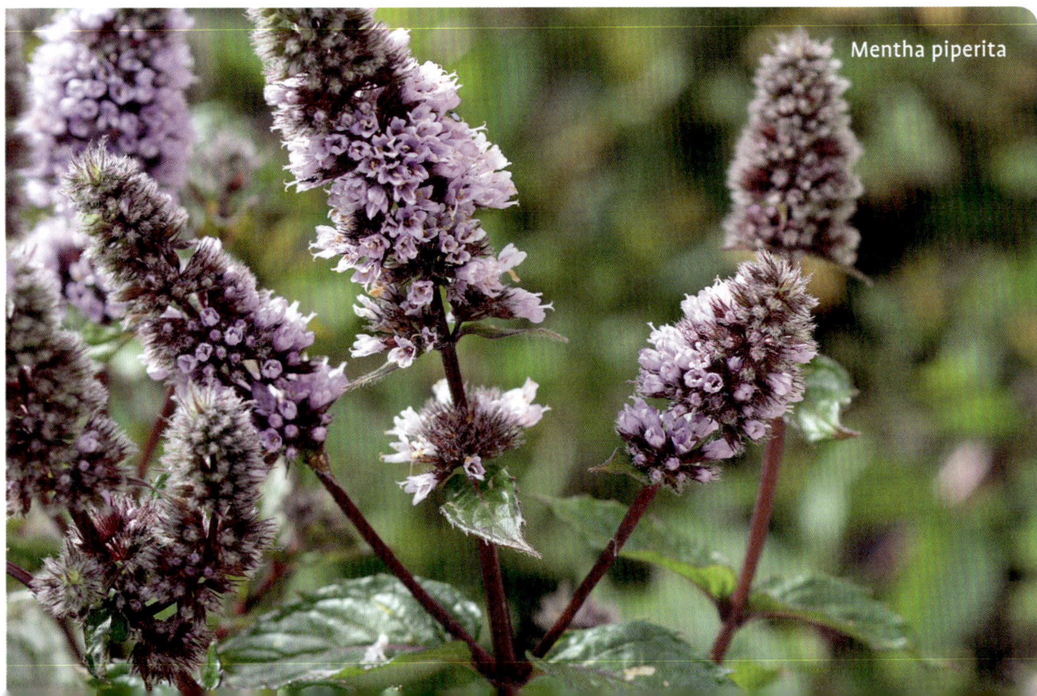
Mentha piperita

Nicotiana tabacum (Tabak)

Zentriert uns bei starken Kopfschmerzen

DIE PFLANZE

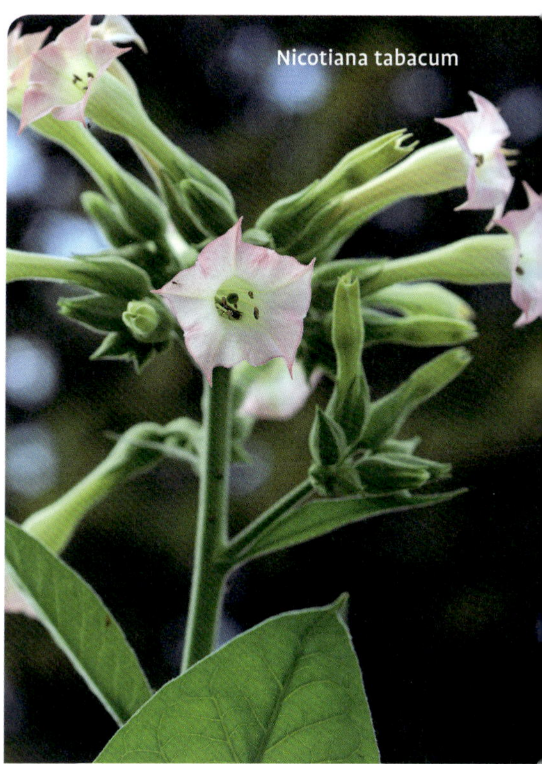

Der einjährige Tabak kann 1–3 m hoch werden. Sein dicker Stängel ist an praktisch allen Teilen klebrig behaart. Die großen, eiförmig zugespitzten Blätter wachsen spiralförmig um den Stängel. Seine duftlosen Blüten sind auffallend weiß bis pink gefärbt, blühen oftmals erst in den Abendstunden und schließen sich meist bei Sonnenlicht wieder. Das in den Wurzeln der Pflanze gebildete Nikotin ist ein starkes Nervengift, das früher in Form einer Tabakbrühe zur Schädlingsbekämpfung in der Landwirtschaft angewandt wurde. Der Tabak hat etwas stark Anhaftendes an sich. Er ist überall klebrig und berührt einen ständig, so als ob er uns immer und immer wieder aufs Neue an seine Anwesenheit erinnern möchte.

Ihren Namen „Nicotiana“ verdankt sie Jean Nicot (1530–1604), dem französischen Gesandten am portugiesischen Hof, der sich Mitte des 16. Jahrhunderts in Lissabon mit der Heilwirkung des Tabaks beschäftigte. Überzeugt, ein gar wundersames Mittel entdeckt zu haben, schickte er 1561 Tabaksamen an den französischen Hof zurück, was zur nachhaltigen Verbreitung des Tabaks führte. Er war zeit seines Lebens an der medizinischen Wirkung von Tabak interessiert, und um 1570 benannte der Botaniker Jacques Daléchamps die Pflanze zu seinen Ehren „herba nicotiana“.

Blütezeit: Juni bis September

Pflanzenfamilie: Nachtschattengewächse (Solanaceae)

WIRKUNG UND NATURHEILKUNDLICHER HINTERGRUND

Da der Tabak erst mit Kolumbus seinen Weg nach Europa fand, dauerte es eine Weile, bis seine Heilwirkung in der Volksheilkunde Anwendung fand. Er wurde als belebendes

Anwendungsgebiete

- *Übelkeit und Brechreiz mit kaltem Schweiß*
- *unterstützend bei Kopfschmerz und Migräne*
- *verminderter Geschmacks- und Geruchssinn*
- *zur Unterstützung bei Suchtentwöhnung*
- *konzentrationsfördernd*

Mittel bei Kopfschmerzen und Migräne eingesetzt. Heute wird der Tabak fast ausschließlich als homöopathisches und spagyrisches Mittel bei Übelkeit mit kaltem Schweiß, Zittern und Erbrechen verwendet.

Papaver rhoeas (Klatschmohn)

Fordert uns auf, zu entspannen und uns zurückzulehnen

DIE PFLANZE

Der Mohn ist ein Tiefwurzler und kann seine Wurzeln bis zu 1 m tief vorstoßen, gleichzeitig wird er zwischen 20 und 90 cm hoch. Im Kontrast zu den starken Wurzeln steht die feine, krepppapierartige Blüte, die leicht zerfällt, wenn man die Blume abschneidet. Aus ihr entsteht eine Kapselfrucht, die einige hundert kleine, flohartige, schwarze Samen enthält. Diese verbreiten sich bevorzugt mit dem Wind, um am Licht zu keimen, sobald sie auf die Erde fallen. Die Blätter des Mohns sind stark gefiedert, eher rau und behaart. In netzartig verbundenen Röhren wird Milchsaft produziert, der bei Verzehr zu Magen-Darm-Problemen führen kann.
Blütezeit: Mai bis August
Pflanzenfamilie: Mohngewächse (Papaveraceae)

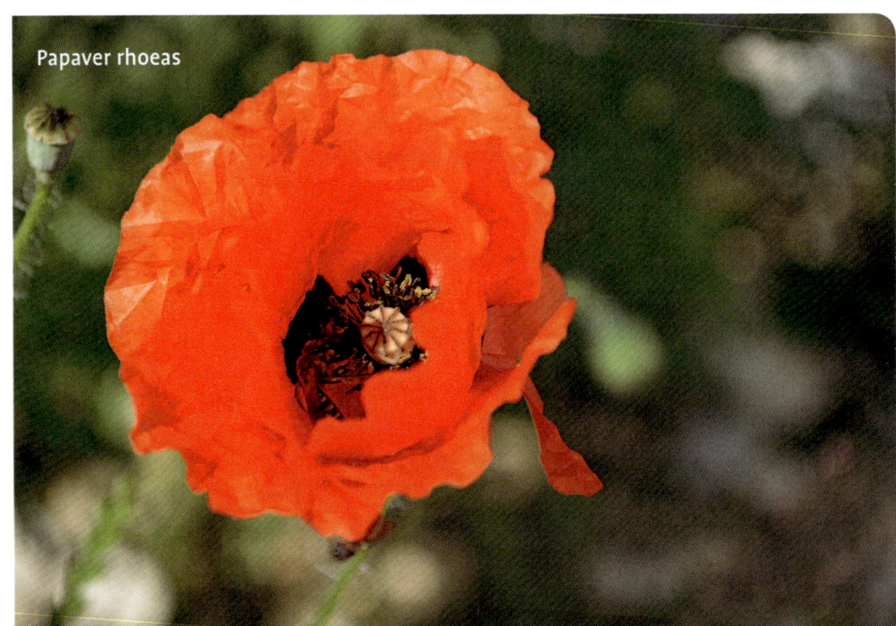
Papaver rhoeas

WIRKUNG UND NATURHEILKUNDLICHER HINTERGRUND

Der Klatschmohn wird bei Reizhusten und als nervenberuhigendes Mittel bei Einschlafstörungen, vor allem bei Kindern und älteren Menschen, eingesetzt. Für mich hat der Schlafmohn etwas vom Gefühl des Cabrioletfahrens. Er fordert uns auf, uns zurückzulehnen, loszulassen und einfach zu entspannen.

Anwendungsgebiete

- *nervenberuhigend*
- *übersteigerte Reaktionsbereitschaft*
- *schlaffördernd*
- *Unruhezustände bei Kindern*
- *Koliken*
- *Schmerzen*
- *nervöser Reizhusten*

Passiflora incarnata (Passionsblume)

Die Ruhe aus der Mitte

DIE PFLANZE

Unbestritten ist die Passionsblume in ihrer Erscheinung einzigartig und unvergleichbar. Die ausdauernde Kletterpflanze kann bis zu 9 m lang werden. Ihre verholzten Stängel sind mit einer grauen Rinde überzogen. Die Blüte ist extrem geometrisch aufgebaut und blüht nur für einen einzigen Tag.
In die europäische Heilkunde hielt die Passionsblume erst Anfang des 20. Jahrhunderts Einzug, davor und auch heute noch wird sie bevorzugt als Zierblume in Gärten angepflanzt. Dass sie mehr kann, haben bereits die Maya und Azteken erkannt, welche die Passionsblume bei Verstopfungen, Leberleiden und gegen schlechte Laune eingesetzt haben.
Ihren heutigen Namen verdankt die Passionsblume den Missionaren, die im 17. Jahrhundert in ihr das Kreuzigungswerkzeug der Passionsgeschichte erkannten. Pater Ferrari benannte die Blume in seiner Schrift zum ersten Mal Passiflora incarnata – Leidensblume Christi.
Blütezeit: Juni bis September
Pflanzenfamilie: Passionsblumengewächse (Passifloraceae)

BILDHAFT-CHARAKTERISTISCHE BESCHREIBUNG

Egal, welche Gattung man gerade betrachtet, ich empfinde die Passionsblume immer als eine unerschöpflicher Quelle der Inspiration und könnte sie stundenlang anschauen. All ihre

Details, Farben und verschiedenen Formen, die sie in einer vollendeten Komposition präsentiert, lassen mich andächtig und staunend zurück.
Sie behält kein Geheimnis und preist all ihre Farben, all ihre Formen und ihre Gaben lustvoll für nur einen einzigen Tag an. So als ob sie das Leben an sich feiert, in ihrem besten Kleid. Mich fasziniert, dass sie so viele Formen in ihrer Blüte vereint: Da sind die Griffel und der Fruchtknoten, die wie kleine Propeller die Blüte nach oben ziehen möchten. Über die Blütenblätter legen sich feine Fäden, die wellen- und strahlenförmig von der Mitte weggehen. Manchmal scheint es wie ein 3D-Bild, das von oben betrachtet eine Bewegung von außen nach innen hat, als ob alles zum Zentrum hinströmt, wo sich der ruhende, erhebende Pol befindet. Für mich hat die Passionsblume etwas Erhabenes, so als ob sie eine Metaebene einnimmt und von dort Ruhe und Klarheit in unsere Mitte lenkt.

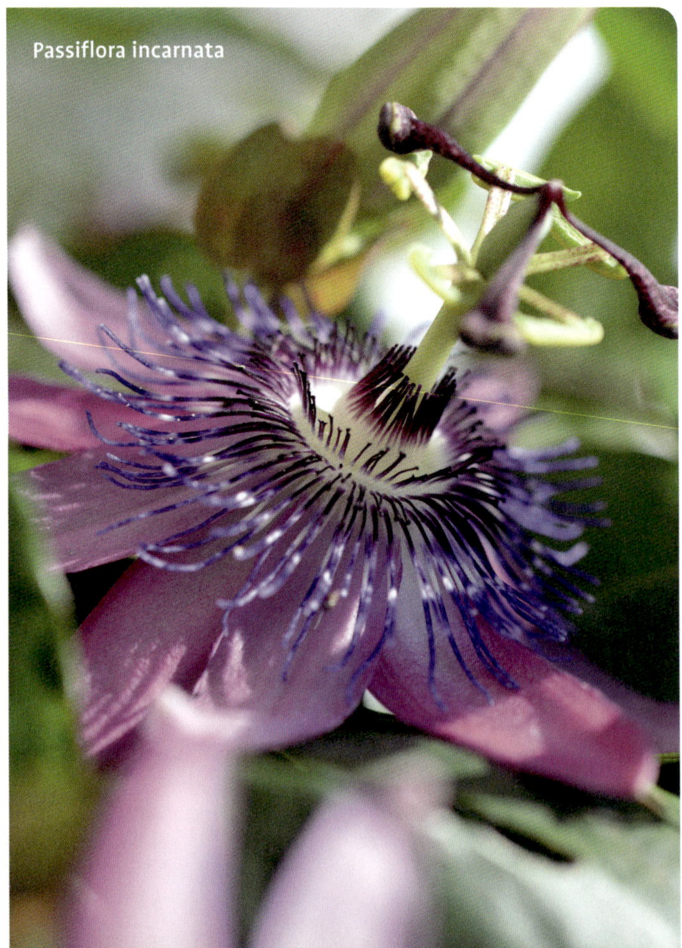
Passiflora incarnata

WIRKUNG UND NATURHEILKUNDLICHER HINTERGRUND

In der Volksheilkunde wird die Passionsblume häufig bei nervösen Unruhezuständen sowie bei verschiedenen Angstzuständen eingesetzt. Wenn zu viele sorgenvolle Gedanken uns ablenken, beruhigt sie unseren Gedankenfluss. Sie hat einen Bezug zum Herzen und wird in diesem Zusammenhang auch bei nervösen Herzbeschwerden gerne als Unterstützung eingesetzt.

Anwendungsgebiete

- *bringt Ruhe in nervöse Zustände*
- *entspannt bei Schlafstörungen*
- *Angstgefühle*
- *beruhigt nervöse Magen-Darm-Beschwerden*
- *Spannungskopfschmerz*

Pelargonium reniforme, P. sidoides (Kapland-Pelargonie)

Schutzschild für unser Immunsystem, hilft bei hartnäckigen Atemwegserkrankungen

DIE PFLANZE

Die Kapland-Pelargonie ist eng mit den hiesigen Geranien verwandt, wächst aber küstennah in Südafrika bis auf 2000 m ü. d. M. Ihr ausgeprägtes Wurzelsystem ist auch gegen Brände und starke Dürren sehr widerstandsfähig. In diesem Merkmal weist sie schon auf ihre abwehrstärkenden Kräfte hin. *Pelar-*

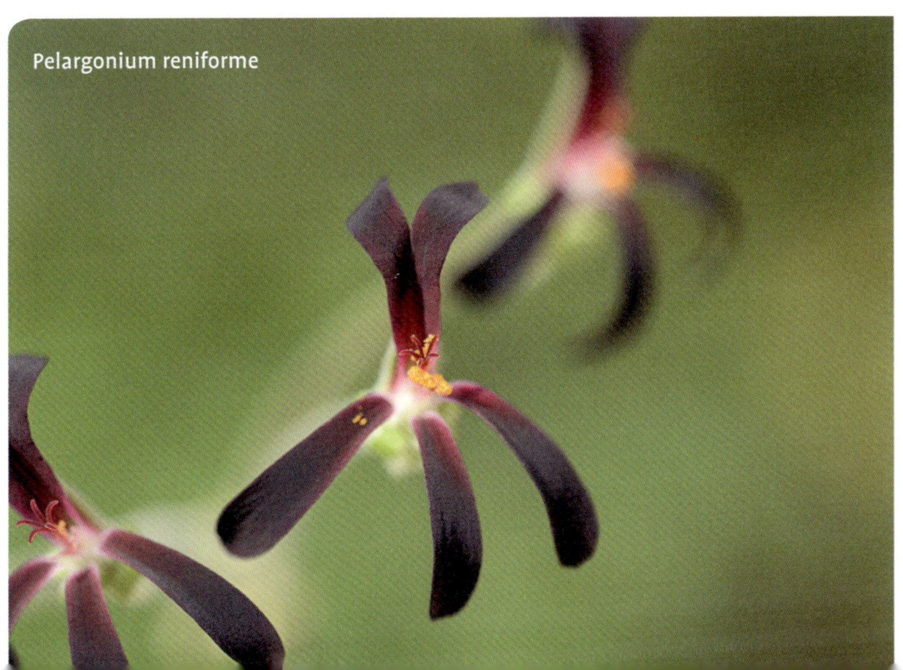
Pelargonium reniforme

gonium sidoides und *P. reniforme* sind zwei eng verwandte, schwer unterscheidbare Arten, die beide medizinisch wirksam sind. Als spagyrisches Mittel wird in der Regel *P. reniforme* verwendet.

Die mehrjährige und strauchartige Pflanze wächst bis zu einer Größe von 80 cm und bildet wunderschöne, dunkelpurpurne Blüten. Ein besonderes Merkmal sind ihre großen, herzförmigen Blätter, die samtartig behaart sind. Man denkt bei ihrer Form unweigerlich an einen Schutzschild.

In der westlichen Heilkunde wird Pelargonium erst seit ca. 1900 verwendet und wurde vom Engländer Charles H. Stevens lanciert, der von seiner Tuberkulose mit einem Extrakt der Kapland-Pelargonie befreit wurde. Daraufhin führte er die Pflanze in Europa unter dem Produktnamen „Umckaloabo" ein. Dieser soll sich aus den Zulu-Wörtern für „Atembeschwerden und Brustschmerzen" oder je nach Quelle „starker Husten" zusammensetzen.

Blütezeit: Juli bis September

Pflanzenfamilie: Storchschnabelgewächse (Geraniaceae)

Anwendungsgebiete

- *schleimlösend bei Husten und bronchialen Infekten*
- *immunstärkend bei hartnäckigen und wiederkehrenden Infekten im Hals-Nasen-Ohrenbereich*
- *schleimlösend bei Infekten der Stirn- und Nebenhöhlen*

WIRKUNG UND NATURHEILKUNDLICHER HINTERGRUND

In der Volksheilkunde ist die Kapland-Pelargonie vor allem unter dem Produktnamen „Umckaloabo" bekannt und wird bei hartnäckigen Hals-Nasen-Ohren-Erkrankungen eingesetzt. Es gibt Hinweise, dass sich neben der schleimlösenden und immunmodulierenden Wirkung auch ein antibakterieller und antiviraler Effekt ergibt.

Petasites hybridus (Pestwurz)

Rettungsschirm bei krampfartigen Schmerzen und Koliken

DIE PFLANZE

Wie kleine rötlich-braune Blütenkerzen streckt sich der Pestwurz bei den ersten wärmenden Sonnenstrahlen unter der Schneedecke hervor. Dabei sind die männlichen Blütenköpfe kurzgestielt und zusammengedrängt. Die weiblichen werden

fast doppelt so hoch und verfügen über einen längeren Stiel. Erst Wochen später entfalten sich die großflächigen Blätter mit leichter Behaarung auf der Unterseite. Bis zur Fruchtreife wächst er auf bis zu 150 cm und bildet weiße Blüten in lockeren Trauben. Die Pflanze ist in ganz Europa bis in weite Höhen (bis 2000 m) an feuchten und nährstoffreichen Standorten verbreitet. Ihr Name Pestwurz stammt wohl vom griechischen „petasos“, was so viel wie Regenhut bedeutet. Dies weist wohl auf die großen, fast herzförmigen Blätter hin. Meine Kinder sind bis heute überzeugt, dass dank dieser Blätter weder die Schnecken noch die Zwerge nass werden, und sie benutzen sie selbst gerne als Regenschirm beim Wandern.
Auch wenn der Name dies vermuten lässt, wurde die Pestwurz nicht ausschließlich bei der Pest, sondern bei vielen epidemisch auftretenden Krankheiten eingesetzt. Im Rhizom der Pestwurz kommt der krampflösende Stoff Petasin vor, der unter anderem auf die Gebärmutter, den Verdauungstrakt und die Harnwege entkrampfend und schmerzlindernd wirkt. Als spagyrische Essenz kann die Pestwurz bedenkenlos eingesetzt werden, von Anwendungen als Tee wird abgeraten.
Blütezeit: März bis Mai
Pflanzenfamilie: Korbblütler (Asteraceae)

WIRKUNG UND NATURHEILKUNDLICHER HINTERGRUND

Ihrer entkrampfenden und schmerzlindernden Eigenschaften wegen wird die Pestwurz erfolgreich sowohl bei Kopfschmerzen und Migräne als auch bei schmerzhafter Menstruation eingesetzt. Weniger bekannt ist der Einsatz bei allergischem Schnupfen und bei krampfhaften Gallenzuständen.

Anwendungsgebiete

- *Kopfschmerz/Migräne*
- *entkrampfend bei schmerzhafter Menstruation*
- *krampfartige Schmerzen im Verdauungstrakt und in den Harnwegen*
- *lösend bei krampfartigem Husten*

Pimpinella anisum (Anis)

Mildert Husten und lindert Blähungen

DIE PFLANZE

Die einjährige Pflanze hat ihren Weg vom Orient über den Mittelmeerraum bis zu uns gefunden. Sie wird ca. 50 cm hoch, und ihre kleinen, weißen Blüten riechen sehr durchdringend.

Dadurch ist die Pflanze auch zu ihrem Namen gekommen. Das griechische Wort „anemos“ bedeutet so viel wie „Duft“. Die doppeldoldigen Blüten reifen nicht gleichzeitig, sondern nacheinander, sie scheint also ihre Ressourcen sorgfältig einzuteilen. Ab August bildet die Pflanze dann zwei bis fünf große Früchte, die feine Härchen haben und gelbe, gerade verlaufende Rippen. Während der Zeit der Fruchtreife schätzt sie ein Zuviel an Feuchtigkeit nicht, es scheint, als ob sie warme und trockene Bedingungen braucht, um genau diese durchdringende Wärmekraft zu entwickeln

Blütezeit: Juli bis August

Pflanzenfamilie: Doldenblütler (Apiaceae)

BILDHAFT-CHARAKTERISTISCHE BESCHREIBUNG

Je mehr die Anispflanze in die Höhe wächst, umso mehr öffnet sie sich, wird verzweigt, als ob sie Platz schafft, um von Luft durchströmt zu werden. Es ist genau dieser Effekt des „Durchatmens“, der mir immer wieder beim Anis begegnet. Egal ob man Anisschnaps trinkt, einen Samen zerkaut oder den Tee trinkt, es lässt uns das Einströmen fühlen, das Weitwerden. Trotz dieses luftigen Aspekts verliert er nie seine durchdringende und wärmende Qualität, die man sich vor allem in der kalten Jahreszeit beim Backen zunutze macht. Gerade der Winter zehrt an unseren Kräften, und die süße Wärme, die der Anis vermittelt, hat etwas Aufbauendes an sich.

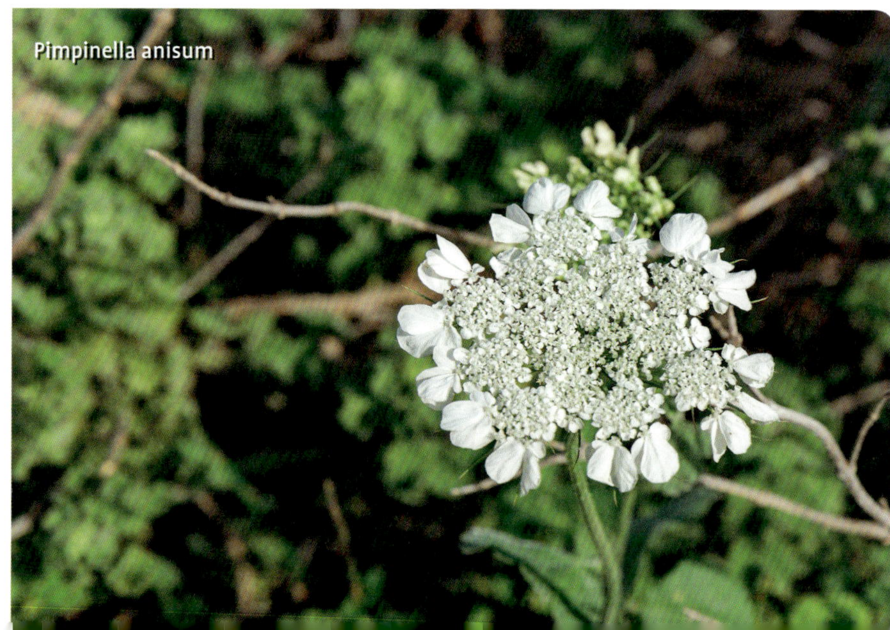
Pimpinella anisum

WIRKUNG UND NATURHEILKUNDLICHER HINTERGRUND

Über den Geschmack vom Anis lässt sich bekanntlich streiten, aber unbestritten findet er seinen Platz seit dem Altertum als Gewürz und als Heilmittel bei Husten und Atemwegsinfektionen. Bei schwacher Milchbildung wird Anis in Kombination mit Fenchel und Kümmel zur Anregung der Milchbildung oder auch in der gleichen Zusammensetzung bei Blähungen verabreicht.

Anwendungsgebiete

- *schleim- und krampflösend bei Atemwegsinfekten*
- *Husten*
- *milchbildungsfördernd*
- *krampflösend bei Magen-Darm-Koliken*
- *Blähungen*

Piper methysticum
(Kawa-Kawa)

Die fröhliche Ruhe

DIE PFLANZE

Kawa-Kawa, deutsch: Rauschpfeffer, ist auf den Inseln von Polynesien beheimatet. Der leicht verzweigte, immergrüne Strauch kann Wuchshöhen von bis zu 4 m erreichen. Alles an ihm ist groß und ausladend: seine herzförmigen Blätter sowie sein mächtiger, holziger Wurzelstock. Blüten bildet die Pflanze kaum und wenn, dann sind sie steril. Die Pflanze vermehrt sich ausschließlich vegetativ. Die Kawa-Pflanze wird meist in Mischkulturen mit Bananensträuchern und Kokospalmen angepflanzt, und die Wurzel kann nach ca. drei bis vier Jahren ausgegraben werden. Die Pflanze wird in ganz Polynesien zu Trinkzeremonien verwendet und gilt als respektvolles Geschenk beim Besuch eines Dorfes.
Blütezeit: Blüten werden selten gebildet, bleiben steril, vermehrt sich vegetativ
Pflanzenfamilie: Pfeffergewächse (Piperaceae)

BILDHAFT-CHARAKTERISTISCHE BESCHREIBUNG

Die Zeremonien und Rituale mit Kawa-Kawa sind im Herkunftsland sozial und verbindend. Die Pflanze scheint diese Qualität zu vermitteln. Sie hilft uns, unseren Platz im Gefüge zu finden, in uns selbst zu wurzeln und Leistungsansprüche neu zu überdenken. Auch wenn die Zunge und der Körper beim Konsum von Kawa-Kawa schwer werden, bleibt der Geist wach und funktionsfähig. Als ob sie uns einlädt, loszulassen, ohne die Kontrolle zu verlieren. Dies scheint mir vor allem bei Personen mit hohen Leistungs- und Kontrollansprüchen hilfreich zu sein.

WIRKUNG UND NATURHEILKUNDLICHER HINTERGRUND

In unseren Breitengraden wird die Kawa-Kawa-Wurzel erst seit dem 19. Jahrhundert angewendet. Von allen Anwendungsgebieten hat sich bis heute die entspannende, angstlösende und belebende Wirkung bei Schlafstörungen und Angstzuständen nachhaltig durchgesetzt. Sie kann bei allen stressverursachten Spannungs- und Erregungszuständen zum Einsatz kommen, ohne die Konzentrationsfähigkeit zu beeinträchtigen. Vor allem auch bei älteren Menschen kann die psychische Stabilisierung, ohne zu dämpfen, zu einer Verbesserung des Allgemeinbefindens führen.

Anwendungsgebiete

- *nervöse Angstzustände*
- *Reizüberflutung/Überlastung*
- *Konzentrationsmangel*
- *emotionale Erregbarkeit*
- *Schlafstörungen*
- *Spannungskopfschmerzen*

Plantago lanceolata
(Spitzwegerich)

Löst Husten und Schleim

DIE PFLANZE

Als mehrjährige Pflanze finden wir den Spitzwegerich überall an Wegrändern und auf Trampelpfaden. So verwundert seine altgermanische Namensdeutung nicht, die in ihm den „Herrscher über den Weg“ sah. Die Blätter entfalten sich in einer lockeren, grundständigen Blattrosette und sind ähnlich der Form einer Lanzette. Sie weisen deutlich sichtbare, nervenartige Längsrippen auf, die sich wie Fäden aus einem abgebrochenen Blatt herausziehen lassen. Aus der Mitte der Blattrosette entspringen blattlose Stängel, an deren Ende ährenförmige, bräunliche Blüten mit langen, weißen Staubfäden sitzen. Diese haben sich optimal an die Windbestäubung angepasst. Sie ragen weit aus dem Blütenstand heraus und geben ihre Pollen bereits bei der kleinsten Erschütterung ab.

Blütezeit: Mai bis September
Pflanzenfamilie: Wegerichgewächse (Plantaginaceae)

BILDHAFT-CHARAKTERISTISCHE BESCHREIBUNG

Der Spitzwegerich und ich haben wahrlich keine innige Beziehung. Mir kommt es so vor, als verstecke er sich vor mir, obwohl er überall zu sein scheint. Ich muss auch gestehen, dass ich ihn manchmal fast ein wenig grauslig finde mit seinen borstigen Blüten und den zerzausten Staubgefäßen dran. Ich glaube fast, er hat die Seele eines Vagabunden, der im Unterwegssein zufrieden ist. Der Spitzwegerich scheint im Unterwegssein eine Verbindung zum Menschen zu suchen. Als habe er es sich zum Ziel gemacht, uns auf unserem Weg als stiller Begleiter zu behüten und zu leiten.

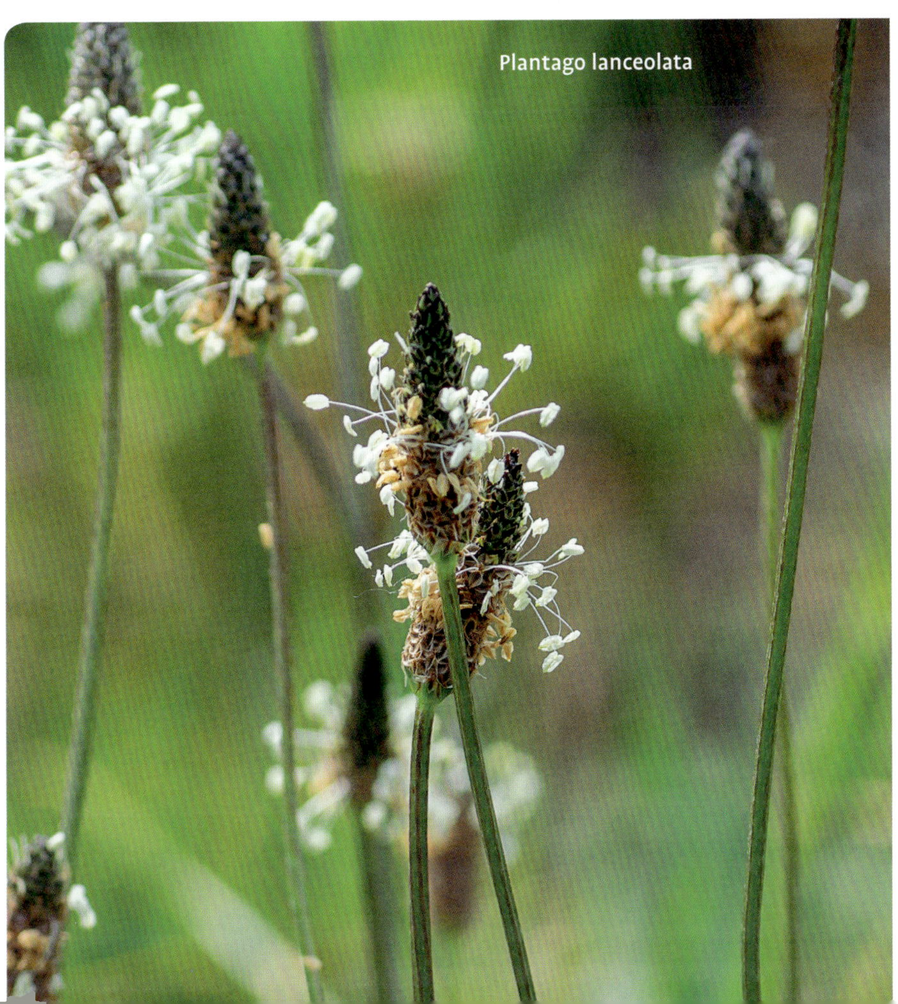
Plantago lanceolata

Anwendungsgebiete

- *Husten*
- *chronische Katarrhe der Bronchien*
- *entzündliche Veränderungen der Mund- und Rachenschleimhaut*
- *Aphthen*
- *Wundheilung*
- *Bettnässen – Blasenschwäche*

WIRKUNG UND NATURHEILKUNDLICHER HINTERGRUND

In der Volksheilkunde wurde der Spitzwegerich seit dem Mittelalter als Mutter aller Heilpflanzen betrachtet und fand seinen Einsatz vor allem im Bereich der Wundheilung. Für Paracelsus galt er als wichtigstes Wundkraut, und seine blutstillenden Eigenschaften wurden auch in der Geburtshilfe genutzt. Heute verwendet man ihn oft bei Husten und Katarrhen der Bronchien als hustenlösende Pflanze. Er unterdrückt den Husten nicht, sondern unterstützt durch entzündungshemmende Faktoren ein Abhusten der Sekrete.

Punica granatum
(Granatapfel)

Pflanzenhormon und „Ich-Kraft" bis ins hohe Alter

DIE PFLANZE

Als eine der ältesten Kulturpflanzen findet der Granatapfel sowohl in der griechischen Mythologie als auch in diversen religiösen Überlieferungen Erwähnung. Er ist anspruchslos und kommt selbst mit raueren Bedingungen zurecht.
Der sommergrüne Strauch kann auch als kleiner Baum daherkommen und wird in der Regel etwa 5 m hoch und bis zu 100 Jahre alt. Sein rötlich-bräunlicher Stamm ist stark verzweigt und am Ende seiner Zweige sitzt häufig ein Dorn. Er hat lanzettförmige, leicht ovale Blätter, die auf der Oberfläche wachsartig glänzen. Aus den laternenartigen, orangeroten Blüten bilden sich später die markanten, roten Scheinfrüchte.
Blütezeit: Mai bis September
Pflanzenfamilie: Granatapfelgewächse (Punicaceae)

BILDHAFT-CHARAKTERISTISCHE BESCHREIBUNG

Die Blüten des Granatapfels geben in ihrer Form einen fast schon kecken Hinweis auf das männliche Geschlecht. Die Früchte hingegen deuten mit der prallen Fülle an hunderten kleinen Samen auf die Eierstöcke der Frau mit den Follikeln hin. Seit jeher galt er deshalb als ein Fruchtbarkeits- und Verjüngungssymbol und fand in dieser Deutung einen Platz auf vielen Marienbildern in der Kirche. Sinnlichkeit und Erotik gelten aber auch als Mittel der Macht, und so verwundert es nicht, dass er in Form des Reichsapfels Eingang in die Machtsymbole fand. Der rote, durchdringende Farbstoff lässt Assoziationen zu Menstruationsblut, Leidenschaft, aber auch zu Aggressionen zu. Für mich birgt kaum eine Pflanze so viel durchdringende „Ich-Kraft“ wie der Granatapfel. Seine Früchte bleiben bis zu sechs Monate frisch und lagerfähig. So als ob er ganz fest an seinem ureigenen „Sein“ festhalten möchte. Diese Qualität unterstützt Frauen durch die Wechsel des Klimakteriums, sich ihres ureigenen Kerns bewusst zu sein, sie selbst zu bleiben und den Prozess hin zu einer weisen Frau lustvoll zu vollziehen.

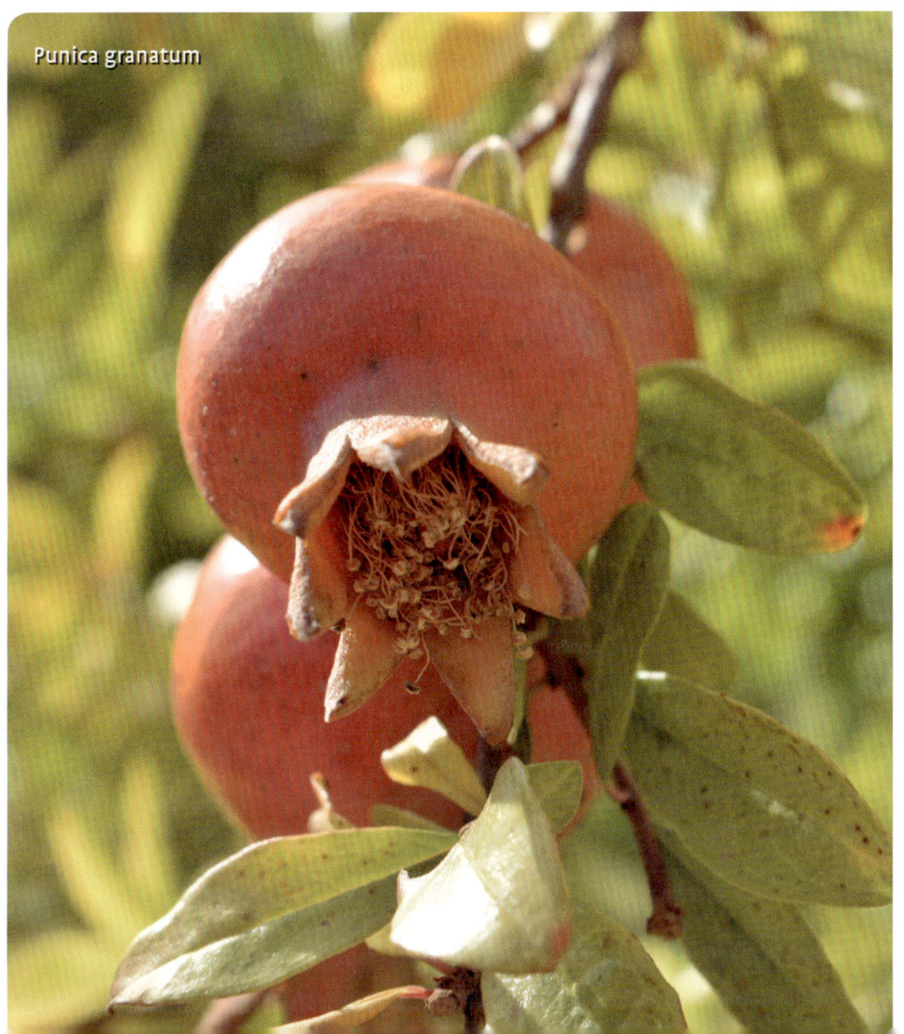
Punica granatum

Anwendungsgebiete

- *ausgleichend bei leichten Wechseljahrsbeschwerden*
- *Hitzewallungen im Klimakterium*
- *Vaginaltrockenheit*
- *Libidomangel*
- *Herz-Kreislauf-Erkrankungen*
- *blutdrucksenkend*

WIRKUNG UND NATURHEILKUNDLICHER HINTERGRUND

Die Samen des Granatapfels enthalten eine Östrogenvorstufe, die den Hormonhaushalt reguliert, also im weiteren Sinne auch als Hormonsubstitution bei Wechseljahrsbeschwerden eingesetzt wird. Die Wirkung auf den Hormonhaushalt regt die Libido an und unterstützt so die Gebärmutterschleimhaut in ihrem Aufbau und ihren Funktionen.
In der neueren Forschung konnte dem frischen Presssaft des Granatapfels eine blutdrucksenkende Wirkung bestätigt werden.

Rauwolfia serpentina (Indische Schlangenwurzel)

Umfassend beruhigend und zentrierend

DIE PFLANZE

Die Indische Schlangenwurzel wuchs ursprünglich bevorzugt im höher gelegenen Himalayagebiet. Heute hat sie sich von China bis nach Indonesien ausgebreitet und wächst auch dort in Bergwäldern von 800–1500 m ü. d. M. Um Raubbau am Wildbestand vorzubeugen, untersteht sie heute dem Washingtoner Artenschutzabkommen.
Sie ist ein immergrüner Strauch, der ca. 1 m hoch wird. Speziell an ihr empfinde ich die Farbentwicklung ihrer Blüten, die von weiß über rötlich bis schließlich zu ganz rot wechseln, wenn sie befruchtet wurden. Danach bildet sie erbsengroße, dunkle Steinfrüchte.
Bereits weit vor Christus fand die Schlangenwurz in alten Schriften Erwähnung, ihre offizielle Taufe erhielt sie dann allerdings erst im 18. Jahrhundert. Dank einer Wiederentdeckung der Aufzeichnungen des Augsburger Arztes Leonhard Rauwolf, der rund 100 Jahre zuvor in Asien reiste und ein Kräuterbuch verfasste, wurde sie „Rauwolfia“ benannt.
Blütezeit: April bis Mai
Pflanzenfamilie: Hundsgiftgewächse (Apocynaceae)

WIRKUNG UND NATURHEILKUNDLICHER HINTERGRUND

In der Volksheilkunde wurde die Schlangenwurzel sehr breit verwendet. So galt sie als eine Schutzpflanze und als Gegengift bei Schlangenbissen oder Insektenstichen. Aber man benutzt sie auch als umfassendes Beruhigungsmittel, das vor allem durch ihre blutdrucksenkende Wirkung auffällt. Der positive Effekt auf den Blutdruck scheint mitunter auch an ihrem angstlösenden und entspannenden Spektrum zu liegen.

Anwendungsgebiete

- *allgemeine Unruhe*
- *Kopfdruck*
- *mildes blutdrucksenkendes Mittel*
- *Konzentrationsschwäche/geistige Erschöpfung*
- *Beklemmungsgefühl/Angst*

Rosmarinus officinalis
(Rosmarin)

Die durchdringende Lebenswärme

DIE PFLANZE

Ursprünglich stammt der Rosmarin aus dem Mittelmeerraum und ist ein Halbstrauch, der bis zu 2 m hoch wachsen kann. Er hat es schnell über die Alpen geschafft und wurde schon früh in die Standardwerke integriert. In der Antike war der Rosmarin Aphrodite gewidmet, der Göttin der Schönheit, der Liebe und Fortpflanzung, was bis heute auf das Ritual hindeutet, dass man die Brautkränze bei Hochzeiten mit Rosmarin flicht. Neben den Ritualen zu Hochzeiten und Fruchtbarkeit kam

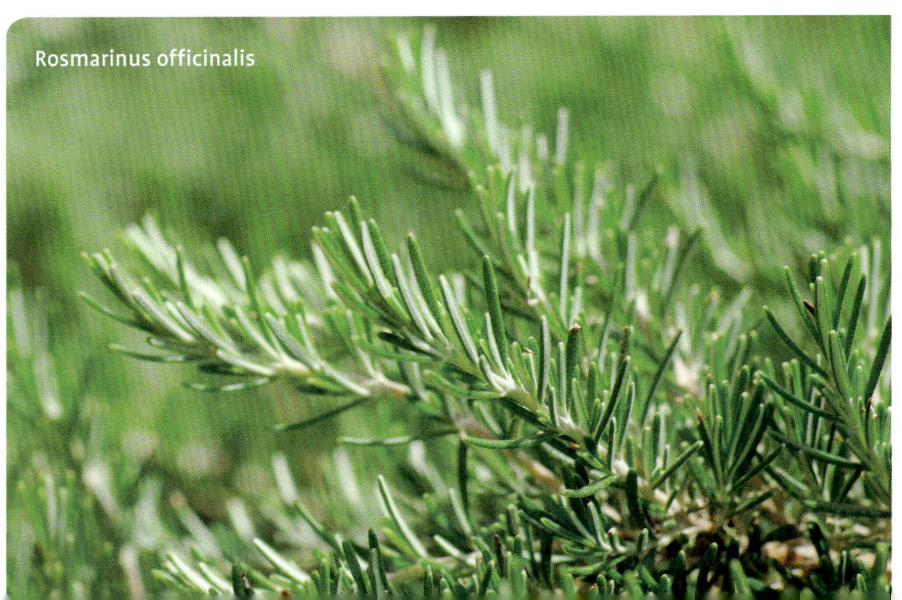
Rosmarinus officinalis

der Rosmarin auch bei Beerdigungen oft zum Einsatz, dort wohl auch, weil er den Verwesungsgeruch überdeckte und das ätherische Öl antiseptisch ist. Er scheint uns an den wichtigen Übergängen zu begleiten und zu unterstützen.
An seinen verholzten Ästen hat er nadelförmige, schmale Blätter, die leicht nach unten gerollt und auf der Unterseite heller und filzig behaart sind. Die Gestalt des Rosmarins erinnert an ein Feuer mit lodernden Flammen, und auch sein Geschmack und Geruch sind im Körper durchwärmend und anregend.
Als immergrüner und durchs ganze Jahr blühender Strauch vermittelt er uns Konstanz, Treue und Beständigkeit
Blütezeit: ganzjährig, Hauptblütezeit März bis Mai
Pflanzenfamilie: Lippenblütler (Lamiaceae)

WIRKUNG UND NATURHEILKUNDLICHER HINTERGRUND

Vor allem im Mittelmeerraum wurde Rosmarin als Fruchtbarkeits- und Liebessymbol in den Alltag integriert und sowohl äußerlich als auch innerlich angewendet. Seine durchwärmende Kraft wurde innerlich als Stärkungs- und Kreislaufmittel bei niedrigem Blutdruck und bei Blutarmut eingesetzt. Seine anregende Wirkung bringt den Kreislauf in Schwung und belebt unser ganzes System. Außerdem wurde seine magenstärkende und verdauungsfördernde Wirkung geschätzt. Bei zu schwacher bzw. stockender Menstruation soll es den Unterleib durchwärmen und wird sowohl äußerlich als auch innerlich angewandt. Äußerlich wird Rosmarin zur Durchblutungsförderung lokal eingerieben oder auch als kreislaufanregendes Bad benutzt.

Anwendungsgebiete

- *als Tonikum bei körperlicher und geistiger Erschöpfung*
- *zur Konzentration und Gedächtnisförderung*
- *Anämie*
- *kreislaufanregend bei niedrigem Blutdruck und Durchblutungsstörungen*
- *Verdauungsschwäche*

Ruta graveolens (Weinraute)

Sie erhält und bringt ins Fließen

DIE PFLANZE

Der Halbstrauch wird etwa 1 m hoch und verströmt als Ganzes einen aromatischen und würzigen Duft, jedoch scheinen die in Trugdolden wachsenden Blüten einzeln nach nichts zu riechen. Ihre dreilappigen, fingerartigen Blätter schimmern bläulich-grünlich, und wenn man sie gegen das Licht hält, kann man die ätherischen Öldrüsen erkennen. Im Geschmack sind die Blätter leicht bitter.

Die Raute scheint eine spezielle Beziehung zur Zahl vier zu haben. Sie hat vier Blütenblätter (können selten auch mal fünf sein), vier Staubfäden, auch der Blütenboden ist erkennbar viergeteilt und wirkt ausgeglichen und strukturiert. So als scheinen ihr die Kraft des Gleichgewichts, das Rationale und Ordnung wichtig zu sein. Sie weist einem Kompass ähnlich in alle vier (Himmels-)Richtungen. Seit der Antike galt die Raute als Schutz- und Zauberpflanze und wurde als universelles Gegengift eingesetzt.

Blütezeit: Juni bis August

Pflanzenfamilie: Rutagewächse (Rutaceae)

Anwendungsgebiete

- *Augenstärkung, Augenentzündung*
- *Krampfadern*
- *Hämorrhoiden*
- *Verletzungen und Schmerzen von Gelenken, Muskeln, Sehnen und Schleimbeuteln (Tennisellbogen)*
- *Schwindelanfälle*

WIRKUNG UND NATURHEILKUNDLICHER HINTERGRUND

In der Volksheilkunde wurde die Raute als krampf- und schmerzlösende Pflanze bei rheumatischen Zuständen eingenommen, wobei sie auch einen kräftigenden Effekt auf Muskeln und Gelenke hat. Sie wirkt tonisierend und abdichtend auf die Gefäßwände und entwässernd bei Ödemen.

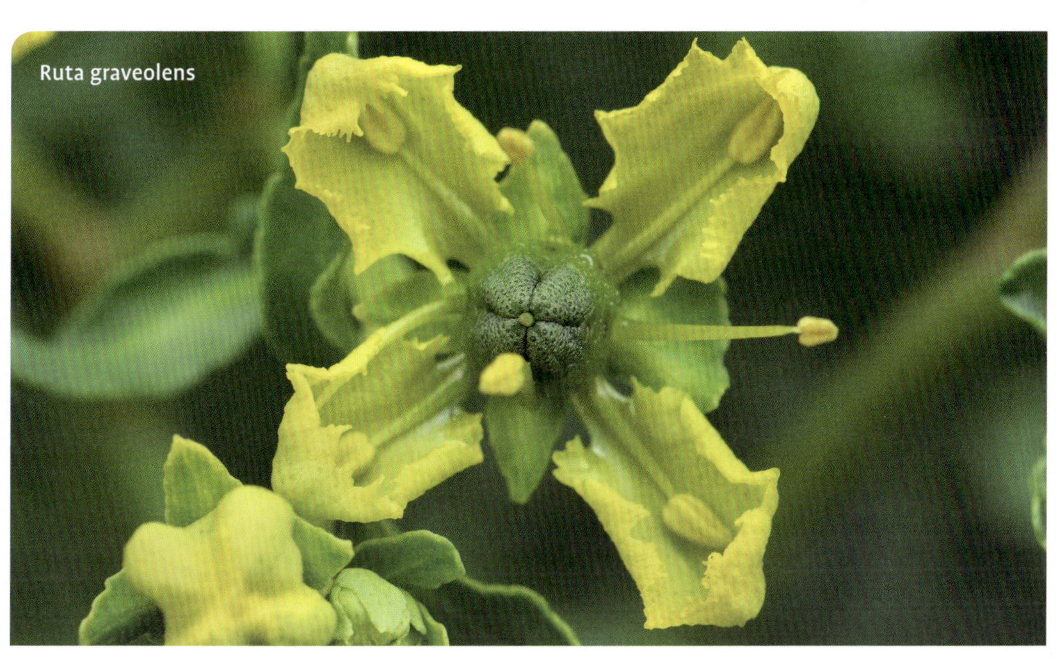
Ruta graveolens

Salvia officinalis (Salbei)

Kühlt und wärmt zugleich

DIE PFLANZE

Die ätherische Ölpflanze wächst als Halbstrauch bis zu 80 cm hoch. Ihre Blätter sind von einem kühlen Grün und auf der Unterseite sehr filzig behaart. Sie stehen gegenständig am vierkantigen Stängel, und vor allem die oberen Blätter rollen sich häufig ein. Das verleiht ihr oft ein zerzaustes Aussehen. Der Salbei hat die Qualität, sehr viel Wasser zu speichern und somit auch lange gut in trockenen Regionen zu gedeihen. Mit seinen schönen violetten Blüten zieht er zahlreiche Insekten an. Während diese in die Blüte kriechen, senkt der Salbei seine Staubfäden auf die Insekten, um so den Blütenstaub abzugeben. Es scheint fast schon, als drücke er ihnen seinen Stempel auf. Sind die Winter nicht zu hart, kann er sehr ausdauernd sein.
Blütezeit: Mai bis Juli
Pflanzenfamilie: Lippenblütler (Lamiaceae)

BILDHAFT-CHARAKTERISTISCHE BESCHREIBUNG

Würde man mich fragen, wie der Salbei schmeckt, dann könnte ich diese Frage nicht klar beantworten. Riecht man am Salbei, so ist er einerseits wohlduftend, aber er hat auch eine Schweißnote, die man nicht ignorieren kann. Sie

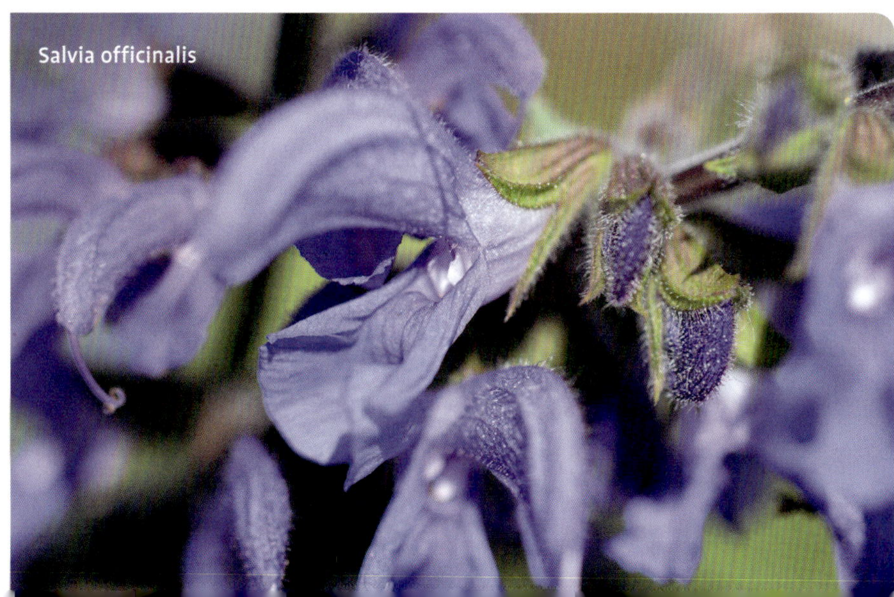
Salvia officinalis

wird als Hinweis auf seine schweißhemmende Eigenschaft gelesen. Zerkaut man das Salbeiblatt, so ist es leicht bitter und zusammenziehend im Mund, im Abgang macht sich eine leise Wärme bemerkbar. Ganz klar balsamisch warm wird der Geschmack dann, wenn man ihn anbrät. Es scheint, als ob der Salbei kontrastreiche Eigenschaften in sich vereint und sie dazu benutzt, unser System zu harmonisieren.

WIRKUNG UND NATURHEILKUNDLICHER HINTERGRUND

In der Volksheilkunde wurde der Salbei vor allem im Bereich des übermäßigen Schwitzens an den Füßen oder allgemein, auch im Zusammenhang mit dem Klimakterium, eingesetzt. Seine große Wirkung kann er im Bereich der Halsschmerzen und lokalen Entzündungen im Mund-Rachen-Raum entfalten. Wegen seiner milchdrüsenhemmenden Wirkung kann die Einnahme zum Abstillen führen.

Anwendungsgebiete

- *Wallungen in den Wechseljahren*
- *übermäßiges Schwitzen und Schweißfüße*
- *Entzündungen im Mund-Rachen-Raum*
- *lindert Halsschmerzen*
- *zum Abstillen*

Sambucus nigra
(Schwarzer Holunder)

Bei fiebrigen und entzündlichen Infekten sowie bei Katarrhen der Atemwege

DIE PFLANZE

Der strauchförmige Schwarze Holunder ist in Mitteleuropa bis auf 1500 m sehr häufig verbreitet. Er kann bis zu 11 m hoch werden, ist robust und eher anspruchslos. Als Pflanze hat er die Qualität, den Boden rundherum zu verbessern und ihn in seinen natürlichen Ursprungszustand zu bringen. Oftmals trifft man ihn an halbschattigen Lagen wie Waldrändern oder um Gärten und Häuser an. Sehr charakteristisch für den Holunder sind im Frühling und Sommer seine hellen, weißen Doldenblüten. Die kleinen, sternenartigen Einzelblüten produzieren eine Unmenge an Blütenstaub und verströmen einen süßen, eigentümlichen Duft, der viele Käfer anzieht. Im Herbst (ab September) trägt er dann fast schwarze Beeren, die einen herben Geschmack haben und nur gekocht genossen

werden können. Ein weiteres Merkmal des Holunders ist das poröse Mark im Inneren der Zweige, die sehr biegsam sind.
Blütezeit: Juni bis August
Pflanzenfamilie: Moschuskrautgewächse (Adoxaceae)

BILDHAFT-CHARAKTERISTISCHE BESCHREIBUNG

Über kaum eine andere Pflanze existieren so viele Mythen, Legenden und Interpretationen wie über den Holunder. Gemeinsam ist allen, dass sie den Holunder als Schutzpflanze betrachten, als Tor zwischen den Welten. Seinen Namen verdankt der Holunder der germanischen Göttin Holda (aus Holda wurde bei den Brüdern Grimm Frau Holle), die Pflanzen, Haus, Tiere und Hof vor dunklen Mächten und Hexen beschützt. Diese Eigenschaften schrieb man auch dem Holunder zu und pflanzte ihn als Schutzbaum für Haus und Hof. Man betrachtete ihn als Brücke zwischen dem Diesseits und dem Jenseits, als Vermittler zwischen den Welten. Die Verehrung und Ehrfurcht gingen so weit, dass man früher vor dem Holunder den Hut zog, um die Geister im Baum milde zu stimmen. Bis zum 18. Jahrhundert entschuldigte man sich beim Holunder, bevor man ihn fällte, um kein Unglück anzuziehen. Man war lange auch der Ansicht, dass die Seelen der Verstorbenen ein Jahr im Holunder wohnen, um den Zurückgelassenen Halt zu geben und ihnen nah zu sein. Vor allem Kinderseelen sollen sich dafür den Holunder ausgesucht haben. Für mich stellt der Holunder in seinem Sein das

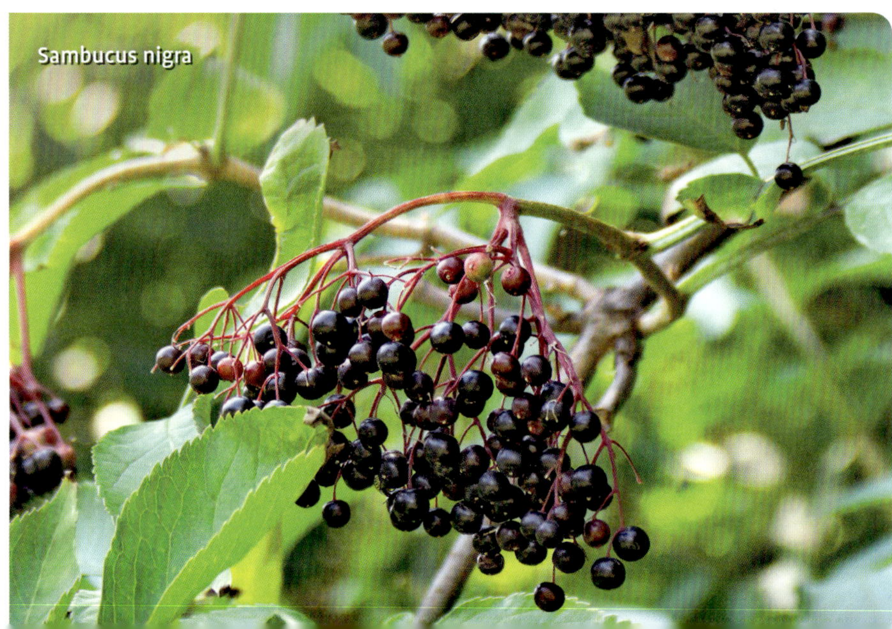
Sambucus nigra

Zyklische als Entwicklung dar; er fordert uns auf, Gegensätze zu betrachten und zu verstehen. Er hat weiße Blüten, aber schwarze Beeren, Licht und Schatten, Leben und Tod. Seine Gegensätze zeigt er klar und unmissverständlich. Er wächst im Frühling luftig, leicht und ausgelassen nach oben. Im Verlaufe seines Wachstums biegen die schweren, herben Beeren die Äste dann gegen die Erde nieder, als suche er wieder den Kontakt zu seinem Anfang.

WIRKUNG UND NATURHEILKUNDLICHER HINTERGRUND

In der Volksheilkunde wurde die Pflanze bei Schnupfen – insbesondere bei Kinderschnupfen – eingesetzt. Er entfaltet seine schweißtreibenden und schleimlösenden Qualitäten bei allen Arten von Erkältungskrankheiten und Katarrhen der Atemwege. Er vermag unser Immunsystem zu mobilisieren und löst hartnäckige Verschleimungen auch bei schlecht ausheilenden Infekten der Atemwege. Durch seine schweißtreibende und entzündungshemmende Wirkung findet er auch bei rheumatischen Erkrankungen Anwendung.

Anwendungsgebiete

- *fieberhafte Erkältungskrankheiten*
- *Grippe*
- *Katarrhe der Luftwege*
- *Mobilisierung des Immunsystems*
- *(Kinder-)Schnupfen*
- *Stirn- und Nebenhöhlenkatarrhe*

Secale cornutum (Mutterkorn)

Schmerzlindernd und entspannend bei Kopfschmerzen

DIE PFLANZE

Das Mutterkorn ist keine Pflanze im klassischen Sinne. Es ist die feste Überwinterungsform eines Pilzes, der Gräser und mit Vorliebe Roggen befällt. Er ist hochgiftig, und der Genuss von Brot aus ungereinigtem Getreide führt zu sehr starken Symptomen. Früher kam es deshalb regelmäßig zu epidemisch auftretenden Symptomen. Es sind dünne, schwarze, leicht gekrümmte Stäbchen, die aus dem Fruchtknoten des Roggens oder der Gräser herauswachsen. Seinen Namen verdankt er der volkstümlichen Bezeichnung der Winde, die Kornfelder zum Wogen bringen. Man nannte diese Winde Kornmutter in der Annahme, dass sie mit der Verbreitung des Pilzes im Zusammenhang stehen.

Es ist übermittelt, dass Hebammen in früheren Zeiten immer ein Säckchen Mutterkorn bei sich trugen, um damit bei Wehenschwäche die Geburt anzutreiben oder insbesondere Nachblutungen damit zu stoppen. Eine breitere Beachtung fand das Mutterkorn, als daraus LSD (Lysergsäurediethylamid) synthetisiert wurde.

Blütezeit: –

Pflanzenfamilie: Mutterkornpilzverwandte (Clavicipitaceae)

Anwendungsgebiete

- *starke Menstruationsblutung*
- *Taubheitsgefühl in Armen und Beinen*
- *Kopfschmerz/Migräne*
- *Neuralgien*

WIRKUNG UND NATURHEILKUNDLICHER HINTERGRUND

In spagyrischer Form ist bei der Anwendung nichts zu befürchten. Das Mutterkorn wird im Zusammenhang mit Kreislauf und schlechter Durchblutung, bei Nervenschmerzen und Kopfschmerzen angewendet. In der Frauenheilkunde stillt es eine zu starke Menstruationsblutung, auch wenn diese im Klimakterium auftritt.

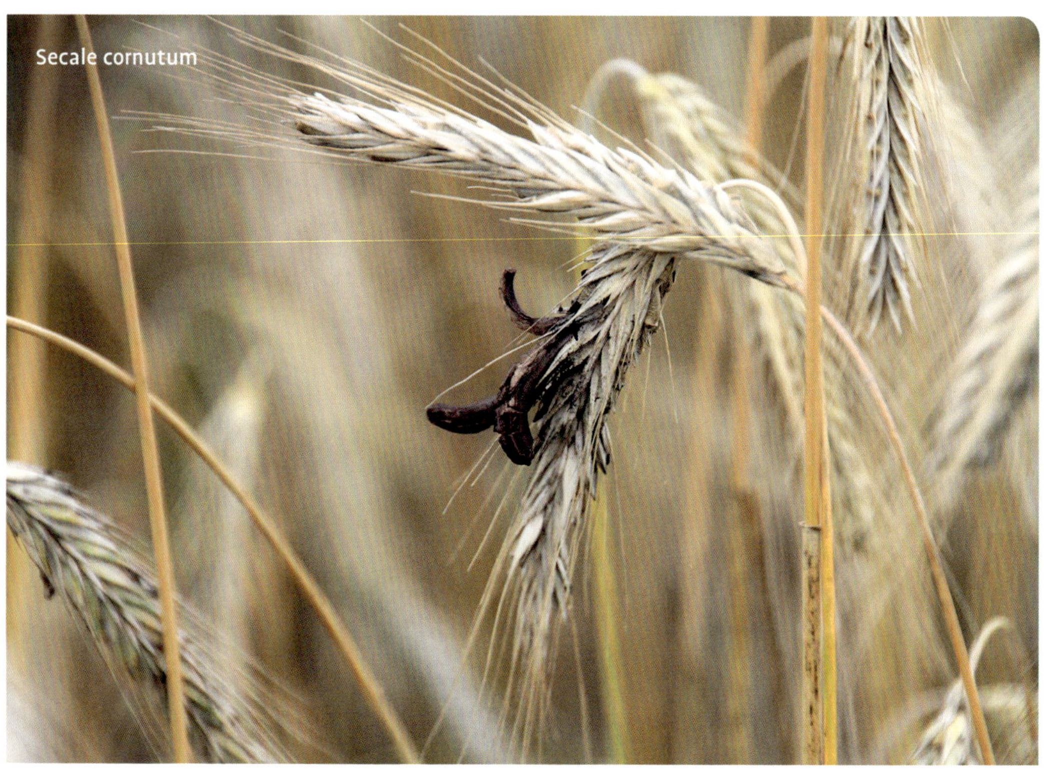

Secale cornutum

Solidago virgaurea
(Echte Goldrute)

Das goldene Nierenpflegemittel

DIE PFLANZE

Die Echte Goldrute gedeiht in lockeren Ansammlungen an Waldrändern oder Lichtungen und wird zwischen 40–100 cm hoch. Ihr gerillter Stängel verzweigt sich erst im letzten Drittel, und an seinem Ende sitzen die goldgelben Blütenkörbchen, die einen süßlich, leichten und angenehmen Duft verströmen. Ihre Blätter sind in Bodennähe größer und elliptisch in ihrer Form. Sie werden schmaler und lanzettförmiger, je höher sie wachsen. Alle Blätter sind am Rand leicht gewellt. Die Verwandten der Echten Goldrute sind die Kanadische und die Hohe Goldrute. Diese verfügen auch über eine Nierenwirkung, sind jedoch weniger entzündungshemmend und wundheilend als die Echte Goldrute. Ihr Name „solidago“ kommt vom lateinischen „solidare“, was so viel wie zusammenfügen heißt und auf ihren Gebrauch als Wundkraut hinweist.

Blütezeit: Juli bis Oktober
Pflanzenfamilie: Korbblütler (Asteraceae)

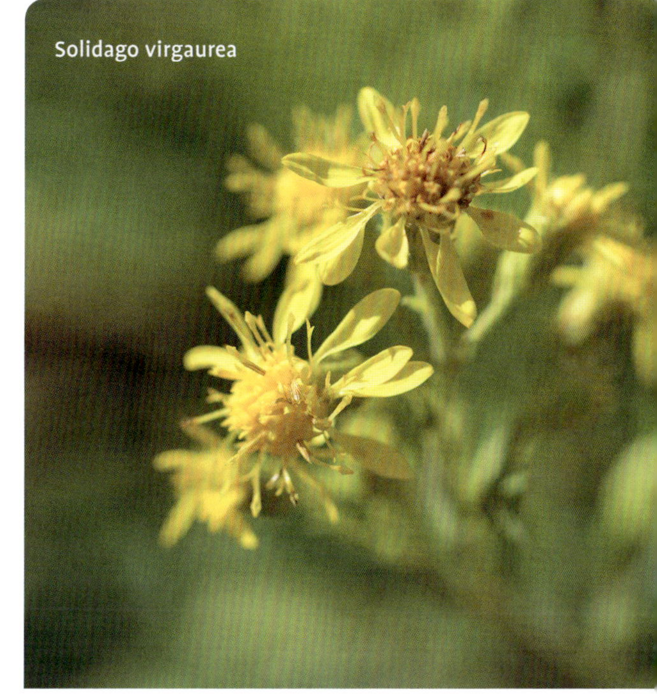
Solidago virgaurea

BILDHAFT-CHARAKTERISTISCHE BESCHREIBUNG

Nichts an der Goldrute ist grell. Ihre goldgelben Blüten wirken wie kleine Sonnen, die ein sanftes, nachhaltig durchwärmendes Licht ausstrahlen, wie wir es im Spätsommer erleben. Auch Herausforderungen scheint sie nicht zu scheuen und kann an schwierigen Standorten mit erhöhter Strahlung und stärkeren Reizen umgehen. Qualitäten, die uns unterstützen, wenn uns Dinge im wahren wie im übertragenen Sinne „an die Nieren“ gehen. Sie bringt Wärme und Kraft in die Nieren, in jenes Organ also, das nicht nur das Wasser in unserem Körper bewegt, sondern durch die Hormonproduktion Gefühle und Reaktionen und unseren Umgang mit Stress steuert. Ihr harmonisierender und stärkender Charakter hilft uns, besser mit uns selbst „in Beziehung“ zu treten und Dinge in neuem Licht zu betrachten.

Anwendungsgebiete

- *Blasenentzündung*
- *mildes, nicht reizendes Nierenmittel*
- *zur Unterstützung der Wundheilung*
- *harntreibend bei Ödemen und Wasseransammlungen*
- *Diuretikum bei Erkrankungen des rheumatischen Formenkreises*

WIRKUNG UND NATURHEILKUNDLICHER HINTERGRUND

Als „Heydnisches Wundkraut“ im Volksmund bekannt, wurde die Goldrute anfänglich für die Wundheilung und bei Verletzungen angewendet. Später erkannte man ihre heilsame, entzündungshemmende und harntreibende Wirkung auf die Nieren und die ableitenden Harnwege, weswegen sie bei Rheumatherapien und Blasenentzündungen zum Einsatz kam.

Strychnos nux-vomica (Brechnuss)

Gleicht ein Zuviel von Genussmitteln oder Medikamenten aus

DIE PFLANZE

Die Brechnuss ist ein immergrüner Laubbaum, der von Indien, Sri Lanka über Malaysia bis nach Nordaustralien entlang von Wasserläufen sehr verbreitet ist. Der Name Brechnuss ist etwas irreführend, denn in sehr seltenen Fällen führen die Früchte zum Erbrechen, sie sind auch nicht nussähnlich. Die Samen enthalten eine Reihe von Alkaloiden, wovon Strychnin das bekannteste ist. Die Anwendung von Brechnuss weckt bei manchen Menschen Misstrauen, dienen die Samen immer noch zur Gewinnung von Strychnin. Jedoch weder bei homöopathischen Mitteln noch als spagyrische Essenz nach Baumann lässt sich der giftige Wirkstoff nachweisen. Die Brechnuss war eines der ersten Mittel, die Samuel Hahnemann, der Begründer der Homöopathie, getestet und beschrieben hat.
Blütezeit: je nach Standort, in der kühlen Jahreszeit
Pflanzenfamilie: Brechnussgewächse (Loganiaceae)

WIRKUNG UND NATURHEILKUNDLICHER HINTERGRUND

In der Volksheilkunde wurde die Brechnuss als Tonicum amarum eingesetzt. In der Spagyrik wird sie vor allem zum Eliminieren von Narkosegiften, Genussmitteln wie Alkohol oder Nebenwirkungen von Medikamenten verwendet.

Anwendungsgebiete

- *Übelkeit und Erbrechen*
- *Ausleiten von Narkosegiften*
- *Katermittel nach zu viel Alkoholkonsum oder zu üppigem Essen*
- *Überempfindlichkeiten gegen Reize von außen*

Taraxacum officinale (Löwenzahn)

Zuständig für den inneren „Frühjahrsputz“

DIE PFLANZE

Er ist eine ausdauernde und krautige Pflanze von 10–30 cm Höhe. Zuerst bildet er gelbe, sonnenartige Blüten, die sich nachher in runde und federleichte „Fallschirme“ wandeln und mit dem Wind in alle Richtungen fliegen. Dieser Effizienz ist es auch zu verdanken, dass der Löwenzahn mittlerweile weltweit anzutreffen ist. Seine Blätter werden vor allem im Früh-

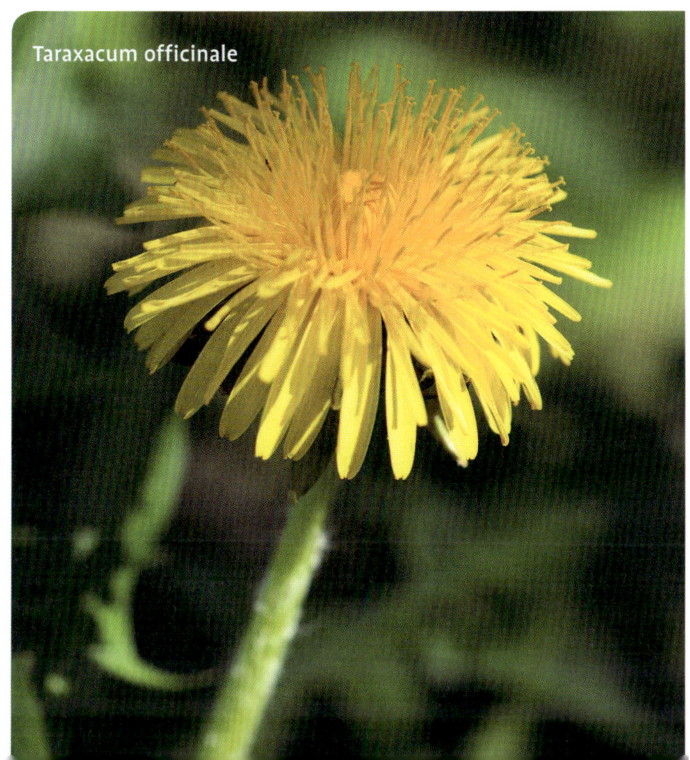
Taraxacum officinale

ling gesammelt und als vitaminreicher Salat oder in Suppen gegessen. Die geraden Pfahlwurzeln wachsen zwischen 1–2 m tief in den Boden und weisen eine sehr große Regenerationskraft auf. Lässt man auch nur ein Stückchen Wurzel im Boden zurück, vermag sie sich wieder zu erholen und neu auszutreiben. Die Wirkstoffe in den Wurzeln ändern sich übers Jahr markant. So haben sie im Frühling einen erhöhten Anteil an Bitterstoffen und im Winter einen größeren Anteil an Inulin (Stärke). In der ganzen Pflanze findet sich ein weißlicher, bitter schmeckender Milchsaft. Seine Widerstandsfähigkeit offenbart er uns, indem er sogar auf fetten, gut oder gar überdüngten Böden zu wachsen vermag. Diese Unverwüstlichkeit, mit einem Zuviel umgehen zu können, stellt er unserem Körper als entschlackendes und fettverdauungsanregendes Mittel zur Verfügung.

Blütezeit: April bis Mai, es gibt aber auch Exemplare, die bis in den Spätsommer blühen

Pflanzenfamilie: Korbblütler (Asteraceae)

Anwendungsgebiete

- *Appetitlosigkeit*
- *Rheuma und Gicht*
- *Frühjahrskuren/Frühjahrsmüdigkeit*
- *Verdauungsstörungen*
- *Gallenleiden*
- *Hauterkrankungen*

BILDHAFT-CHARAKTERISTISCHE BESCHREIBUNG

Der Löwenzahn vermag fast überall zu wachsen, aus der kleinsten Ritze oder Ecke erfindet er sich neu und zeigt dabei eine einmalige Durchsetzungskraft. Mich erstaunt immer wieder seine Wandlungsfähigkeit. Erst ist er sonnig gelb und zeigt so seinen astrologischen Bezug zur Sonne in Farbe und Gestalt. Um sich nachher in eine federleichte, zarte und durchscheinende Pusteblume mit Bezug zum Element Luft zu wandeln. Er zerstreut seine Samen in alle Richtungen und macht sich unerschrocken auf zu „neuen Ufern“. Dieses Erneuern, diese Neugier, stellt er auch uns Menschen zur Verfügung. Er bringt Bewegung auf der körperlichen Ebene in den Stoffwechsel, aber auch auf seelischer Ebene in starre Haltungen und emotionale Stillstände. Im Gegensatz zur oberirdisch luftigen und leichten Pflanze steht die Wurzel, die tief im Boden verankert ist, standhaft und stabil. Mich fasziniert dieses präsente Verwurzeltsein an Ort und Stelle und die luftige Neugier, mit der er sich trotzdem immer wieder aufs Neue aufmacht.

WIRKUNG UND NATURHEILKUNDLICHER HINTERGRUND

In der Volksheilkunde wurde der Löwenzahn oft als Tonikum angewendet, um den Stoffwechsel ganzheitlich anzuregen. Er bringt die Verdauungssäfte und die Galle in Fluss und erleichtert so die Fettverdauung. Bei Hauterkrankungen und Ekzemen unterstützt er den Stoffwechsel ganzheitlich und leitet aus. Gerade wegen seiner ausscheidungsanregenden Wirkung auf die Nieren und die Verdauung wird er auch oft als Begleittherapie bei Rheuma und Gicht verwendet.

Thryallis glauca (Galphimia)

Eine sehr starke Pflanze bei Heuschnupfen

DIE PFLANZE

Galphimia ist eine bisher eher unbekannte Pflanze, die mit der Acerolakirsche verwandt ist. Der widerstandsfähige, immergrüne Strauch kann bis zu 1,8 m hoch wachsen und ist in trockenen Gebieten in Mittel- und Südamerika heimisch. Man erkennt ihn an den gelben, ca. 2 cm großen Blüten, die genau

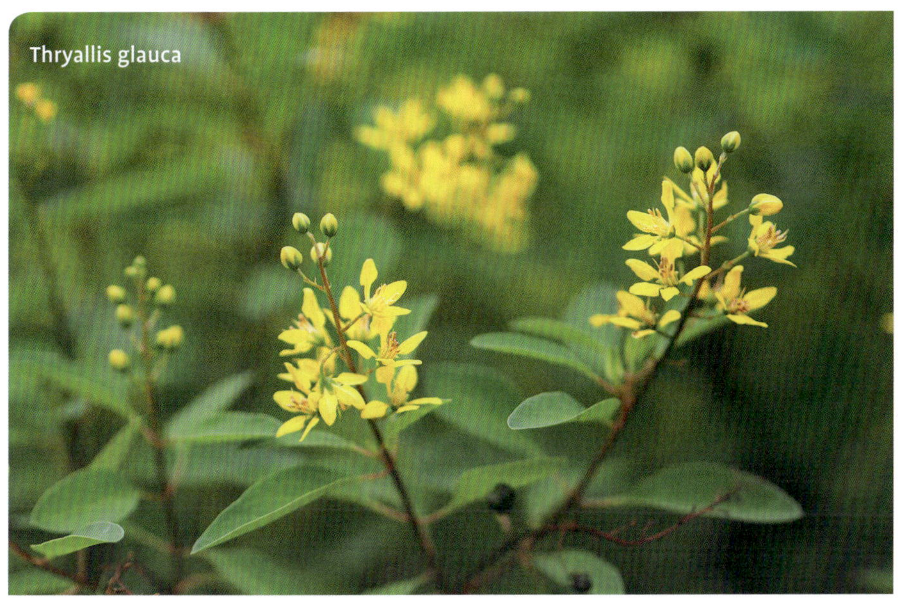

Thryallis glauca

wie die Blätter wechselständig an dünnen Zweigen stehen. Dank ihres schnellen Wachstums und ihrer Blühfreudigkeit ist die Pflanze vor allem bei Gartenfreunden sehr beliebt.
Blütezeit: je nach Standort
Pflanzenfamilie: Malpigiengewächse (Malpighiaceae)

Anwendungsgebiete
- *Heuschnupfen*
- *allergische Bindehautentzündung*
- *Jucken und Brennen der Schleimhäute*
- *Antriebsschwäche*

WIRKUNG UND NATURHEILKUNDLICHER HINTERGRUND

Bereits die indigene Bevölkerung in Mexiko und Brasilien verwendete Galphimia bei allergischem Schnupfen und Augenreizungen. Erst seit den 1960er-Jahren wird die Pflanze auch hierzulande untersucht und vor allem im Bereich Heuschnupfen und bei allergischem Schnupfen erfolgreich eingesetzt.

Thuja occidentalis
(Thuja, Lebensbaum)

Schirmt ab und trennt

DIE PFLANZE

Die kleinen, schuppenförmigen und regelmäßig angeordneten Blätter sind an der Unterseite blassgrün bis blassgrau. Der obere Teil der Blätter erscheint hingegen kräftig grün. Zerreibt man die Blätter zwischen den Händen, verströmt sich dank

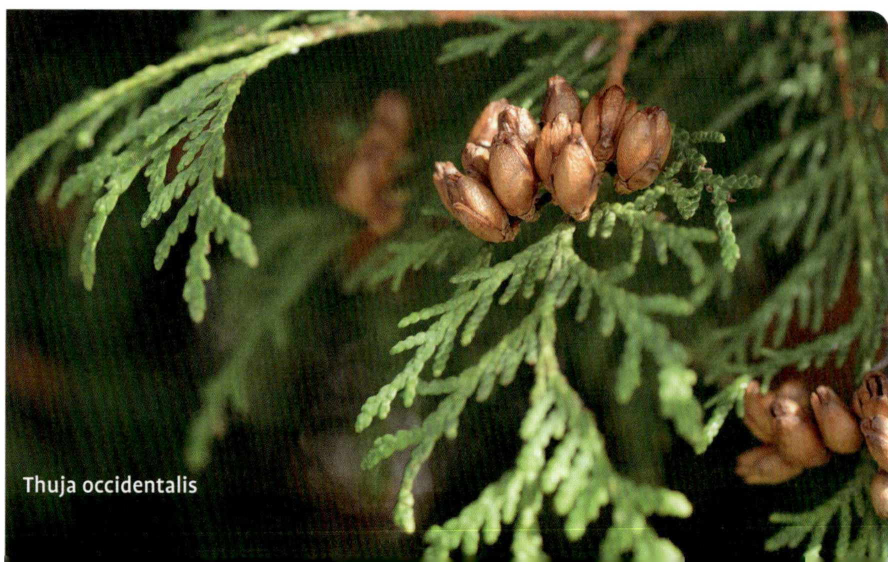
Thuja occidentalis

seiner ätherischen Öle ein intensiver Geruch. Ein Bestandteil dieses ätherischen Öles ist das Thujon, das sowohl äußerlich als auch innerlich bei purer Einnahme oder beim Verzehr zu Vergiftungserscheinungen führen kann. In der spagyrischen Essenz nach Baumann stellt der Thujon-Gehalt keine Gefahr dar.
Die Blüten bilden braune Zapfen, welche in der Signaturenlehre als formverwandt mit Warzen angesehen werden und auf die Anwendung von Thuja bei Warzen und Hautwucherungen hindeuteten.
Blütezeit: April bis Mai
Pflanzenfamilie: Zypressengewächse (Cupressaceae)

WIRKUNG UND NATURHEILKUNDLICHER HINTERGRUND

In der herkömmlichen Volksmedizin wurde Thuja häufig äußerlich bei Warzen oder Geschwüren eingesetzt. Heute wird das Mittel hauptsächlich in homöopathischer oder spagyrischer Form bei Hautproblemen wie Wucherungen, Warzen oder Herpes verwendet. Des Weiteren gilt es auch als ein wichtiges Mittel zur Immunstimulierung und als Lymphmittel.

Anwendungsgebiete
- *zur Behandlung von Warzen und Dellwarzen*
- *bei Akne und Herpes*
- *als Immunstimulans*
- *bei Folgezuständen nach Infektionen*
- *zur Impfbegleitung*
- *bewährtes Lymphmittel*

Thymus vulgaris (Thymian)

Balsamische Wärme bei Verschleimung und hartnäckigen Atemwegserkrankungen

DIE PFLANZE

Der Echte Thymian wurde bereits im 11. Jahrhundert über die Alpen gebracht und in hiesigen Klostergärten angepflanzt, wo er mittlerweile ohne Probleme überwintert. Der mehrjährige und sehr anspruchslose Gartenthymian verholzt im Alter oft am unteren Teil der Stängel und sieht einem kleinen Baum ähnlich. Seine zierlichen Blätter sind rundlich geformt und am Rand etwas eingerollt. Reibt man an ihnen, wird das ätherische Öl freigesetzt und es duftet balsamisch und warm. Von Mai bis Juni erscheinen seine kleinen, lila bis rosafarbenen Lippenblüten, die zu mehreren an den kurzen Stängeln sitzen. Der Thymian scheint mit den Ameisen eine gute Symbiose

eingegangen zu sein. Häufig verschleppen und verteilen die Ameisen seine Samen. Im Gegenzug schützt der Thymian, der in der Nähe eines Ameisenbaus wächst, den Staat mit seinem ätherischen Öl vor Viren und Bakterien. Seiner antibakteriellen Wirkung wegen nannte man den wilden Thymian früher auch „Antibiotikum der armen Leute". Für Heilzwecke eignet sich der wild wachsende Thymian aus dem mediterranen Raum, der Gartenthymian wird eher als Gewürz verwendet.
Blütezeit: Mai bis Oktober
Pflanzenfamilie: Lippenblütler (Lamiaceae)

BILDHAFT-CHARAKTERISTISCHE BESCHREIBUNG

Der Name Thymian entstammt dem griechischen Wort „thymos" = die (Lebens-)Kraft. Und diese kleine Pflanze ist wahrlich ein sehr standhaftes, energisches Wesen. Wenn ich in Griechenland bin, sammle ich mit meiner Mutter den wilden Thymian und bin immer wieder erstaunt, wie zäh er zwischen felsigen, kargen Landschaften steht und dem Wind trotzt, der vom Meer in die Höhen weht. So als brauche er nur sich selbst und die Verbindung mit den Elementen. Nur das Nötigste ist sichtbar. Seine ganze zusammengezogene Stärke liegt konzentriert in seinem Innern.

Nach einer Tasse Thymiantee breitet sich eine anhaltende und konstante Wärme im Körper aus, die sich besonders bei sehr kalten und verschleimten Zuständen aufbauend, nährend und unterstützend anfühlt.

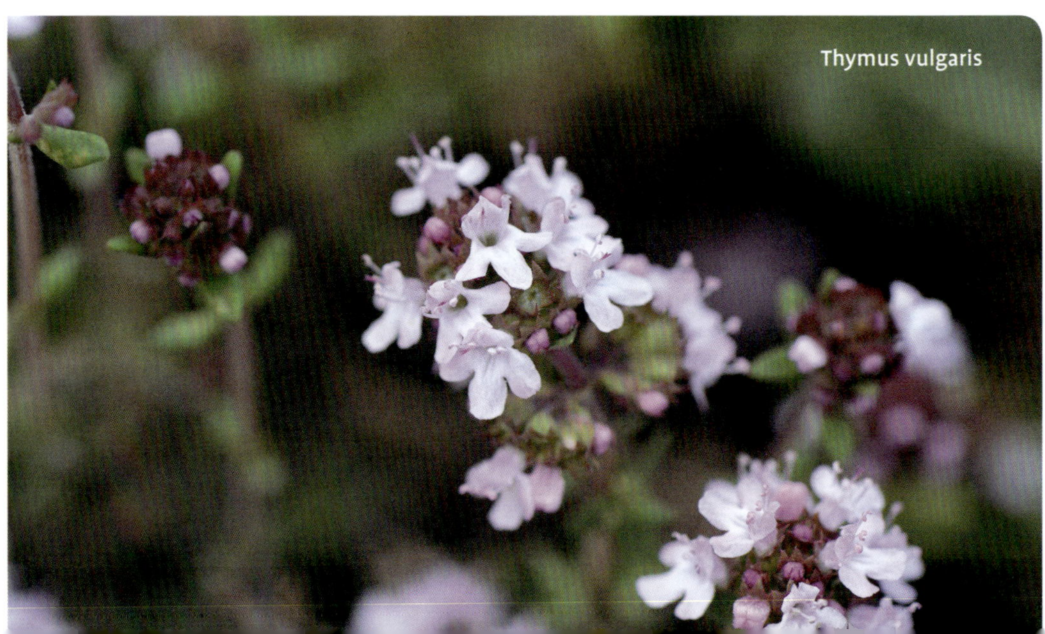
Thymus vulgaris

WIRKUNG UND NATURHEILKUNDLICHER HINTERGRUND

Der Thymian ist eine Pflanze, die seit jeher die Menschen mit ihrem Duft und ihrer balsamischen Wärme angezogen hat. Bereits die Ägypter nutzten seine keimwidrige Wirkung zum Einbalsamieren. In unseren Breitengraden wurde er bei Atemwegserkrankungen jeglicher Art, aber vor allem bei Bronchitis eingesetzt. Sein ätherisches Öl hat eine Vielzahl an Bestandteilen, ein wichtiger davon ist das Thymol, das ca. 0,5 % ausmacht. Es ist schleimverflüssigend und verstärkt den Abtransport von Schleim in den oberen Atemwegen. Zudem ist der Thymian hustenreizmildernd und krampflösend. Für die äußerliche Anwendung findet man ihn häufig in Hustenbalsamen, wo auch der Inhalationseffekt zum Tragen kommt.

Anwendungsgebiete

- *Atemwegserkrankungen*
- *hustenreizmildernd und krampflösend bei Krampf- und Reizhusten*
- *Bronchialhusten*
- *Verdauungsbeschwerden*
- *Magenschleimhautreizungen*

Tilia sp. (Linde)

Hilft liebevoll bei fiebrigen und grippalen Infekten

DIE PFLANZE

Schon immer suchte die Linde die Nähe zu den Menschen, und so verwundert es nicht, dass man auf Dorfplätzen, bei Klöstern und an Versammlungsorten bis heute oft Linden antrifft. Unter ihnen wurde gerichtet, getanzt und es wurden Verträge geschlossen.

Die Linde bevorzugt tiefen und lockeren Boden, was dazu führt, dass Linden in sehr urbanen Gegenden wegen des zu kompakten Bodens und der schlechteren Luftqualität eingehen. Bei guten Rahmenbedingungen kann eine Linde schon bis zu 1000 Jahren alt werden. Ein deutsches Sprichwort sagt: „Eine Linde kommt 300 Jahre, sie bleibt 300 Jahre und geht 300 Jahre."

Im Frühling sind Linden wahre Bienenweiden und bieten mit über 60.000 Blüten ein Festessen an. Im Kontrast zu den dunkelgrünen, herzförmigen Blättern sind die Knospen rötlich gefärbt. Sie bildet ab Juni kleine, gelblich-weiße Blüten, die in Trugdolden zu dreien oder vieren zusammenhängen. Vor den Blüten sind jeweils zwei hellgrüne Hochblätter gelagert,

die ein wenig an Flügel erinnern. Weltweit gibt es ca. 40 verschiedene Lindenarten, die bekanntesten Vertreter sind die Sommer-, die Winter- und die Silberlinde.
Blütezeit: Juni bis Juli
Pflanzenfamilie: Lindengewächse (Tiliaceae)

Anwendungsgebiete
- *schweißtreibend bei Grippe, Fieber und Erkältungen*
- *bei Verschleimung der Atemwege*
- *schlaffördernd (sehr gut bei Kleinkindern)*
- *entspannend und beruhigend*

BILDHAFT-CHARAKTERISTISCHE BESCHREIBUNG

In meiner Kindheit gab es ganz in der Nähe ein Benediktinerkloster in der Ortschaft Lindencham. Wie der Name schon andeutet, standen dort vier Linden im Kreis und darunter stand eine Bank. Ihre Kronen waren so nahe zusammengewachsen, dass man auch bei Regen fast trocken blieb. Ich ging vor allem als Teenager oft dorthin, weil ich dort so gut denken konnte. Dieses Abschirmende und Liebevolle strahlen Linden für mich bis heute aus. Ihr ganzes Wesen verströmt Milde, Schutz und Liebe. Man fühlt sich fast umarmt in ihrer Nähe. Wenn man die Blüten von Nahem anschaut, scheinen sie fast wie kleine Sterne, so als ob das ganze Universum unter diesem Baum Platz findet. Die Linde beruhigt uns und vermittelt uns liebevolle Gelassenheit in unserem Sein.

WIRKUNG UND NATURHEILKUNDLICHER HINTERGRUND

Auch in der Volksheilkunde war sie immer eine zentrale Pflanze bei allen grippalen Infekten und Erkältungen mit starker Verschleimung. Bei fiebrigen Infekten und bei allen rheumatischen Beschwerden kommt ihre schweißtreibende

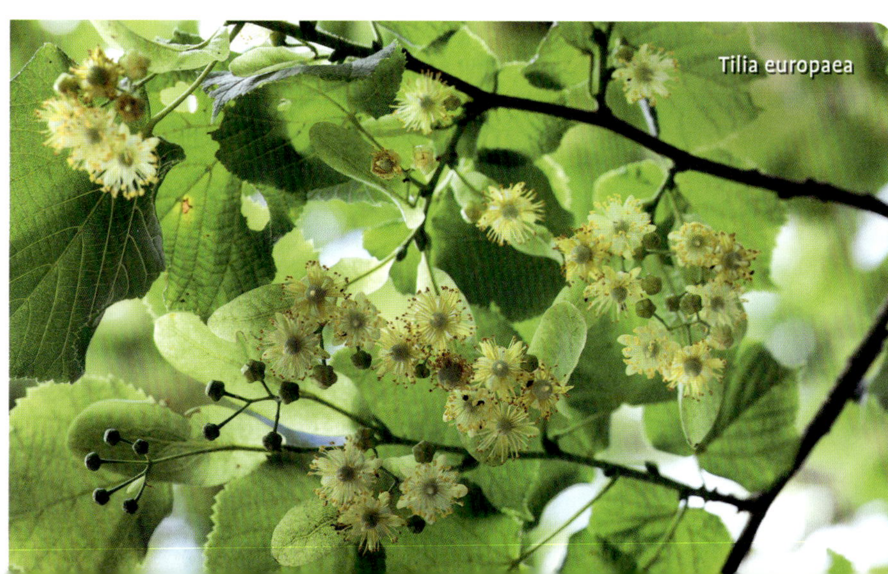
Tilia europaea

Wirkung zur Geltung. In der Knospentherapie (Gemmotherapie) setzt man die Silberlindenknospen zur Entspannung und als schlafförderndes Mittel ein, welches das Nervensystem beruhigt und unterstützt.

Tropaeolum majus
(Kapuzinerkresse)

Bringt Wärme in feuchtkalte Erkrankungen und bekämpft Entzündungen

DIE PFLANZE

Sie hat leuchtend orange oder gelbe Blüten. Die fünf Blütenblätter bilden einen Kelch, der in einen Sporn mündet. Ihre Blätter können teilweise sehr groß werden und überdecken die Blüten häufig. Sie wächst eher kriechend am Boden entlang, kann aber auch mit Kletterhilfen hochwachsen. Die Samen kann man im Herbst, ähnlich den Kapern, einmachen und essen. Durch die milden Winter säht sich die Kapuzinerkresse fürs nächste Jahr selbst wieder aus. Sie schützt ihre direkten Nachbarn im Garten – so z. B. Kartoffeln und Tomaten – vor Blutläusen, Raupen oder Mehltau, macht also ihre Schutzwirkung vor Infektionen und Eindringlingen auch für ihr direktes Umfeld geltend. Ihr Name kommt vom lateinischen „tropaeum“, was einen Trophäenbaum bezeichnet,

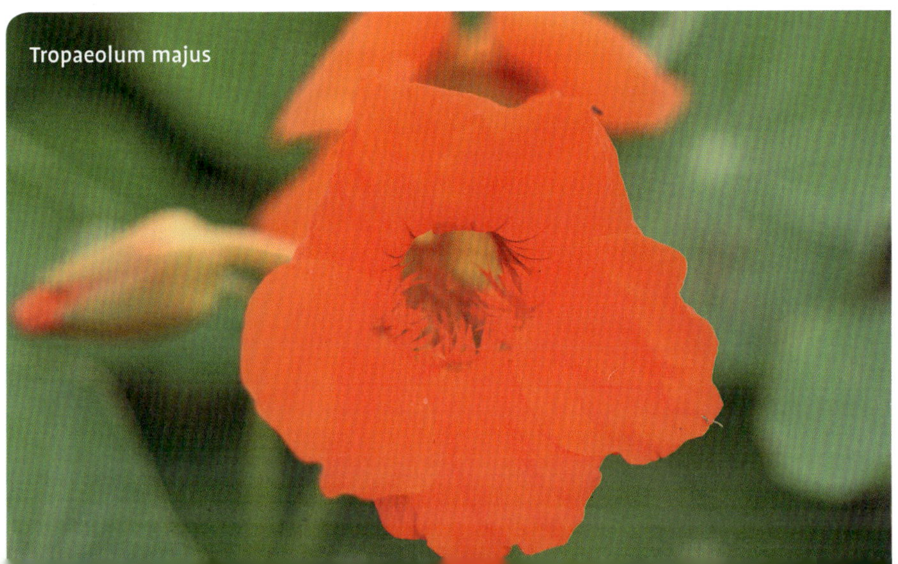
Tropaeolum majus

an dem die Römer ihre erbeuteten Trophäen aufgehängt haben.
Blütezeit: Juni bis November
Pflanzenfamilie: Kapuzinerkressegewächse (Tropaeolaceae)

BILDHAFT-CHARAKTERISTISCHE BESCHREIBUNG

Ich finde es spannend, dass die Kapuzinerkresse eine sehr wärmende und feurige Komponente in sich trägt, obwohl sie die Blätter einer Wasserpflanze hat. Und wie sie ihre direkten Nachbarn im Garten vor Eindringlingen und Krankheiten zu schützen vermag, so schützt sie auch unseren Körper vor „ungebetenen Gästen" wie Pilzerregern oder Bakterien. Sie zeigt mit ihren orangefarbenen Blüten den Bezug zu Aufflammendem und Entzündetem an und macht auch auf ihren feurigen, wärmenden Charakter aufmerksam. Die in der Kapuzinerkresse enthaltenen Senfölglykoside können sich bei heißen Temperaturen sogar entzünden, was dann wie ganz kleine Blitze oder Funken aussieht.
In meiner Anwendungserfahrung hat sich gezeigt, dass die Kapuzinerkresse bei hartnäckig anhaltenden oder chronifizierten Zuständen (z. B. wiederkehrenden Blasenentzündungen, wiederkehrenden Brustentzündungen oder Vaginalmykosen) nochmals das „innere Feuer" schürt und man auch auf mentaler Ebene bemerkt, wie der Glaube und der Mut wieder steigen. So als ob die innere Wärme nicht nur den Infekt, sondern auch Zweifel bekämpft und Hoffnung nährt.

Anwendungsgebiete

- *Blasenentzündung*
- *Scheidenpilz (Vaginalmykose)*
- *Sinusitis*
- *chronische Magen-Darm-Entzündungen*
- *mangelnder Gallenfluss*

WIRKUNG UND NATURHEILKUNDLICHER HINTERGRUND

In der Volksheilkunde wird die Kapuzinerkresse vor allem bei Urogenitalinfekten und nicht alarmierenden Blasenentzündungen eingesetzt. Sie gilt als eine Art pflanzliches Antibiotikum, das eine antimykotische (pilzhemmende) und antibakterielle Wirkung hat. Die Abwehrkräfte des Körpers werden gestärkt und Entzündungen bekämpft. Dies zeigt sich vor allem bei Sinusitis und Bronchitis, aber auch bei andauernden Vaginalmykosen.

Usnea barbata (Bartflechte)

Mit Urkraft gegen Infekte

DIE PFLANZE

Die graugrünliche Flechte wächst bevorzugt auf der Borke verschiedener Bäume in kühlem und feuchtem Klima. Dort hängt sie im wahrsten Sinne des Wortes wie ein „Bart" vom Baum, was ihr auch den Namen „Baumbart" eingebracht hat. Flechten bestehen bei näherer Betrachtung aus zwei Organismen. Es sind Symbiosen zwischen Pilzen und Algen, die sich gegenseitig ergänzen. Der Pilz nimmt Feuchtigkeit und Mineralstoffe aus der Luft auf, und die Alge liefert die benötigte Energie, indem sie über die Fotosynthese Nährstoffe und Zucker bildet. Begegnet man der Bartflechte, kann man davon ausgehen, dass die Luftqualität gut ist. Denn durch ihre „Luftfilterfunktion" ist sie sehr empfindlich auf Schadstoffe.
Blütezeit: –
Pflanzenfamilie: Flechten (Parmeliaceae)

Anwendungsgebiete

- *Abwehrschwäche*
- *Entzündungen im Mund- und Rachenraum*
- *Husten und Erkältung*
- *Soor und Pilzinfektionen allgemein*
- *Infektionen im Magen-Darm-Trakt*

WIRKUNG UND NATURHEILKUNDLICHER HINTERGRUND

Den in ihr enthaltenen Flechtensäuren, z. B. Usninsäure, sagt man eine bakteriostatische Wirkung nach. Diese entzündungshemmenden und befeuchtenden Eigenschaften machen sie zu einem beliebten Mittel bei Erkältungskrankheiten wie Husten oder Entzündungen im Mund-Rachen-Raum sowie bei allgemeiner Abwehrschwäche.

Valeriana officinalis (Baldrian)

Balsam für Nerven und Seele

DIE PFLANZE

Sein lateinischer Name „Valeriana" entstammt dem Wort „valere", was so viel wie „Wert haben, wertvoll sein" bedeutet.

Die deutsche Bezeichnung „Baldrian" entstammt wohl der germanischen Mythologie, die im Baldrian den Gott Baldur, den Gott des Lichtes, erkannte.

Die mehrjährige Pflanze sucht sich gerne ihren Platz in feuchten Mischwäldern, auf moorigen Wiesen oder in der Nähe von Flüssen und kann bis 150 cm hoch wachsen. Sein eleganter, hoher Stängel ist innen hohl und weist außen feine Rillen auf. An seinem Ende spannen sich die weißen bis roten Blüten schirmartig auf. Alles an ihm scheint luftig und leicht zu sein. Am Stängel entspringen einzelne lange, gegenständig gefiederte Blätter. Im Gegensatz zu seinen luftigen und leichten Blüten stehen die eher massigen Wurzeln, die viele Ausläufer bilden und den baldrianspezifischen Geruch ausströmen. Dieser Geruch ist unverkennbar und spaltet allzu häufig die Meinungen. Die einen empfinden ihn als balsamisch und warm, andere riechen in ihm nur den Katzenurin. Katzen ihrerseits lieben den Duft des Baldrians, sie finden ihn sogar unwiderstehlich.

Blütezeit: Mai bis Juli

Pflanzenfamilie: Geißblattgewächse (Caprifoliaceae)

Anwendungsgebiete

- *beruhigend bei Erregungs- und Spannungszuständen*
- *verbessert bei Schlafstörungen aller Art die Schlafqualität*
- *nervöse Erschöpfung*
- *geistige Überarbeitung*
- *Prüfungsangst*

WIRKUNG UND NATURHEILKUNDLICHER HINTERGRUND

Schon seit der Antike erfreut sich der Baldrian großer Beliebtheit. Als wichtiges Nervenmittel entspannt er und baut

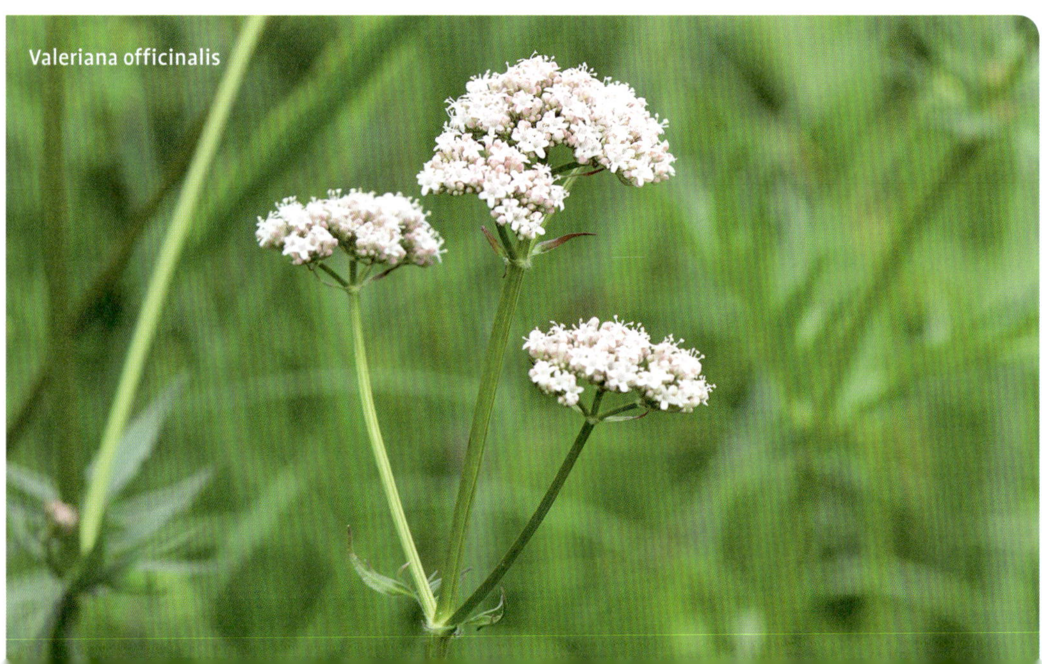
Valeriana officinalis

Erregungszustände ab. Er beruhigt, ohne zu betäuben, was ihn zu einem guten Mittel bei allen Arten von Schlafstörungen macht. In stressigen Situationen und bei geistiger Überarbeitung entspannt er, wirkt Ängsten entgegen und wirkt beruhigend auf unser ganzes System.

Vincetoxicum hirundinaria (Schwalbenwurz)

Die Giftbesiegerin

DIE PFLANZE

Der Schwalbenwurz ist in Europa weit verbreitet und verdankt seinen deutschen Namen vor allem der Ähnlichkeit des Samenstandes mit einer fliegenden Schwalbe. Seine lateinische Bezeichnung bezieht sich schon eher auf seine Wirkung: „vincere“ kommt von besiegen und „toxicum“ von Gift. Als „Giftbesiegerin“ galt sie schon Paracelsus, der sie gegen die Pest einsetzte. Die mehrjährige, krautige Pflanze ist in ganz Europa heimisch und kann bis zu 1 m hoch werden.

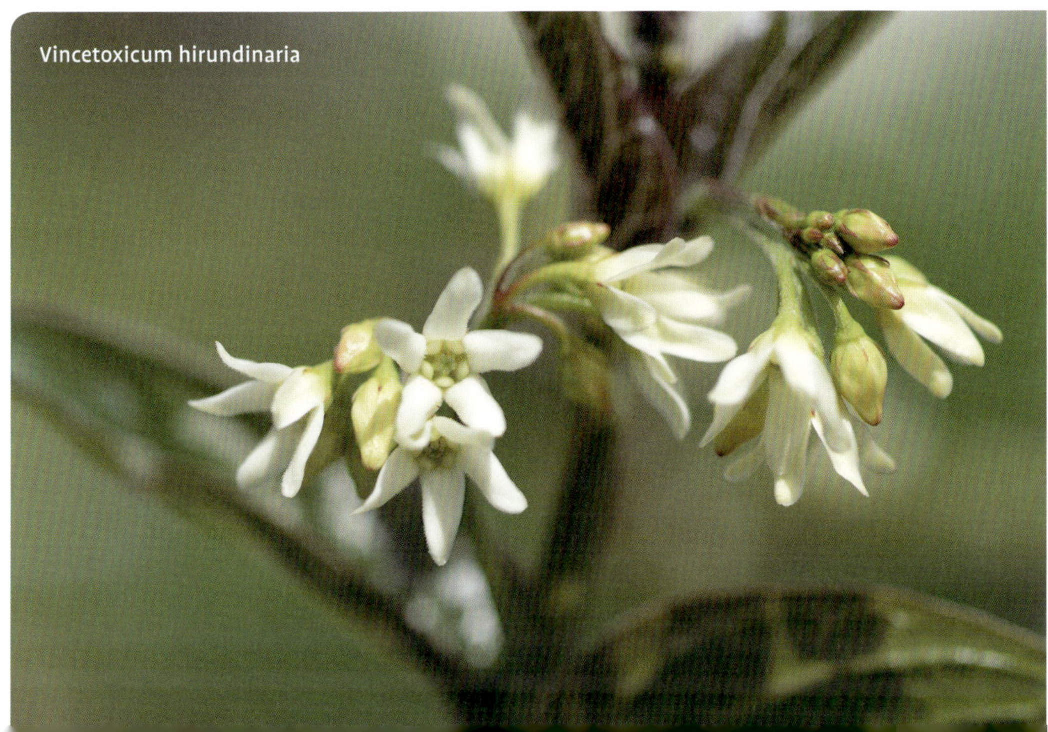
Vincetoxicum hirundinaria

Freistehend wächst sie aufrecht, wenn sie sich aber zwischen anderen hohen Gewächsen durchsetzen muss, dann wird sie zur Schlingpflanze, ähnlich einer Wicke, und ihre Blätter hellen sich auf. Sie scheint sich also sehr gut veränderten äußeren Bedingungen anpassen zu können.
In ihren fischartig riechenden Blüten ist ein deutliches Pentagramm (fünfzackiger Stern) zu erkennen, ein Symbol für den Kreislauf des Lebens, das generell als schutzmagisches Symbol gilt. In diesem Sinne nimmt der Schwalbenwurz im Kreislauf von Krankheit und Wiedererlangen der Gesundheit respektive dem Ausleiten von Unerwünschtem in unserem Körper eine Sonderstellung ein.
Blütezeit: Mai bis August
Pflanzenfamilie: Hundsgiftgewächse (Apocynaceae)

WIRKUNG UND NATURHEILKUNDLICHER HINTERGRUND

Anwendungsgebiete
- *bakterielle und virale Infekte wie z. B. Grippe*
- *schlecht heilende Wunden*
- *Ausleiten nach Einnahme von Medikamenten oder nach Impfungen*

Im Mittelalter hielt man den Schwalbenwurz für ein universelles Gegengift und verwendete ihn als Antidot bei Schlangen- und Hundebissen. Heute übersetzt man die „giftbesiegende“ Fähigkeit in die ausleitenden und schweißtreibenden Eigenschaften und setzt sie zum Ausleiten von Abbauprodukten nach längerer Medikamenteneinnahme ein oder bei akuten Infekten, wo ihre antiviralen Fähigkeiten zum Tragen kommen.

Viola tricolor (Stiefmütterchen)

Regenerationskraft für Ekzeme und Hauterkrankungen

DIE PFLANZE

Die einjährige, krautige Pflanze kann bis zu 20 cm hoch werden und ist fast überall bis 2700 m ü. d. M. angesiedelt. Ihre Blätter sind herzförmig und am Rande gekerbt, die Nebenblätter stark gefiedert. Am markantesten sind aber, wie ihr Namensteil „tricolor“ schon sagt, ihre dreifarbigen Blüten. Meist sind sie blauviolett, gelb, weiß und verströmen einen lieblichen Duft. Gewöhnlich sind die oberen zwei Kronblätter

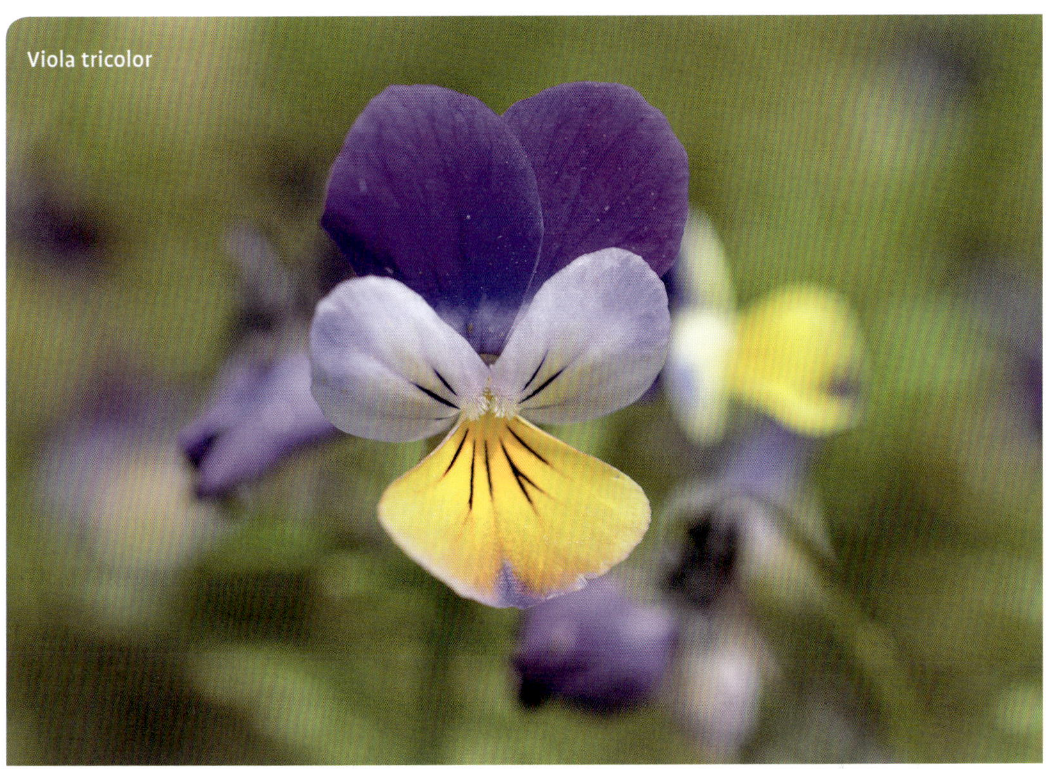
Viola tricolor

der Blüte blauviolett, das untere Blatt gelb und die seitlichen weiß. Zum Blütenzentrum hin findet man dunkle Striche, die den Insekten den Weg zum Nektar zu zeigen scheinen.
Blütezeit: Juni bis Oktober
Pflanzenfamilie: Veilchengewächse (Violaceae)

WIRKUNG UND NATURHEILKUNDLICHER HINTERGRUND

Schon Paracelsus setzte das Stiefmütterchen als Wundmittel ein, und bis heute behielt es seinen Platz in der Behandlung von Hauterkrankungen und -ausschlägen sowohl innerlich als äußerlich. Es gilt überdies als ein gutes harn- und schweißtreibendes Mittel, weswegen es auch bei rheumatischen Erkrankungen unterstützend Anwendung findet.

Anwendungsgebiete

- *Regenerationskraft bei akuten und chronischen Ekzemen*
- *als Unterstützung bei Akne*
- *Windeldermatitis*
- *Milchschorf*
- *regenerierend und juckreizlindernd bei gereizter Haut und Schleimhaut*
- *rheumatische Erkrankungen*

Vitex agnus-castus (Mönchspfeffer)

Bringt die Hormone auf Trab und ins Gleichgewicht

DIE PFLANZE

Der Mönchspfeffer ist mit dem Eisenkraut verwandt, nur ist alles ein bisschen größer und imposanter an ihm. Ursprünglich aus dem Mittelmeerraum, so ist der 2–4 m hoch wachsende Strauch mittlerweile auch in unseren Breitengraden häufig als Zierstrauch anzutreffen. Die Form seiner Blätter ist dem des Hanfs ein wenig ähnlich und handförmig gefiedert. Er hat kleine, ährenartig und sehr dicht endständig angeordnete Blüten, die von bläulich-violett bis rosa-weiß blühen und

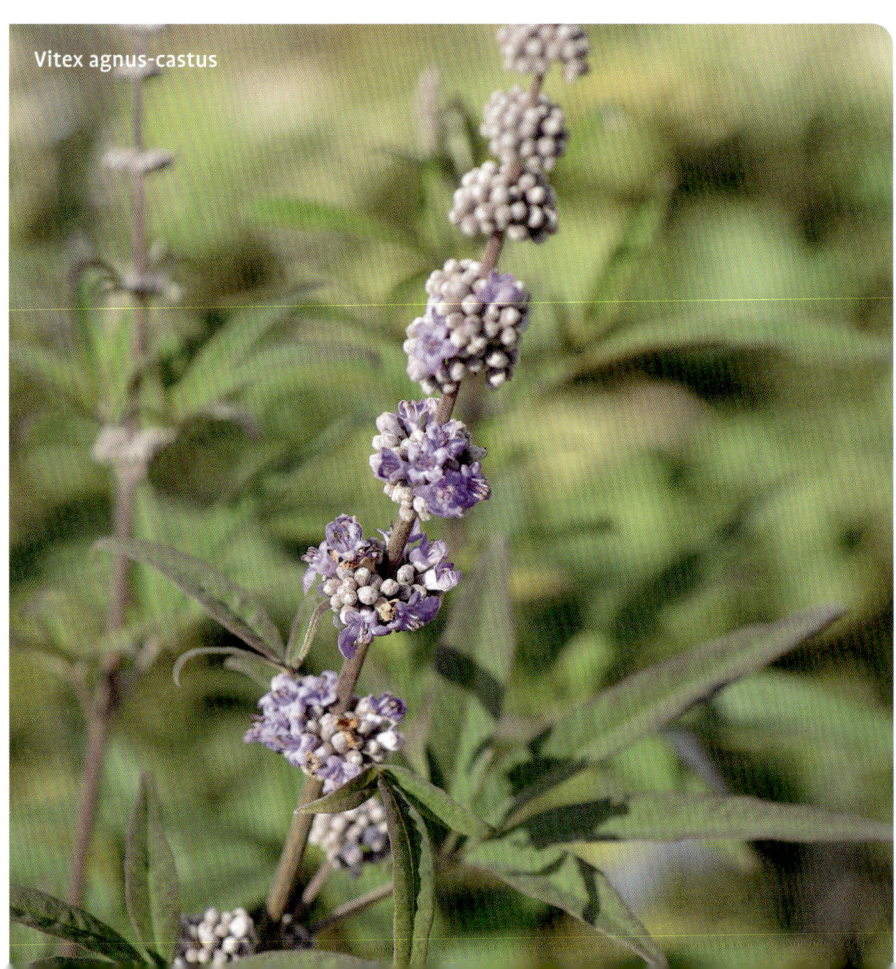
Vitex agnus-castus

aromatisch pfeffrig duften. Wie der Name schon andeutet, erinnern seine Früchte stark an graue Pfefferkörner. Die Früchte wurden jedoch in den Klöstern nicht nur als Pfefferersatz, sondern auch zur Dämpfung der männlichen Libido benutzt. Bei den Frauen wird dieser Effekt der Lustdämpfung nicht beobachtet, trotzdem gilt er seit der Antike als Symbolpflanze für Enthaltsamkeit. Die Überlieferung sagt, dass die Göttin Hera unter einem „Keuschbaum“ das Licht der Welt erblickte. Weswegen sich bei Fruchtbarkeitsritualen Frauen, die ihre Keuschheit bewahren wollten, im wahrsten Sinne des Wortes auf den Mönchspfeffer betteten, was ihm auch den deutschen Namen Liebfrauenbettstroh eintrug. Sein botanischer Name kommt aus dem Lateinischen und setzt sich aus „keusch“ (castus) und „Lamm“ (agnus) zusammen.
Blütezeit: August bis September
Pflanzenfamilie: Eisenkrautgewächse (Verbenaceae)

BILDHAFT-CHARAKTERISTISCHE BESCHREIBUNG

Den Mönchspfeffer kann man im wahrsten Sinne des Wortes als einen „Langsamstarter“ oder Spätzünder bezeichnen. Wenn es rund um ihn schon kräftig blüht und treibt, steht er immer noch kahl und scheinbar „tot“ da. So wie er in der Natur seine Entwicklung eher langsam vorantreibt, so verhält sich auch die Wirkung des Mönchspfeffers. Er entfacht nicht das unmittelbare und große Feuerwerk, sondern vollzieht seine Wirkung langsam und kontinuierlich. Es fällt auf, dass sowohl seine Blüten als auch seine Blätter und Früchte sehr ordentlich und rhythmisch angeordnet sind. Dies lässt einen Vergleich zum positiven und rhythmisierenden Effekt auf zyklische Prozesse, wie z. B. den Menstruationszyklus im Körper, zu. Wenn man von unten nach oben über die Blätter streift, dann kommt ein sehr taubes, pfeffriges Aroma hervor, das irgendwie auch eine „klebrige“ Komponente hat, so riecht es an den Händen noch sehr lange nach. Auch hier zeigt sich ein langsames und kontinuierliches Wirken.

Anwendungsgebiete

- *prämenstruelles Syndrom*
- *lindert klimakterische Beschwerden*
- *Einfluss auf Gelbkörperhormonproduktion*
- *hilft bei Menstruationsanomalien*

WIRKUNG UND NATURHEILKUNDLICHER HINTERGRUND

Der Mönchspfeffer ist mittlerweile wissenschaftlich sehr gut untersucht und wird auch von Frauenärzten verordnet. Seine hormonregulierende und -ausgleichende Wirkung, vor allem auf den zweiten Teil des Zyklus, wird zur Behandlung des prämenstruellen Syndroms geschätzt. Beschwerden wie Spannungen in der Brust, Bauchkrämpfe und sonstige Befindlichkeitsstörungen im Zusammenhang mit Zyklusstörungen und prämenstruellem Syndrom werden ausgeglichen und gemildert.

Zingiber officinale (Ingwer)

Wärmt und stärkt unseren Magen, hilft bei Übelkeit und Erbrechen

DIE PFLANZE

Botanisch betrachtet ist die Ingwerwurzel keine Wurzel, sondern ein Rhizom. Ein Rhizom wächst horizontal unter der Erde und treibt daraus immer wieder aufs Neue nach oben

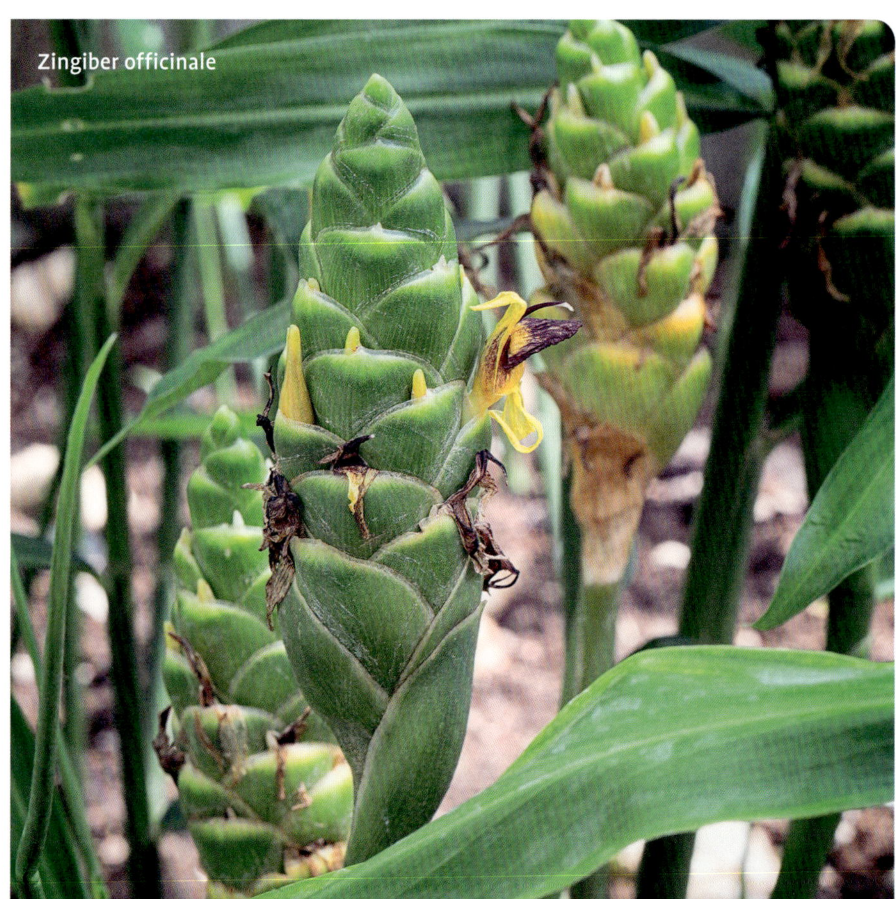
Zingiber officinale

aus. Das ätherische Öl ist im Ingwerrhizom in einer ungewöhnlich hohen Konzentration enthalten. Es scheint, dass der Ingwer über eine außerordentlich feurige Stärke verfügt, wenn er unter der Erde ein so wärmendes ätherisches Öl zu bilden vermag. Das Feurige kann man geschmacklich erleben, wenn man die Ingwerwurzel roh zerkaut. Dann breitet sich eine scharfe, ausgleichende Wärme vom Magen ausgehend durch den Körper aus. Die wunderschönen Blüten des Ingwers sind im Grunde genommen einfach eitler Schmuck und haben keine Funktion für die Vermehrung. In der Signaturenlehre deutet man den Blütenkolben als männliches und die orchideenartige Blüte als weibliches Geschlechtsmerkmal, weshalb er oft als ein Aphrodisiakum sowohl für Männer als auch für Frauen Verwendung fand.
Blütezeit: Juli bis August
Pflanzenfamilie: Ingwergewächse (Zingiberaceae)

Anwendungsgebiete

- *lindert Reiseübelkeit*
- *brechreizlindernd bei Übelkeit und Erbrechen*
- *anregend bei Magenschwäche*
- *Blähungen*
- *unterstützt Erholungsphasen von Krankheiten*

WIRKUNG UND NATURHEILKUNDLICHER HINTERGRUND

In der Volksheilkunde wurde der Ingwer vor allem bei jeglicher Art von Übelkeit eingesetzt. Bereits die Seefahrer aus früheren Tagen wussten um die magenberuhigende Wirkung. Im Alltag wird er bei Reiseübelkeit auch in diversen Fertigarzneien eingesetzt, darüber hinaus zur Magenstärkung und bei Appetitstörungen. Der Ingwer hat eine hitzige Schärfe, die (Magen-)Säfte ankurbelt und Übelkeit und Brechreiz lindert. Umstritten ist der Einsatz von Ingwer immer noch bei Schwangerschaftsübelkeit, da er auch als wehenfördernd gilt. Es scheint jedoch zurzeit so, dass diese Wirkung erst im letzten Trimester auf ein korrektes Rezeptorenmuster trifft.

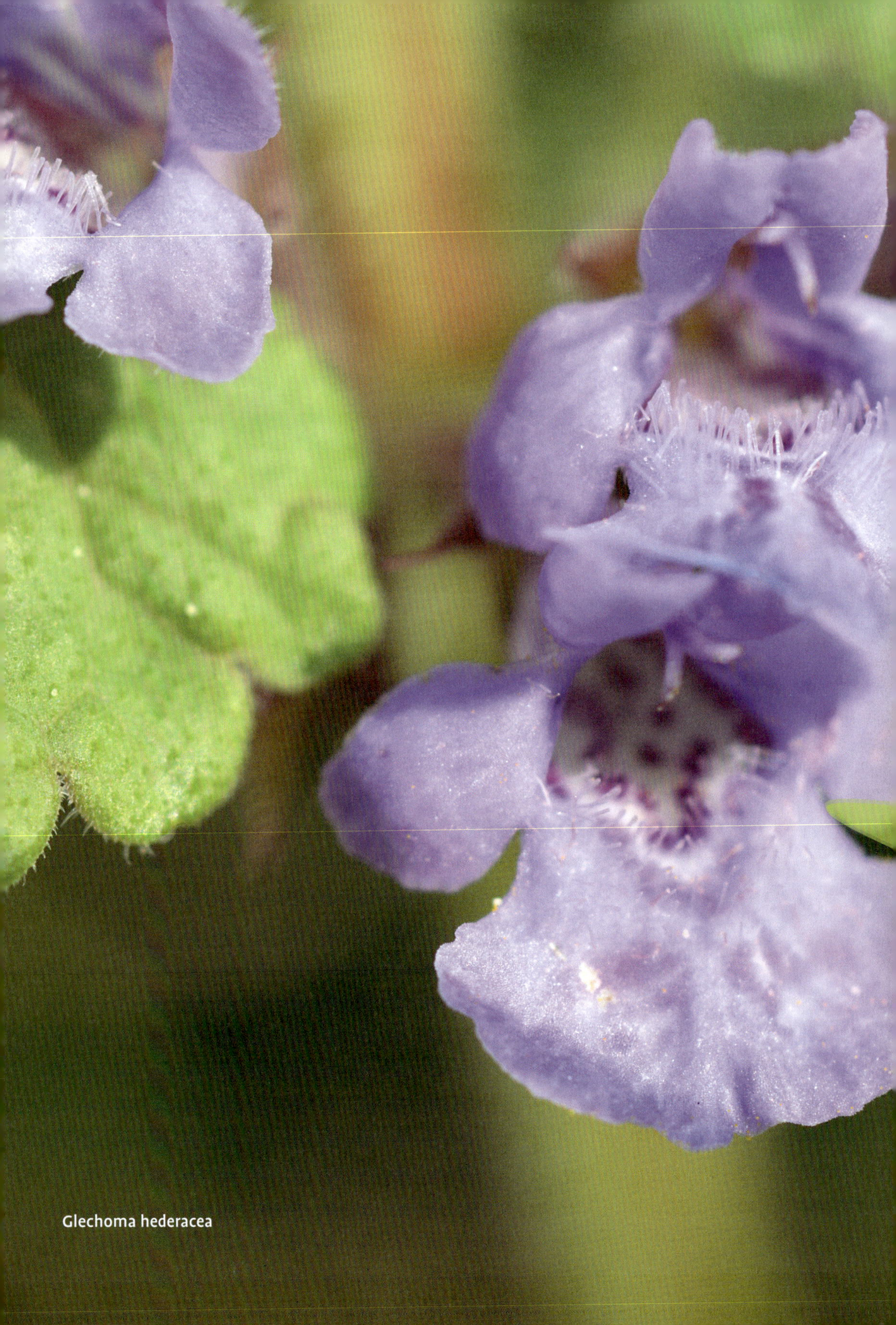

Glechoma hederacea

Indikationen

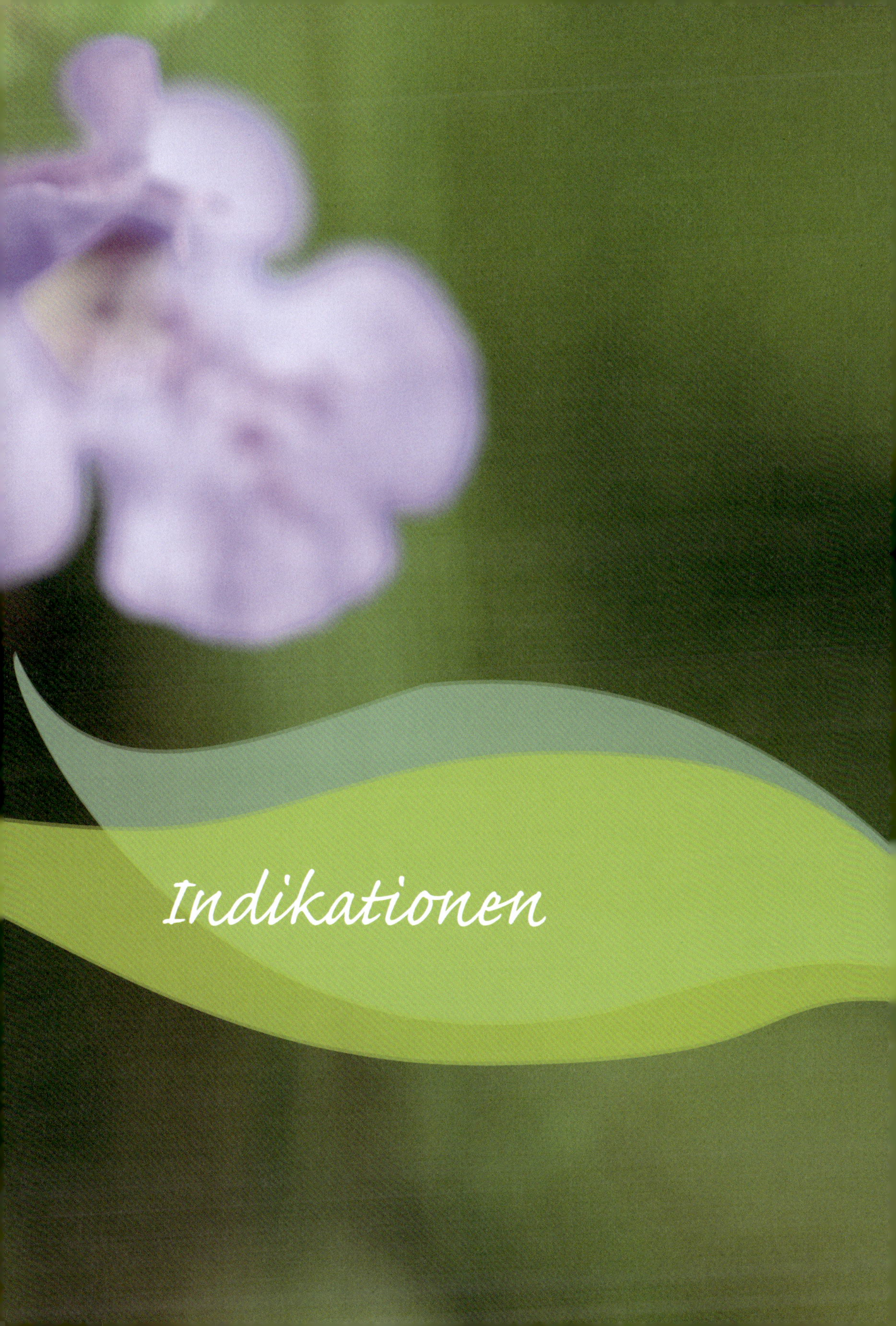

Wie behandle ich mich selbst?

Mit ihrem großen Repertoire an Pflanzenessenzen bietet die Spagyrik eine auf jeden Menschen persönlich abgestimmte Behandlung. Viele kleinere akute und chronische Beschwerden können rasch und zuverlässig Linderung erfahren.
Im folgenden Kapitel werden Erkrankungen beschrieben und dazu passende spagyrische Pflanzenessenzen aufgezeigt. Bei jeder Essenz stehen die wichtigsten Merkmale der Pflanze in Bezug zum Thema. Sie können mit einzelnen Essenzen oder auch mit Kombinationen (bis zu sechs Essenzen) arbeiten.
Bei Kombinationen geht es nicht darum, möglichst viele spagyrische Mittel zusammenzumischen, sondern die am besten geeigneten Essenzen herauszusuchen. Lesen Sie daher nach der Auswahl der Pflanzen die Pflanzenbeschreibungen durch und wägen Sie nochmals ab, ob die Auswahl passend ist.
Bei der Selbstbehandlung ist es wichtig, die Grenzen zu kennen: Keinesfalls dürfen schwerwiegende Krankheiten übersehen oder darf ihre Behandlung verschleppt werden. Daher finden Sie bei den Beschwerdebildern wichtige Hinweise zur Abgrenzung. Zögern Sie nicht, beim geringsten Zweifel einen Arzt oder Therapeuten hinzuzuziehen.

Atemwege

Die Atmung ist eine der wichtigsten Funktionen des menschlichen Körpers. Atmung bedeutet Leben, denn ohne Atmung vergehen nur wenige Minuten, bis die Körperfunktionen versagen. Eine wesentliche Rolle bei der Atmung spielt die Lunge. Sie ist eine wichtige Grenze zwischen innen und außen und kommt in Kontakt mit Viren, Bakterien, Pollen oder auch Umweltabgasen.
Gerade Viren und Bakterien führen bei fast allen Menschen in den kalten Monaten zu einfachen bis schwerwiegenden gesundheitlichen Problemen. Bei den einen ist es der Hals, der kratzt oder schmerzt, bei den anderen läuft die Nase und wieder andere können zwischen Niesattacken oder Hustenanfällen kaum mehr Luft holen. Auch Gliederschmerzen, Kopfschmerzen oder Fieber sind häufige Symptome einer Erkältungskrankheit.
Das Immunsystem reagiert mit diesen verschiedenen Symptomen. Sie dienen einerseits dazu, die Erreger zu bekämpfen,

andererseits geben sie zu erkennen, dass der Körper gerade eine Menge Abwehrarbeit leisten muss und Unterstützung in der Bekämpfung der Eindringlinge gut gebrauchen könnte. Frühling und Sommer sind dann eher für die Allergiker ein Graus, denn Pollenallergien können den Sommer so richtig vermiesen. Warum der Körper mit einer Allergie reagiert, ist noch immer nicht ganz geklärt, aber man kennt heute einen großen Teil der Abläufe, die zur allergischen Reaktion führen, und kann daher vorbeugende Maßnahmen umsetzen und im Akutfall die Symptome lindern, sodass die Lebensqualität wieder verbessert wird und auch Allergiker den Sommer genießen können.

IMMUNSYSTEM/ABWEHR STEIGERN (VORBEUGEND UND CHRONISCH)

Gerade wenn bekannt ist, dass man häufig unter Erkältungskrankheiten leidet, kann bereits im frühen Herbst damit begonnen werden, den Körper in seiner Arbeit zu unterstützen und das Immunsystem auf die kalten Tage vorzubereiten. Die folgenden Pflanzen können auch bei immer wieder auftretenden Beschwerden angewendet werden:

SPAGYRISCHE ESSENZEN ZUR UNTERSTÜTZUNG DES IMMUNSYSTEMS

- Eleutherococcus senticosus: steigert das unspezifische Immunsystem, fördert die Anpassungsfähigkeit in Belastungssituationen
- Pelargonium reniforme: steigert die Abwehrleistung des Immunsystems, antiviral, antibakteriell
- Thuja occidentalis: stimuliert das Immunsystem, hilft abzugrenzen
- Hypericum perforatum: indirekt immunsystemaktivierend, da es Wärme und Sonne in die Wintermonate bringt, stimmungsaufhellend, wirkt stärkend auf die psychische Gesundheit

Tipp

Wechseln Sie alle drei bis vier Wochen zwischen einer spagyrischen Mischung und z. B. dem Gemmomittel Rosa canina ab, so fördern Sie das Immunsystem über verschiedene Impulse.

IMMUNSYSTEM/ERKÄLTUNG – GRIPPEÄHNLICHE ZUSTÄNDE (AKUT)

Umgangssprachlich heißt es oft: „Ich habe die Grippe.“ Dabei handelt es sich viel häufiger um eine einfache Erkältung, die von einer Grippe (Influenza) noch weit entfernt ist. Eine

Erkältung verläuft in der Regel eher langsam. Meist ist kein Fieber oder nur erhöhte Temperatur vorhanden. Ein leichtes Frösteln, wenig Müdigkeit, leichte, eher dumpfe Kopfschmerzen, muskulär eine gewisse Mattigkeit, Schnupfen mit starkem Niesen, verstopfte oder laufende Nase im Wechsel. Die Hustensymptomatik kann von trocken bis verschleimt reichen, wobei die Verschleimung erst nach einigen Tagen eintritt. Die Halsschmerzen sind nicht allzu stark. In der Regel halten die Beschwerden über drei bis sieben Tage an, selten länger als 14 Tage.

Grundsätzlich ist eine Erkältung nichts Schlimmes, es kann aber zu einer Verschleppung der Viren oder zu zusätzlichen Bakterien kommen. Wandern diese in die Nebenhöhlen, Richtung Ohren oder in die Bronchien, kann dies zu ernsthaften Erkrankungen führen (Nebenhöhlen-/Mittelohrentzündung oder Bronchitis), die unter ärztliche Kontrolle gehören.

Vorsicht!

Treten die Symptome plötzlich, sehr heftig, mit hohem Fieber, starken Glieder-, Kopf- oder Halsschmerzen, mit Schüttelfrost und Schweißausbrüchen im Wechsel auf, ist eine ärztliche Untersuchung notwendig, denn hierbei könnte es sich um die Grippe (Influenza) handeln, die unter Beobachtung auskuriert werden sollte.

SPAGYRISCHE ESSENZEN ZUR BEHANDLUNG VON GRIPPALEN INFEKTEN

- Eupatorium cannabinum: steigert die Abwehrrektion des Körpers, entzündungshemmend, schweißtreibend
- Sambucus nigra: stärkt, mobilisiert das Immunsystem
- Tilia sp.: stimuliert das Immunsystem, schweißtreibend, fiebersenkend
- Vincetoxicum hirundinaria: antiviral, antibakteriell, stoffwechselaktivierend, resistenzsteigernd dank besseren Grundfunktionen

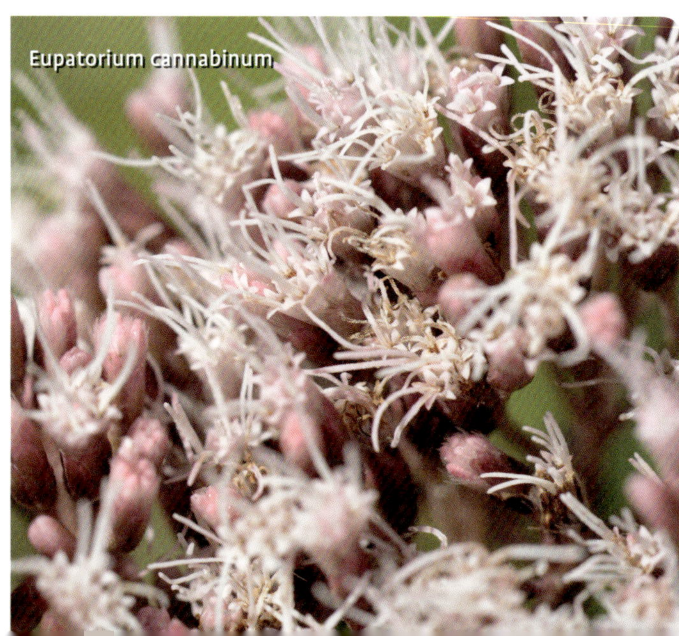
Eupatorium cannabinum

- Aconitum napellus: bei allen Erkältungssymptomen, die eher plötzlich, heftig und akut auftreten

Ergänzung aus der Gemmotherapie: Rosmarinus officinalis, Rosa canina

HALSSCHMERZEN

Die häufigste Ursache von Halsschmerzen ist eine virale Entzündung der Rachenschleimhaut im Rahmen einer Erkältung. Schluckbeschwerden, trockener Hals und Wundheitsgefühle zeigen sich oft begleitet von einer leicht heiseren Stimme. Halsschmerzen sind gut mit spagyrischen Essenzen behandelbar.

SPAGYRISCHE ESSENZEN ZUR BEHANDLUNG VON AKUTEN HALSSCHMERZEN

- Arnica montana: entzündungshemmend, stabilisierend auf die Stimmbänder
- Arum maculatum (Aronstab): wichtige Zusatzpflanze für die Mund- und Rachenschleimhäute (ohne detailliertes Porträt in diesem Buch); wirkt entzündungshemmend und schmerzstillend bei brennenden und stechenden Schmerzen, kräftigt die Stimmbänder und lindert Heiserkeit.
- Tropaeolum majus: antibakteriell, antiviral, pilzhemmend, resistenzsteigernd
- Salvia officinalis: entzündungshemmend, antibakteriell, virenhemmend
- Chamomilla recutita: entzündungshemmend, schmerzlindernd, schützend

Ergänzung aus der Gemmotherapie: Ribes nigrum

SPAGYRISCHE ESSENZEN BEI CHRONISCHEN ODER WIEDERKEHRENDEN HALSSCHMERZEN

Hier müssen neben der Entzündungshemmung die Schleimhaut stabilisiert und das Immunsystem unterstützt werden.

- Pelargonium reniforme: stärkt Immunsystem und Schleimhautabwehr, antiviral, bei wiederkehrenden Infekten
- Thuja occidentalis: stärkt die Abwehr der Rachenschleimhaut, unterstützt deren Restrukturierung, fördert die Schleimhautgesundheit, antiviral, entzündungshemmend

Ergänzung aus der Gemmotherapie: Rosa canina

Vorsicht!

Ein Arztbesuch ist angezeigt, wenn sich auf der Mandelgegend eitrige Beläge zeigen, Fieber und ein allgemeines Krankheitsgefühl dazukommen. Gehen Sie sofort zu einem Arzt bei pfeifenden Atemgeräuschen und/oder Atemnot. Dies könnte auf eine Kehlkopfdeckelentzündung hinweisen, die zu lebensbedrohenden Atemproblemen führen kann.

HEISERKEIT

Durch eine virale Infektion des Rachenraums, durch Überbelastung der Stimme, durch Reizstoffe wie beispielsweise Zigarettenrauch oder auch durch organische Veränderungen können die Stimmbänder und Stimmlippen beeinträchtigt werden. Dies äußert sich in einer Veränderung der Stimme. Sie wird heiser, krächzend und klingt weniger moduliert. Im Extremfall kommt es zu einem Stimmverlust.

Vorsicht!

Hält die Heiserkeit trotz Therapie länger als zwei bis drei Wochen an oder ist sie wiederkehrend, ist unbedingt eine ärztliche Untersuchung notwendig.

SPAGYRISCHE ESSENZEN BEI HEISERKEIT

- Arum maculatum (Aronstab): wichtige Zusatzpflanze für die Mund- und Rachenschleimhäute (ohne detailliertes Porträt in diesem Buch); wirkt entzündungshemmend und schmerzstillend bei brennenden und stechenden Schmerzen, kräftigt die Stimmbänder und lindert Heiserkeit.
- Arnica montana: wirkt stabilisierend auf die Stimmbänder, entzündungshemmend

Ergänzung aus der Gemmotherapie: Ribes nigrum

TROCKENER HUSTEN/REIZHUSTEN

Ein trockener Husten verläuft ohne Auswurf, und die Schleimhaut wird stark gereizt. Er tritt meist zu Beginn einer Erkältung auf und wandelt sich nach ca. drei Tagen in einen

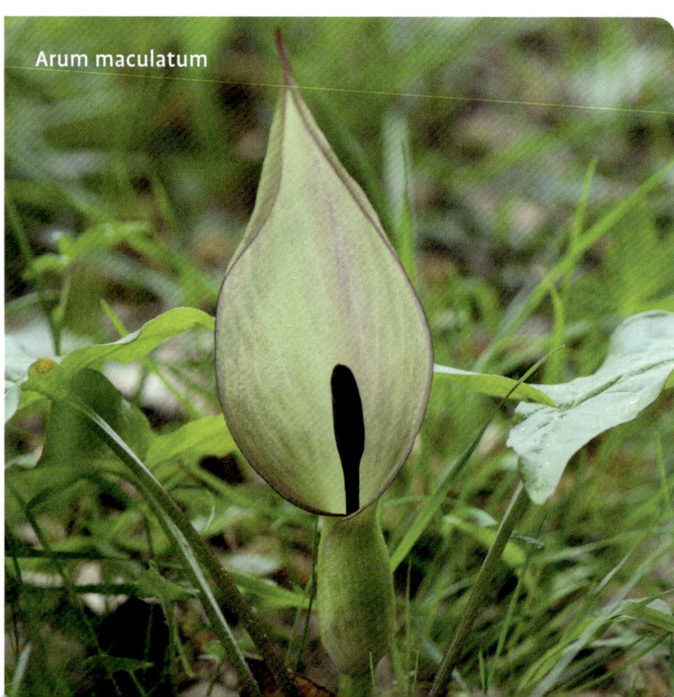
Arum maculatum

Bronchialhusten mit Auswurf um, oder er bleibt nach einer Erkältungskrankheit zurück. Der Husten ist bellend und rau. Die Betroffenen haben das Gefühl, sie hätten Staub auf der Rachenschleimhaut. Dadurch müssen sie oft unaufhörlich husten und die Stimme wird langsam heiser.

SPAGYRISCHE ESSENZEN BEI REIZHUSTEN

- Drosera rotundifolia: stark hustenreizstillend und krampflösend
- Pimpinella anisum: erwärmt und öffnet die Atemwege, krampflösend, auswurffördernd, antiviral, antibakteriell
- Salvia officinalis: entzündungshemmend, antibakteriell, virenhemmend
- Thymus vulgaris: antibakteriell, antiviral, schmerz- und hustenreizstillend, erwärmend
- Passiflora incarnata: krampflösend bei Reizhusten

Ergänzung aus der Gemmotherapie: Rosa canina

Auch beim Thema Reizhusten können einige „Tipps rund um den Hals" hilfreich sein.

BRONCHIALKATARRH/BRONCHITIS/BRONCHIALHUSTEN

Meist viral bedingt, ist die Bronchitis eine typische Wintererkrankung. Die Bronchialschleimhaut entzündet sich, und nach einer anfänglichen trockenen Phase wird vermehrt Schleim produziert, der durch das Husten aus der Lunge entfernt wird. Beim Bronchialhusten wird das Husten/Abhusten des Schleimes meist als befreiend empfunden und hat nichts mehr mit dem plagenden Reizhusten gemein.

SPAGYRISCHE ESSENZEN BEI BRONCHIALKATARRH

- Thymus vulgaris: antibakteriell, antiviral, schleimlösend, krampflösend, erleichtert das Abhusten des Schleimes
- Ephedra distachya: bronchienerweiternd, abschwellend, entzündungshemmend, krampflösend, erleichtert das Atmen
- Foeniculum vulgare: schmerzstillend, auswurffördernd, krampflindernd

Tipps rund um den Hals

Befeuchten: Eine Teemischung aus Malvenblüten, Eibischwurzel und Süßholz beruhigt die gereizten Schleimhäute und sorgt für die nötige Befeuchtung. Auf genügend hohe Luftfeuchtigkeit in den Räumen achten. Für unterwegs: Lutschpastillen mit Glyzerin, Salz oder Pflanzenextrakten. Halswickel: mit Quark oder fein gehackten Zwiebeln und der spagyrischen Mischung. Gurgeln: morgens und abends mit Salbeitee oder Salzwasser wirkt entzündungshemmend. Vitalstoffe: Vitamin C und Zink unterstützen das Immunsystem.

Vorsicht!

Innerhalb einer Woche sollte eine deutliche Besserung auftreten. Suchen Sie einen Arzt auf, wenn der Husten länger anhält, in Brust und Rücken schmerzhaft wird, wenn Fieber dazukommt, der Auswurf Blut enthält oder wenn er nach kurzer Abheilung immer wieder von Neuem aufflammt.

Tipps bei Bronchialbeschwerden

Viel trinken ist ein Muss: Zur Schleimverflüssigung und zum Abtransport des gelösten Schleimes braucht der Körper viel Flüssigkeit. Ein Hustentee, beispielsweise aus Thymian, Malvenblüten, Königskerze, Süßholz und Schlüsselblume, unterstützt zusätzlich die Heilungsprozesse. Brustwickel: zerdrückte Pellkartoffeln, Zwiebeln, Bienenwachsauflagen und die spagyrischen Essenzen auf dem Wickel unterstützen die Selbstheilung. Holundersaft oder Honig als Zugabe stärken den Körper. Erkältungssalbe: Brust, Rücken und Fußsohlen morgens und abends einreiben. Das wirkt wie ein warmer Wickel, und das Inhalieren der ätherischen Öle unterstützt die Heilungsprozesse.

- Plantago lanceolata: entzündungshemmend, reizmildernd, schleimlösend, erleichtert das Abhusten des Schleimes
- Sambucus nigra: stärkend bei Erschöpfung, stark schleimlösend und reinigend
- Pelargonium reniforme: stärkt Immunsystem und Schleimhautabwehr, antiviral, bei wiederkehrenden Infekten

Die Behandlung eines Bronchialhustens sollte während mindestens 7–10 Tagen bis zum vollständigen Ausheilen des Hustens erfolgen. Dazu sprüht man 3- bis 5-mal täglich 1–3 Sprühstöße in den Mund. Wer nachts vom Husten geplagt wird, kann vor dem Zubettgehen oder beim Aufwachen in der Nacht die Essenzen gegen den Reizhusten verwenden.

Ergänzung aus der Gemmotherapie: Ribes nigrum, Rosa canina

SCHNUPFEN

Hervorgerufen durch eine virale Infektion wird im ersten Stadium in den oberen Atemwegen viel dünnflüssiges Sekret produziert. Man spricht von einem Fließschnupfen, und die Nase tropft unaufhörlich. Im weiteren Verlauf dickt das Sekret ein und es entsteht ein Stockschnupfen. Wählen Sie die Essenzen so, dass es zu Ihrem Beschwerdebild passt. Schnupfen kann der Vorbote von weiteren Erkrankungen wie Sinusitis (Nebenhöhlenentzündung) oder Otitis (Mittelohrentzündung) sein und sollte unbedingt ausreichend lange und fürsorglich behandelt werden.

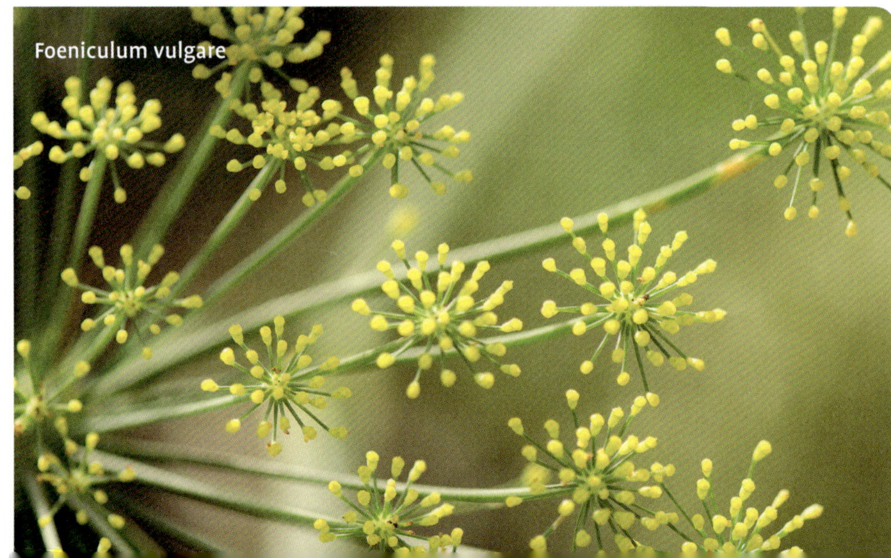
Foeniculum vulgare

SPAGYRISCHE ESSENZEN BEI SCHNUPFEN

- Allium cepa: reguliert die Schleimproduktion, lindert Schnupfensymptome (Fließ- und Stockschnupfen)
- Eupatorium cannabinum: abwehrsteigernd, entzündungshemmend, reguliert die Schleimproduktion (Fließ- und Stockschnupfen)
- Tropaeolum majus: antiviral, antibakteriell, resistenzsteigernd
- Euphrasia officinalis: entzündungshemmend, abschwellend, verflüssigt zähen Nasenschleim (Stockschnupfen)
- Sambucus nigra: schleimlösend, fiebersenkend, entzündungshemmend, erleichtert das Atmen
- Tilia sp.: verflüssigend, ableitend, schweißtreibend, fiebersenkend, immunstimulierend

Ergänzung aus der Gemmotherapie: Ribes nigrum, Rosa canina, Rosmarinus officinalis

Vorsicht!

Halten die Beschwerden länger als drei bis vier Tage unverändert an oder verstärken sich, kommt Fieber oder Blut im Nasensekret dazu, sollte man sich in ärztliche Behandlung begeben.

SINUSITIS (NEBENHÖHLENENTZÜNDUNG)

Oft als Folge eines Stockschnupfens, manchmal allein auftretend, sind die Schleimhäute der Nasennebenhöhlen entzündet und schwellen an. Dadurch kann das Sekret nicht mehr abfließen und setzt sich in den Nebenhöhlen fest. Frontale Kopfschmerzen beim Bücken, Druckgefühle und ständiger Sekretabfluss in den Rachen sind typische Symptome einer Sinusitis. Hier gilt es den Schleim zu verflüssigen und abschwellend sowie entzündungshemmend auf die Schleimhäute einzuwirken.

SPAGYRISCHE ESSENZEN ZUR UNTERSTÜTZENDEN BEHANDLUNG BEI SINUSITIS

- Hydrastis canadensis: verflüssigt das zähe, bisweilen sogar verklumpte Sekret in den Nasennebenhöhlen, sodass diese frei werden und die Sinusitis abklingen kann
- kombinieren mit: Euphrasia officinalis, Sambucus nigra und Tropaeolum majus (siehe „Schnupfen“)

Ergänzung aus der Gemmotherapie: Ribes nigrum, Rosmarinus officinalis

Tipps bei Schnupfen und Sinusitis

Unbedingt viel trinken, denn das Ziel ist es, den Schleim zu verflüssigen und abzutransportieren. Inhalation: Salz, Kamillentee, ätherische Öle oder spagyrische Essenzen in warmes Wasser geben und für 5–10 Minuten die Dämpfe einatmen. Nasensalbe: um und in der Nase auftragen, um Haut und Schleimhäute zu schützen, da häufiges Naseputzen und auch das Sekret stark reizen können. Wickel: Leinsamenmehl mit heißem Wasser zu einem dicken Brei vermischen, in ein Baumwolltuch wickeln, mit spagyrischen Essenzen besprühen und auf die Stirn- und Nebenhöhlen auflegen. Luftfeuchtigkeit: auf genügend hohe Luftfeuchtigkeit in den Wohnräumen achten.

Vorsicht!

Wenn die Schmerzen stechend werden, das Fieber anhaltend hoch bleibt, Sekret aus den Ohren fließt, Erbrechen, Schwindel oder schmerzende Lymphknoten hinzukommen oder die Beschwerden sich nach zwei Tagen nicht deutlich bessern, muss umgehend ein Arzt konsultiert werden.

MITTELOHRENTZÜNDUNG (OTITIS MEDIA)

Eine Mittelohrentzündung ist meistens viral bedingt oder zeigt sich als Folge eines Schnupfens, wenn das Sekret aus dem Mittelohr nicht mehr durch die Ohrtrompete abfließen kann, weil diese blockiert ist. Klopfende und heftige Schmerzen im Ohr, oft begleitet von Fieber, zeigen sich als Symptome. Am Anfang kann eine Mittelohrentzündung gut mit spagyrischen Essenzen behandelt werden.

SPAGYRISCHE ESSENZEN BEI MITTELOHRENTZÜNDUNG

- Calendula officinalis: wirkt abschwellend auf die Eustachische Röhre (Verbindungsgang vom Mittelohr in den Rachen), entzündungshemmend, sekretabflussfördernd
- Plantago lanceolata: entzündungshemmend, schmerzlindernd, sekretabflussfördernd
- Tropaeolum majus: antibakteriell, antiviral, immunsystemmodulierend
- Atropa belladonna: stark schmerzstillend und fiebersenkend
- Hydrastis canadensis: entzündungshemmend, schleimlösend, immunstimulierend
- Euphrasia officinalis: entzündungshemmend, abschwellend, sekretverflüssigend

Bei akuten und beginnenden Beschwerden 2- bis 4-mal pro Stunde 1 Sprühstoß in den Mund sprühen (bei Kleinkindern verdünnen) und zusätzlich äußerlich hinter dem Ohr auftragen. Zur Ausheilung 3- bis 5-mal täglich 1–3 Sprühstöße in den Mund.

Ergänzung aus der Gemmotherapie: Ribes nigrum, Rosa canina, Rosmarinus officinalis

Tipps bei Ohrenschmerzen

Zwiebelsäckchen als Ohrauflage lindern die Beschwerden. Zusätzlich kann die Wirkung durch das Aufsprühen der spagyrischen Essenzmischung auf die Säckchen verstärkt werden. Wenn zu viel Ohrenschmalz den Gehörgang verklebt, kann dies zu druckartigen Schmerzen führen. Ohrenspülungen können Abhilfe schaffen. Rötungen, Juckreiz und Schmerzen im Außenohr (können durch übertriebene oder falsche Ohrenhygiene oder auch Chlorwasser entstehen) sollten ebenfalls behandelt werden, da die Entzündung sonst ins Innenohr weiterwandern kann. Eine Tinkturenmischung aus Ringelblume, Calendula und Lavendel verdünnt mit einem getränkten Taschentuch auftupfen.

HEUSCHNUPFEN/ALLERGISCHER SCHNUPFEN

Anders als im Erkältungsbereich sind beim Heuschnupfen nicht Viren die Erreger, sondern Pollen von Kräutern, Gräsern oder Bäumen werden vom Immunsystem fälschlicherweise als feindlich eingestuft. Der Körper leitet eine Abwehrreaktion, den Heuschnupfen, ein. Häufiges Niesen, laufende Nase, Juckreiz in der Nase, im Rachen, manchmal auch in den Ohren und gerötete, juckende Augen sind die bekannten Symptome des Heuschnupfens. Je nach Intensität kann es außerdem zu leichten Atembeschwerden kommen. Man spricht auch von einer Pollinose oder einer allergischen Rhinitis. Je nachdem, auf welche Pollen der Körper reagiert, können die Symptome zwischen Februar und Oktober dauerhaft oder schubweise auftreten. Hier gilt es das Immunsystem sanft zu modulieren und die akuten Symptome zu lindern.

SPAGYRISCHE ESSENZEN BEI HEUSCHNUPFEN

- Thryallis glauca: antiallergisch, entzündungshemmend, reizmildernd
- Ephedra distachya: antiallergisch, abschwellend, entzündungshemmend, wirkt krampflösend auf die Bronchialschleimhäute, erleichtert das Atmen
- Euphrasia officinalis: entzündungshemmend, beruhigt das Brennen und den Juckreiz der Bindehaut
- Allium cepa: stoppt wundmachendes Nasensekret und Tränenfluss, mildert das brennende Gefühl
- Urtica dioica: verbessert die Stoffwechselvorgänge und somit das Grundterrain des Körpers, damit dieser mit allergischen Reaktionen besser umgehen kann
- Cardiospermum halicacabum : stark entzündungshemmend, juckreizstillend, antiallergisch

Ergänzung aus der Gemmotherapie: Ribes nigrum, Alnus glutinosa

Tipps bei Heuschnupfen

Augenkompressen: Wattepads mit Wasser befeuchten, 15 Minuten in den Kühlschrank legen. Drei Sprühstöße der spagyrischen Essenz Euphrasia (oder Mischung) aufsprühen und für 10 Minuten auf die geschlossenen Augen legen. Das beruhigt die Rötung und mildert den Juckreiz. Nasenspülungen: morgens und abends mit Salzwasser spülen, befreit von Pollen und Staub. Vitalstoffe: Die Zufuhr von Kalzium und Vitamin C kann die allergische Reaktion beruhigen. Darmsanierung: Ein intakter und gut funktionierender Darm verbessert die Funktionen des Immunsystems, reduziert die Gefahr von Allergien und hält den Menschen fit und vital.

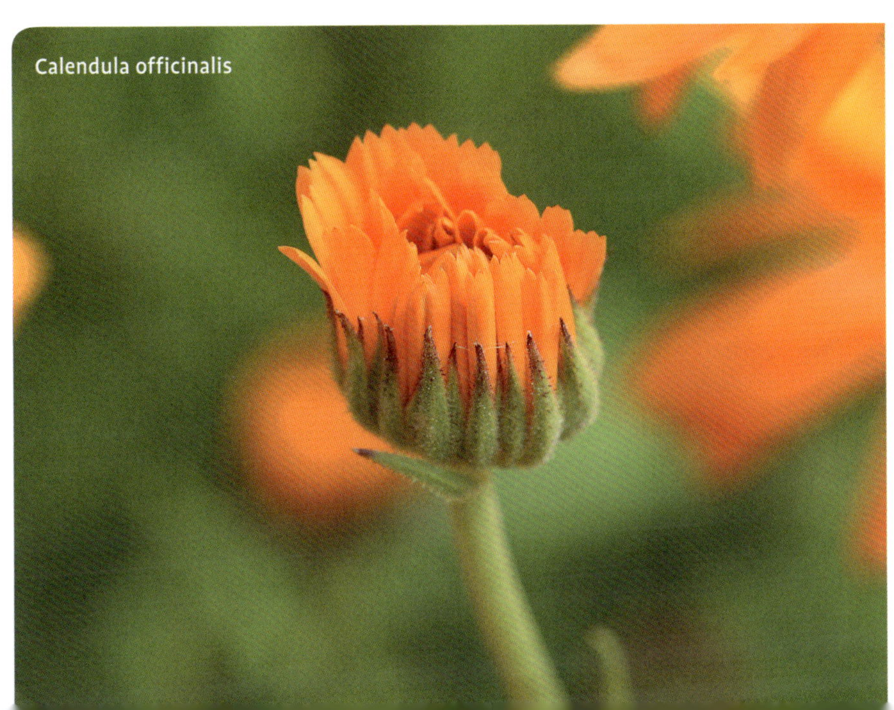
Calendula officinalis

Herz-Kreislauf-System

Zum Herz-Kreislauf-System gehören Herz, Venen, Arterien, Kapillaren (kleinste Haargefäße) und das Lymphgefäßsystem. Ihre Hauptaufgabe besteht darin, das Blut mit all seinen Bestandteilen (z. B. Sauerstoff, Nährstoffe) vom Herzen durch den Körper zu jeder Zelle und auch wieder zurück zu transportieren und so die Versorgung des gesamten Körpers zu gewährleisten. Das Herz ist der Motor des ganzen Systems. Es pumpt in regelmäßigem Rhythmus ca. 5 l Blut pro Minute durch die Venen und Arterien. Im Ruhezustand schlägt das Herz pro Minute 60–70 Mal. Wenn es sein muss, kann das Herz seine Leistung kurzfristig auf das 5-Fache steigern, also auf 300–350 Schläge und 25 l Blut pro Minute.
Typische Beschwerden des Herz-Kreislauf-Systems sind nervöse Herzbeschwerden, Bluthochdruck oder zu tiefer Blutdruck; oder auch die venösen und arteriellen Beschwerdebilder wie Krampfadern, Hämorrhoiden oder Ödeme.

Vorsicht!

Nervöse Herzbeschwerden müssen vom Arzt abgeklärt werden, bevor man eine Selbstbehandlung mit spagyrischen Essenzen durchführt.

NERVÖSE HERZBESCHWERDEN

Innere Unruhe, verstärkter Herzschlag, stark spürbarer Puls und Unwohlsein sind typische Anzeichen nervöser Herzbeschwerden. Sie treten in Stress- und Belastungssituationen auf und werden häufig durch Gefühlssituationen (Ängste, Sorgen, Ärger) verstärkt.

SPAGYRISCHE ESSENZEN ZUR ANWENDUNG BEI NERVÖSEN HERZBESCHWERDEN

- Crataegus sp. : reguliert Herztätigkeit, verbessert Herzstoffwechsel, fördert Durchblutung der Herzkranzgefäße, blutdruckregulierend
- Eleutherococcus senticosus: fördert körperliche und geistige Anpassungs- und Leistungsfähigkeit, hilft, Stress abzubauen und Ruhe zu bewahren
- Melissa officinalis: nervenstärkend, beruhigend, lindert nervös bedingte Herzbeschwerden, beruhigt das stark klopfende Herz
- Rauwolfia serpentina: lindert nervöse Erregungszustände, stärkt bei geistiger Erschöpfung, beruhigend, gefäßerweiternd, blutdrucksenkend

Ergänzung aus der Gemmotherapie: Tilia tomentosa

NIEDRIGER BLUTDRUCK/KREISLAUFSCHWÄCHE

Typische Symptome von zu niedrigem Blutdruck sind Schwindelgefühl, Schwarzwerden vor den Augen, vor allem beim Aufstehen aus dem Bett oder aus der Hocke, verminderte Leistungsfähigkeit, Müdigkeit, Ohrensausen oder Sehstörung. Aber auch dauernd kalte Hände oder Füße können Anzeichen für einen zu niedrigen Blutdruck sein. Verstärkt werden die Beschwerden bei großer Hitze und starker körperlicher Anstrengung. Die Ursachen können ein sehr schlanker Körperbau, hormonelle Störungen, Medikamente und in seltenen Fällen auch ein unzureichendes Blutvolumen sein. Eine ärztliche Therapie sollte erfolgen, wenn die Symptome sehr stark sind. Zum Beispiel, wenn aus einem Schwindelanfall eine Ohnmacht wird, die schwerwiegende Folgen nach sich ziehen könnte.

SPAGYRISCHE ESSENZEN ZUR ANWENDUNG BEI TIEFEM BLUTDRUCK/KREISLAUFSCHWÄCHE

- Arnica montana: gefäßwandstärkend, kreislauf- und durchblutungsfördernd, herzstärkend, herzleistungsfördernd
- Crataegus sp.: reguliert die Herztätigkeit, verbessert den Herzstoffwechsel, fördert die Durchblutung der Herzkranzgefäße, blutdruckregulierend

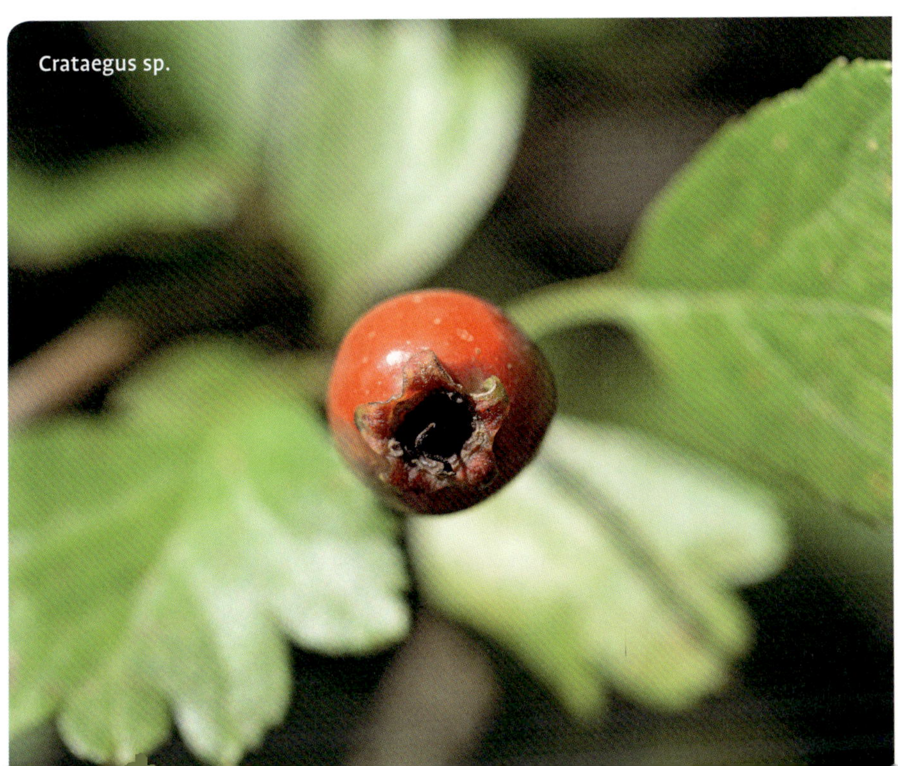
Crataegus sp.

- Melilotus officinalis: verbessert die Blut- und Lymphströmung, wirkt erweiternd und abdichtend auf Blutgefäße
- Rosmarinus officinalis: stimuliert den Kreislauf, durchblutungsfördernd, stärkt bei Erschöpfung, lindert Schwindelgefühle, durchwärmt Magen und Körper

HOHER BLUTDRUCK

Vorsicht!

Die Behandlung von hohem Blutdruck muss durch einen Arzt erfolgen. In Absprache mit dem Arzt können zur Begleittherapie spagyrische Essenzen eingesetzt werden.

Von hohem Blutdruck spricht man, wenn die Blutdruckwerte in körperlicher und psychischer Ruhe dauerhaft über 140 (systolischer/oberer Messwert)/90 (diastolischer/unterer Messwert) liegen. Als Ursache kommen einerseits genetisch und hormonell bedingte Faktoren, aber auch starkes Übergewicht, Alkoholmissbrauch, Nierenfunktionsstörungen, salzreiche Ernährung, Stress, Arteriosklerose oder schwerwiegende Herzerkrankungen infrage.

SPAGYRISCHE ESSENZEN ZUR BEGLEITTHERAPIE VON HOHEM BLUTDRUCK

- Crataegus sp.: reguliert die Herztätigkeit, verbessert den Herzstoffwechsel, fördert die Durchblutung der Herzkranzgefäße, blutdruckregulierend
- Rauwolfia serpentina: lindert nervöse Erregungszustände, stärkt bei geistiger Erschöpfung, beruhigend, gefäßerweiternd, blutdrucksenkend
- Allium sativum: verbessert die Blutfließeigenschaften, senkt den Blutdruck
- Arnica montana: wirkt stärkend auf die Gefäßwände, fördert den Kreislauf und die Durchblutung, herzstärkend, herzleistungsfördernd

Ergänzung aus der Gemmotherapie: Olea europaea

ARTERIOSKLEROSE (ATHEROSKLEROSE)

Der Krankheitsverlauf der Arteriosklerose ist bisher nicht vollständig geklärt. Ausgangspunkt für die Entstehung der Arteriosklerose ist die Innenwand (Intima) der arteriellen Blutgefäße. Kleinste Schäden (z. B. Entzündungen, mechanische Reizungen) an den Innenwänden der arteriellen Blutgefäße führen über verschiedene Mechanismen zu einer sogenannten Plaque-Bildung. Die Plaques verengen den Durchgang der Arterien (im schlimmsten Fall kompletter Verschluss) und

führen somit zur verminderten Durchblutung der betroffenen Regionen. In der Fachliteratur wird dieses Erkrankungsbild als pAVK (periphere Arterielle Verschlusskrankheit) beschrieben (wird noch weiter unterteilt nach Region und Schweregrad). Die Auswirkungen sind je nach Region und Schweregrad der Verengung sehr unterschiedlich. Eine zu geringe Durchblutung der Extremitäten führt zu kalten Händen und Füßen, schmerzender Muskulatur (durch Sauerstoffmangel).
Schlechte Durchblutung des Gehirns führt zu reduzierter mentaler Leistungsfähigkeit bis hin zum Schlaganfall, und eine verminderte Durchblutung des Herzens führt zu koronaren Herzkrankheiten (Angina pectoris, Herzinfarkt).
Typische Risikofaktoren sind hoher Blutdruck (mechanische Überreizung der Arterien), Diabetes (Ablagerung durch Stoffwechselstörung), Rauchen (Verengung der Blutgefäße durch Nikotin), erhöhte Blutfettwerte (Ablagerungen von LDL), erhöhte Harnsäurespiegel gefolgt von Bewegungsmangel, Übergewicht und einer genetischen Veranlagung.
Der hohe Blutdruck kann der Grund für eine Arteriosklerose sein, er wird durch die Verengung der Arterien aber auch gefördert, da das Herz stärker und häufiger pumpen muss, um die Durchblutung aufrechtzuerhalten.

Vorsicht!

Eine ärztliche Abklärung ist auf jeden Fall nötig, um den Schweregrad der Arteriosklerose festzustellen. Neben einer unterstützenden Behandlung mit der Spagyrik müssen unbedingt die Ernährung und die Bewegung einbezogen werden. Ein Rauchstopp ist sehr empfehlenswert.

SPAGYRISCHE ESSENZEN ZUR BEGLEITTHERAPIE VON ARTERIOSKLEROSE

Aus diesem Kapitel kommen folgende Essenzen infrage: Allium sativum, Arnica montana, Crataegus sp. und Ruta graveolens. Je nach Risikofaktoren ist es empfehlenswert, im Kapitel „Verdauung“ (Seite 168) die Themen Gewichtsregulation, Leber/Galle/Blutfettwerte und im Kapitel „Bewegungsapparat“ (Seite 143) das Thema Gicht einzubeziehen und eine passende Mischung zusammenzustellen. Haben Sie mehr als sechs Essenzen gewählt, teilen Sie diese in zwei Mischungen auf und nehmen Sie sie abwechselnd ein.

Ergänzung aus der Gemmotherapie: Olea europaea, Rosmarinus officinalis

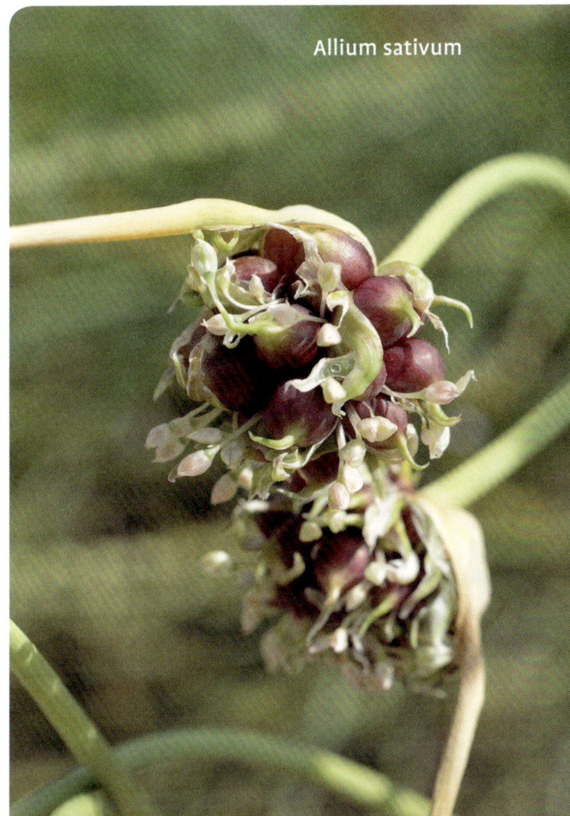
Allium sativum

VENENBESCHWERDEN (KRAMPFADERN, HÄMORRHOIDEN, ÖDEME)

Anzeichen für Venenbeschwerden sind müde, schwere oder angeschwollene Beine, Besenreißer, Krampfadern, ein Spannungsgefühl oder Schmerzen in den Beinen. Auch nächtliche Wadenkrämpfe, Kribbeln in den Beinen/Füßen (Ameisenlaufen) sind typische Anzeichen. Verschiedene Faktoren wie die Gene (Bindegewebsschwäche), das Geschlecht (Frauen sind häufiger betroffen), Bewegungsmangel, Schwangerschaft, Übergewicht, Rauchen oder Alkohol sind Auslöser für venöse Erkrankungen. Das Bindegewebe verliert an Festigkeit, die Venen weiten sich, die Venenklappen verlieren ihre Funktion, das Blut zirkuliert langsamer, es entsteht ein erhöhter Druck in den Beinen und es tritt vermehrt Flüssigkeit ins Zwischengewebe ein: Ödeme bilden sich.

Vorsicht!

Bei plötzlich hart werdenden, schmerzenden Waden ist sofort ein Arzt aufzusuchen: Es könnte sich um eine Venenthrombose handeln.

SPAGYRISCHE ESSENZEN ZUR ANWENDUNG BEI VENENBESCHWERDEN (KRAMPFADERN, HÄMORRHOIDEN, ÖDEME)

- Achillea millefolium: entzündungshemmend, blutstillend, zusammenziehend, fördert die Blutzirkulation
- Aesculus hippocastanum: senkt die Kapillardurchlässigkeit, fördert die Blutzirkulation und den Abfluss von Gewebeflüssigkeit, entzündungshemmend
- Arnica montana: stärkend auf die Gefäßwände, fördert den Kreislauf und die Durchblutung
- Betula pendula: stark harntreibend (ohne Nierenreizung), ödemlindernd, harnsäureausleitend und entzündungshemmend
- Capsella bursa-pastoris: stark blutstillend, mindert Wundabsonderungen (antiexsudativ)
- Equisetum arvense: harntreibend, stoffwechselanregend, bindegewebsfestigend, stärkt Bänder und Sehnen
- Melilotus officinalis: verbessert die Blut- und Lymphströmung, erweiternd und abdichtend auf Blutgefäße, ödemlindernd
- Ruta graveolens: abdichtend und tonisierend auf Gefäße, reduziert Stauungen der Venen, schmerzstillend
- Solidago virgaurea: stark harntreibend, entzündungshemmend, schmerzstillend, gefäßwandstärkend, nierenstoffwechselanregend

Ergänzung aus der Gemmotherapie: Castanea sativa

Tipps zum Thema Herz-Kreislauf-System

Das Herz-Kreislauf-System braucht regelmäßiges Training, egal ob Herz, Venen oder Arterien. Durch Bewegung fördern wir die ganze Durchblutung, verbessern den Rücktransport aus den Venen und stärken das Herz. Beim Training ist darauf zu achten, dass man den Körper fordert, aber nicht überfordert. Ideale Sportarten sind Nordic Walking, Wandern, Schwimmen oder Radfahren. Eine ausgewogene Ernährung und genügend Flüssigkeitszufuhr sind auch hier wieder ein wichtiges Thema. Bei Venenbeschwerden können Wechselduschen (kühl, warm), das Hochlagern der Beine, Kompressionsstrümpfe oder auch Lymphdrainage Linderung verschaffen. Sauna, heiße Bäder und zu langes Sonnenbaden, Alkohol und Nikotin sollten möglichst vermieden werden.

Bewegungsapparat

Der Bewegungsapparat umfasst Knochen, Gelenke und Bänder sowie die Skelettmuskulatur, Sehnen, Sehnenscheiden und Schleimbeutel. Seine Beschwerdebilder sind außerordentlich vielfältig. Zudem gibt es auch noch jene Erkrankungen, die sich am Bewegungsapparat zeigen, aber ihren Ursprung in einer Stoffwechselstörung haben. Die nachfolgende Übersicht ermöglicht eine Orientierung, selbst wenn sie hier etwas verkürzt ist:

- entzündliche rheumatische Erkrankungen: Arthritis (Überbegriff), rheumatoide Arthritis/chronische Polyarthritis, weitere Formen wie Infektarthritiden, Psoriasis-Arthritis, Morbus Bechterew
- degenerative Rheumaformen: Arthrose/aktivierte Arthrose, degenerative Erkrankungen der Wirbelsäule
- Stoffwechselstörungen mit Auswirkung auf den Bewegungsapparat: Osteoporose, Gicht/aktivierte Gicht
- Erkrankungen außerhalb der Gelenke: Sehnenentzündung/Sehnenscheidenentzündung (Tendinitis/Tendovaginitis), Tennisarm (Epicondylitis), Schleimbeutelentzündung (Bursitis), Muskulaturverhärtung (Myogelose)
- Die Sportverletzungen sind ein weiterer Bereich der Erkrankungen des Bewegungsapparats. Dazu gehören: Quetschung/Prellung, Verrenkung, Verstauchung, Knochenbruch, Muskelzerrung, Muskelkater.

Vorsicht!

Eine genaue Diagnose ist für die richtige Behandlung sehr wichtig. Konsultieren Sie vor der Selbstbehandlung einen Arzt. Akut entzündliche Prozesse müssen so rasch wie möglich gestoppt werden. Entzündungen schädigen das Gewebe (Knochen, Knorpel, Muskulatur etc.) und können falsch behandelt oder unbehandelt weitgehende Folgen haben.

Typische Anzeichen für eine Entzündung sind: Rötung, Wärmegefühl, Schwellung, Schmerz, eine gestörte Funktion (z. B. Bewegungseinschränkung).
Viele Erkrankungen des Bewegungsapparats verlaufen in unterschiedlichen Phasen:

- akute, meist schmerzhafte, von Entzündungen geprägte Phasen
- Zwischenphasen, bei denen sich keine oder nur leichte Beschwerden zeigen.

Die Länge der Zwischenphasen ist sehr unterschiedlich, von Tagen oder Wochen im schlechten Fall bis Monate und mehrere Jahre im besten Fall. Es kommt darauf an, wie fortgeschritten eine Erkrankung bereits ist. Die Erfahrung zeigt, dass es sinnvoll ist, mit zwei spagyrischen Mischungen zu arbeiten: eine für den Akutfall, die vor allem gegen die

Schmerzen und die Entzündungen eingesetzt wird, und eine Mischung, die regelmäßig angewendet wird, um den Körper in seinen Stoffwechselfunktionen (Entgiftung, Auf- und Abbau etc.) zu unterstützen. Einige spagyrische Essenzen unterstützen sowohl in der Akut- wie auch in der Zwischenphase einer Erkrankung, daher sind sie mehrfach aufgeführt.

ARTHROSE/ARTHRITIS

Unter **Arthrose** versteht man eine degenerative Gelenkerkrankung (Abnutzung der Gelenke), bei der sich die Gelenke zeitweise entzünden können. In diesem Fall spricht man von einer „aktivierten Arthrose“. Jedes Gelenk kann betroffen sein. Knie-, Hüft- und Fingergelenke sind typisch, die Arthrose kann sich aber beispielsweise auch an der Wirbelsäule zeigen. Ursachen sind Überbelastung (Sport, schwere körperliche Arbeit), Fehlstellungen der Gelenke, Verletzungen oder entzündliche Prozesse am Gelenk. Nicht unterschätzt werden sollte die Folge von Bewegungsmangel, denn daraus resultie-

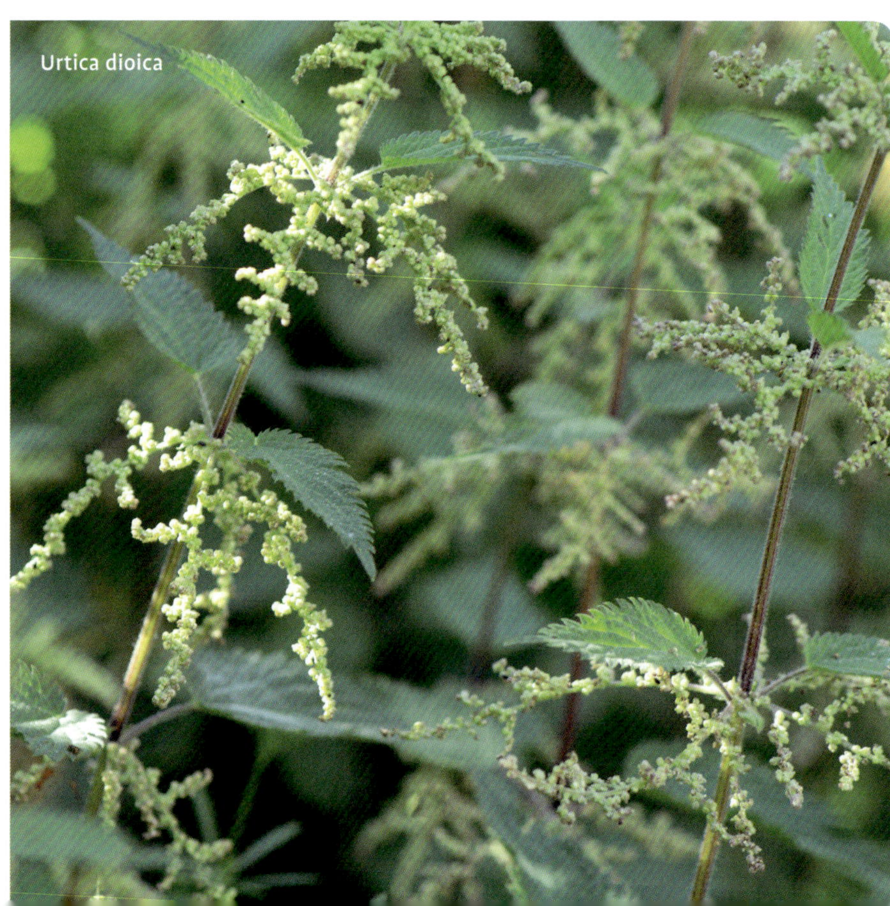
Urtica dioica

ren eine Mangeldurchblutung und eine Mangelernährung der Gelenke. Bereits etwa ab dem 30. Lebensjahr beginnt der langsame alterungsbedingte Abbau des Körpers und somit auch der Gelenke und Knochen (siehe „Osteoporose"). Je besser die Nährstoffversorgung (Vitamine, Mineralien, Spurenelemente etc.) des Körpers in jungen Jahren ist, desto geringer ist das Risiko, eine Arthrose zu bekommen. Anlauf-, Ermüdungs-, und Belastungsschmerz sowie Knacken und Knirschen in den Gelenken sind erste Anzeichen. Verschlimmert sich die Arthrose, kann es zu Dauerschmerzen, Steifigkeit der Gelenke und zu einer eingeschränkten Beweglichkeit kommen.

Arthritis ist nicht gleich Arthritis. Es gibt viele verschiedene Formen. Sie alle haben eine Gemeinsamkeit, nämlich entzündete Gelenke (Arthritis). Die Ursachen sind sehr unterschiedlich: Abnutzung, Autoimmunerkrankungen oder Bakterien können die Gelenkentzündungen auslösen.

Die rheumatoide Arthritis (Chronische Polyarthritis) zählt beispielsweise zu den Autoimmunerkrankungen. Aus noch ungeklärten Gründen greift der Körper eigene Strukturen an, was zu einer Entzündungsreaktion führt. Diese Entzündungsprozesse zerstören nach und nach Knochen- und Knorpelmaterial der Gelenke. Folgen sind deformierte Extremitäten (Hände, Füße) bis hin zur Invalidität.

Die aktivierte Arthrose könnte man eigentlich ebenfalls als Arthritis bezeichnen, denn auch hier findet ein Entzündungsprozess statt, ausgelöst durch die Arthrose (Abnutzung).

Aus einer Abnutzung kann also eine Entzündung entstehen, und eine Entzündung führt unbehandelt zur Zerstörung von Gelenken und Knochen. Zudem können Entzündungen der Gelenke auch auf weitere Strukturen (Muskulatur, Bindegewebe, Organe) übergreifen, was nochmals verdeutlicht, dass Entzündungen schnellstmöglich behandelt werden sollten.

Bei jeder Entzündung entstehen im Körper gewisse Abfallprodukte, die durch eine Stoffwechselunterstützung besser aus dem Körper eliminiert werden können.

SPAGYRISCHE ESSENZEN ZUR UNTERSTÜTZENDEN ANWENDUNG BEI ARTHROSE/ARTHRITIS:

- Arnica montana: wundheilungsfördernd, entzündungshemmend, schmerzstillend
- Equisetum arvense: stoffwechselaktivierend, bindegewebsfestigend, stärkt Bänder und Sehnen, formgebend, schafft Struktur, Gliederung, Klarheit

- Gaultheria procumbens: stark schmerzlindernd und entzündungshemmend
- Thryallis glauca: entzündungshemmend, vermindert Ablagerungen in Gelenken und Wirbelsäule
- Urtica dioica: stoffwechselaktivierend, harnsäureausleitend, entgiftend, reinigend, vitalisierend
- Symphytum officinale (Wallwurz/Beinwell): wichtige Zusatzpflanze des Bewegungsapparats (ohne detailliertes Pflanzenporträt in diesem Buch); fördert die Knochenregeneration nach Verletzungen und Brüchen und zeigt sehr gute Erfolge bei der Osteoporoseprophylaxe, wirkt entzündungshemmend, schmerzstillend, gewebebildend, wundheilungsfördernd und blutstillend

Ergänzung aus der Gemmotherapie: Fraxinus excelsior, Pinus montana, Vitis vinifera

OSTEOPOROSE/KNOCHENBRUCH

Damit ein Knochen brechen kann, braucht es entweder eine relativ starke Einwirkung von Gewalt oder die Knochenstruktur hat an Qualität verloren (Osteoporose).
Unsere Knochen sind wie der Rest des Körpers in stetigem Umbau. Bis etwa zum 30. Lebensjahr baut der Knochen mehr Substanz auf, als er abbaut. Die Knochen erreichen ihre maximale Knochendichte. Durch die normalen Alterungsprozesse verlieren die Knochen langsam wieder an Dichte. Bei einigen Menschen geht das bedingt durch eine Stoffwechselfehlfunktion schneller als bei anderen, was dann zur Osteoporose führen kann.
Wenig körperliche Bewegung, Kalziummangel, Vitamin-D-Unterversorgung und ein Mangel an Östrogen (weil der Östrogenspiegel mit Beginn der Wechseljahre sinkt, sind ältere Frauen häufiger betroffen) begünstigen den normalen alterungsbedingten Abbau der Knochen und somit die Entstehung einer Osteoporose, genauso wie Nikotin, Alkohol und die Langzeiteinnahme von Medikamenten (z. B. Kortison).
Das Ziel der Behandlung ist, einer Osteoporose möglichst vorzubeugen, daher sollten Risikofaktoren gemieden und die Versorgung mit Kalzium und Vitamin D sollte sichergestellt sein.

SPAGYRISCHE ESSENZEN ZUR OSTEOPOROSEPROPHYLAXE UND ZUR UNTERSTÜTZUNG BEI KNOCHENBRUCH

- Equisetum arvense: stoffwechselaktivierend, bindegewebsfestigend, stärkt Bänder und Sehnen, formgebend, schafft Struktur, Gliederung, Klarheit
- Urtica dioica: stoffwechselaktivierend, harnsäureausleitend, entgiftend, reinigend, vitalisierend
- Symphytum officinale (Wallwurz/Beinwell): wichtige Zusatzpflanze des Bewegungsapparats (ohne detailliertes Pflanzenporträt in diesem Buch); fördert die Knochenregeneration nach Verletzungen und Brüchen und zeigt sehr gute Erfolge bei der Osteoporoseprophylaxe, wirkt entzündungshemmend, schmerzstillend, gewebebildend, wundheilungsfördernd und blutstillend

Ergänzung aus der Gemmotherapie: Juniperus communis, Sequoia gigantea, Rubus fruticosus

GICHT

Gicht zählt zu den Stoffwechselkrankheiten, da sie sich aber am Bewegungsapparat zeigt, wird sie fälschlicherweise häufig zu den rheumatischen Erkrankungen gerechnet. Durch eine Störung im Purinstoffwechsel (meist erblich bedingt) kommt es zu einem chronisch erhöhten Harnsäurespiegel. Etwa 80 % der Gichtbetroffenen sind Männer, Frauen trifft es in der Regel erst nach der Menopause, da die weiblichen Hormone sich hier schützend auswirken. Wenn Gicht in der Familie vorkommt, empfiehlt es sich, die Harnsäurewerte immer wieder zu kontrollieren, denn die richtige Ernährung (purinarm) kann vor den sehr schmerzhaften Gichtschüben schützen, und die Folgen der Gicht (Gichtknoten, Dauerschmerzen) können hinausgezögert werden.
Fleischreiche, üppige Mahlzeiten, übermäßiger Alkoholkonsum, Extremdiät oder Fastenkuren sind typische Auslöser eines akuten Gichtanfalls. Dieser zeichnet sich aus durch

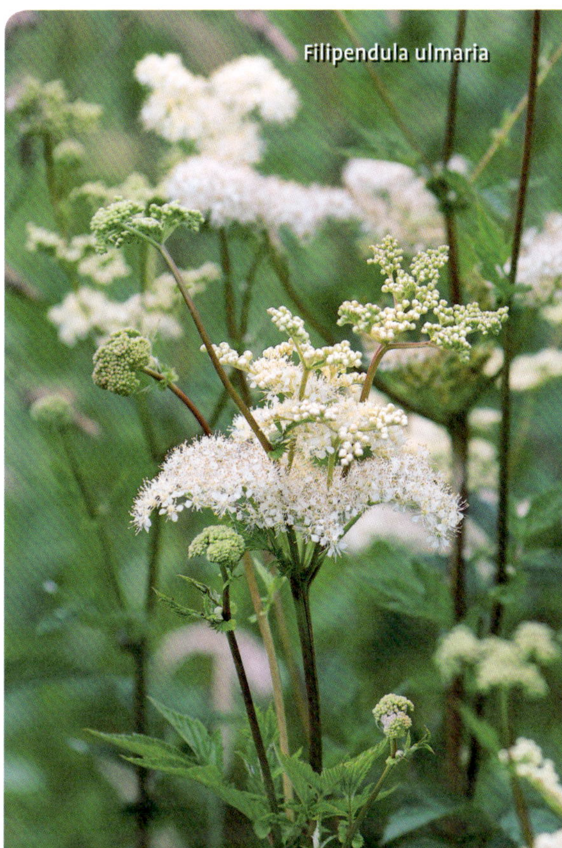
Filipendula ulmaria

meist nächtliche starke Entzündungsanzeichen wie Rötung, Wärme, Schwellung und extreme Druckempfindlichkeit. Das erste betroffene Gelenk ist meist das Großzehengrundgelenk. Die Entzündung kann sich auf Sehnenscheiden und Schleimbeutel ausweiten. Unbehandelt entwickelt sich eine chronische Gicht, und die Entzündungen treten an verschiedenen Gelenken auf.
Die symptomfreie Phase zwischen zwei akuten Gichtanfällen kann je nach Verhaltensweise Wochen bis Jahre dauern.

SPAGYRISCHE ESSENZEN ZUR UNTERSTÜTZENDEN ANWENDUNG BEI GICHT

- Betula pendula: stoffwechselaktivierend, harnsäureausleitend, harntreibend
- Equisetum arvense: stoffwechselaktivierend, bindegewebsfestigend, stärkt Bänder und Sehnen, formgebend, schafft Struktur, Gliederung, Klarheit
- Filipendula ulmaria: schmerzstillend, harnsäureausleitend, stark entzündungshemmend
- Solidago virgaurea: stark harntreibend, entzündungshemmend, schmerzstillend, gefäßwandstärkend, nierenfunktionsverbessernd
- Colchicum autumnale: eine wichtige Gichtpflanze (ohne detailliertes Pflanzenporträt in diesem Buch); entzündungshemmend, schmerzstillend und stark harnsäureausleitend

Ergänzung aus der Gemmotherapie: Juniperus communis, Fraxinus excelsior, Ribes nigrum

RHEUMATISCHE BESCHWERDEN ALLGEMEIN UNTERSTÜTZEN

Bei vielen rheumatischen Beschwerdebildern spielt der Stoffwechsel (alle chemischen Reaktionen des Körpers, die Auf-, Ab- und Umbauprozesse möglich machen) eine entscheidende Rolle. Übersäuerung des Körpers und schlechter Abtransport von Abfallprodukten erhöhen das Erkrankungsrisiko. Die folgenden Essenzen unterstützen den Körper in seinen Stoffwechselvorgängen und beim Abtransport der entstandenen Abfallprodukte. Ebenfalls ist es ratsam, die Leber einzubeziehen (Kapitel „Verdauungstrakt“, Seite 168), da sie eines der wichtigsten Stoffwechselorgane darstellt.

ESSENZEN ZUR ALLGEMEINEN UNTERSTÜTZUNG VON RHEUMATISCHEN BESCHWERDEN

- Betula pendula: stoffwechselaktivierend, harnsäureausleitend, harntreibend
- Equisetum arvense: stoffwechselaktivierend, bindegewebsfestigend, stärkt Bänder und Sehnen, formgebend, schafft Struktur, Gliederung, Klarheit
- Melilotus officinalis: verbessert Blut- und Lymphströmung, entzündungshemmend, schmerzstillend, harntreibend, harnsäureausleitend
- Solidago virgaurea: stark harntreibend, entzündungshemmend, schmerzstillend, gefäßwandstärkend, nierenfunktionsverbessernd
- Urtica dioica: stoffwechselaktivierend, harnsäureausleitend, entgiftend, reinigend, vitalisierend

Ergänzung aus der Gemmotherapie: Pinus montana, Vitis vinifera, Fraxinus excelsior

SPORTVERLETZUNGEN

Prellungen, Verstauchungen, Quetschungen und Muskelkater gehören für viele Sportler und Sportanfänger zum Alltag. Je nach Verletzung kann das Abheilen einige Wochen in Anspruch nehmen. Geduld ist hier ganz wichtig, denn eine zu frühe Wiederaufnahme der sportlichen Betätigung kann die Verletzung verschlimmern.

Vorsicht!

Die Verletzungen sollten bei sehr starken Schmerzen, massivem Anschwellen oder Bewegungseinschränkung und Blutergüssen von einem Arzt untersucht werden, um schwerwiegende Schäden auszuschließen (Muskelrisse, Knochenbrüche etc.).

SPAGYRISCHE ESSENZEN ZUR ANWENDUNG BEI SPORTVERLETZUNGEN

- Arnica montana: wundheilungsfördernd, entzündungshemmend, schmerzstillend, blutstillend; hilft gegen das physische Trauma

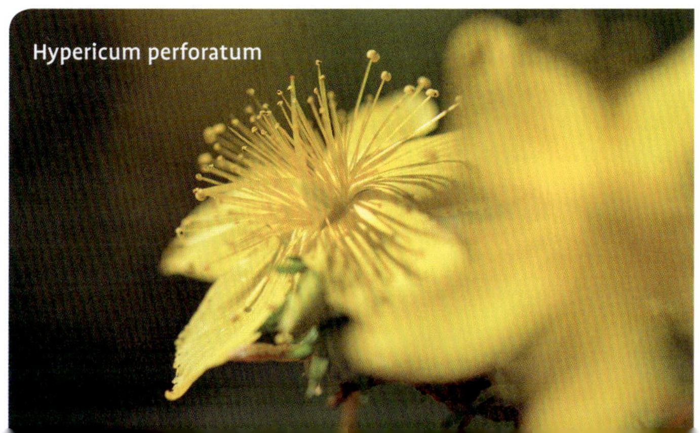
Hypericum perforatum

> Bellis perennis: gleiche Eigenschaften wie Arnika; wird vor allem bei Verletzungen von tiefen Geweben eingesetzt sowie nach Operationen zur Geweberegeneration
> Gaultheria procumbens: stark schmerzlindernd und entzündungshemmend
> Hypericum perforatum: Hauptmittel bei Schnitt- und Nervenverletzungen, schmerzlindernd, entzündungshemmend, wundheilungsfördernd, regenerierend auf Nervengewebe
> Ruta graveolens: krampflösend, kräftigend, schmerzstillend, entzündungshemmend; bei Beschwerden, die durch Überanstrengung und Überbelastung auftreten
> Symphytum officinale (Wallwurz/Beinwell): wichtige Zusatzpflanze des Bewegungsapparats (ohne detailliertes Pflanzenporträt in diesem Buch); fördert die Knochenregeneration nach Verletzungen und Brüchen und zeigt sehr gute Erfolge bei der Osteoporoseprophylaxe, wirkt entzündungshemmend, schmerzstillend, gewebebildend, wundheilungsfördernd und blutstillend

Ergänzung aus der Gemmotherapie: Fraxinus excelsior, Rubus fruticosus, Sequoia gigantea

Tipps zum Bewegungsapparat

Tägliche moderate Bewegung von min. 30 Minuten ist das beste Training für den Bewegungsapparat. Wählen Sie gelenkschonende Sportarten aus (z. B. Walken, Schwimmen, Radfahren, Wandern). Wärmen Sie die Muskulatur vor dem Sport auf. Dehnen Sie Ihre Muskeln, Sehnen und Bänder täglich, so bleiben Sie beweglich. Ausreichende Mineralstoffversorgung respektive eine Mineralstoffsupplementierung sowie die richtige Zusammensetzung der Fettsäuren unterstützen den Bewegungsapparat. Nahrungsergänzungen wie Muschelextrakte, Glucosamine, Chondroitin, MSM und Curcuma sind ebenfalls empfehlenswert. Achten Sie auf eine ausgewogene Ernährung (bei Gicht purinarm) und eine genügend hohe Trinkmenge. Vermeiden Sie Kohlensäure, künstliche Süßstoffe und Konservierungsstoffe, diese belasten den Stoffwechsel.

SEHNENSCHEIDENENTZÜNDUNG

Stechende oder ziehende starke Schmerzen, verursacht durch eine Entzündung, sind typische Anzeichen für eine Sehnenscheiden- oder Sehnenansatzentzündung. Häufig tritt diese im Bereich der Handgelenke, Fußgelenke und des Ellbogens auf. Grundsätzlich ist die Erkrankung überall dort möglich, wo Sehnenscheiden/Sehnenansätze vorhanden sind. Auslöser sind Fehlhaltung (PC-Arbeit), monotone Bewegungsabläufe (Stricken) oder Überbelastung der Bereiche (Sport).

SPAGYRISCHE ESSENZEN ZUR ANWENDUNG BEI SEHNENSCHEIDENENTZÜNDUNG

> Arnica montana: wundheilungsfördernd, entzündungshemmend, schmerzstillend, blutstillend; hilft gegen das physische Trauma
> Ruta graveolens: krampflösend, kräftigend, schmerzstillend, entzündungshemmend; bei Beschwerden, die durch Überanstrengung und Überbelastung auftreten
> Gaultheria procumbens: stark schmerzlindernd und entzündungshemmend

› Filipendula ulmaria: schmerzstillend, harnsäureausleitend, stark entzündungshemmend

Ergänzung aus der Gemmotherapie: Fraxinus excelsior, Sequoia gigantea

Nervensystem

Anatomisch wird das Nervensystem unterteilt in das Zentrale Nervensystem (ZNS) und das Periphere Nervensystem (PNS). Zum ZNS gehören das Gehirn und das Rückenmark. Zum PNS gehören alle Nerven (Neuronen) mit ihren Nervenbahnen. Physiologisch gesehen können wir einen Teil des Nervensystems beeinflussen, nämlich das willkürliche Nervensystem. Der andere Teil arbeitet autonom; auf ihn können wir willentlich keinen Einfluss nehmen, daher wird er unwillkürliches (vegetatives) Nervensystem genannt. Führen Sie beispielsweise die Gabel zum Mund, hilft Ihnen dabei das willkürliche Nervensystem, während die Verdauung ihre Tätigkeit vornimmt, auch wenn Sie sie willentlich nicht damit beauftragt haben.

Für die Aufnahme von äußerlichen Reizen sind die Sinnesorgane zuständig. Augen, Ohren, Nase, Zunge und Haut nehmen über spezielle Rezeptoren Reize wie Kälte, Wärme, Helligkeit, Dunkelheit, Schall, Druck und auch Geschmäcker oder Gerüche auf und wandeln diese in elektrische Impulse um. So können sie von den Nerven weitergeleitet werden, und das ZNS wird mit der nötigen Antwort auf diesen Impuls reagieren.

Das ganze Nervensystem läuft über hochkomplexe Vorgänge, die auch noch mit dem ebenso komplexen Hormonsystem zusammenhängen. Kein Wunder, dass es hier zu den verschiedensten Beschwerdebildern kommen kann, seien es Stress, Nervosität, Prüfungsangst, allgemeine Ängste, Schlaflosigkeit, Überforderung, Erschöpfung oder Kopfschmerzen.

Tipp

Die Vielfalt der Pflanzen, die unser Nervensystem unterstützen können, ist groß. Lesen Sie daher die einzelnen Pflanzenporträts gut durch, bevor Sie sich für die individuell zusammengestellte Auswahl entscheiden. Lassen Sie sich dabei von Ihrer Intuition leiten. Wählen Sie Pflanzen aus, die Sie faszinieren, beeindrucken oder die ein intensives Gefühl bei der Betrachtung auslösen.

NERVOSITÄT/INNERE UNRUHE/STRESS

Nicht jeder Mensch verhält sich gleich wie der andere, wenn er nervös ist oder sich gestresst fühlt. Einige werden ganz still, ziehen sich zurück und wollen niemanden sehen. Andere laufen im Raum umher, sprechen schnell und viel und müssen sich unbedingt mitteilen. Ebenfalls können Schweißausbrüche, Herzrasen, Zittern oder eine veränderte Atmung Anzeichen einer Nervosität sein. Der eine weiß genau, woher die Nervosität kommt, der andere ist sich nicht bewusst, was die Auslöser sind, und beschreibt dann z. B. eine innere Unruhe oder Rastlosigkeit.

SPAGYRISCHE ESSENZEN BEI NERVOSITÄT/INNERER UNRUHE/STRESS:

- Eleutherococcus senticosus: verbessert Anpassungsfähigkeit in Belastungssituationen, reduziert Stress, nervenstärkend, aufbauend
- Humulus lupulus: beruhigend (Unruhe aus dem Bauch heraus), schlaffördernd, angstlösend, leicht stimmungsaufhellend
- Hypericum perforatum: stimmungsaufhellend, nervenstärkend, beruhigend, angstlösend, harmonisierend; wenn Wärme und Licht fehlen
- Lavandula angustifolia: fördert sanfte Ruhe, vermittelt Geborgenheit, nervenberuhigend, nervenstärkend, harmonisierend, krampflösend
- Melissa officinalis: nervenstärkend, beruhigend, schlaffördernd, magenstärkend; wenn Nervosität oder der Stress auf den Magen schlagen

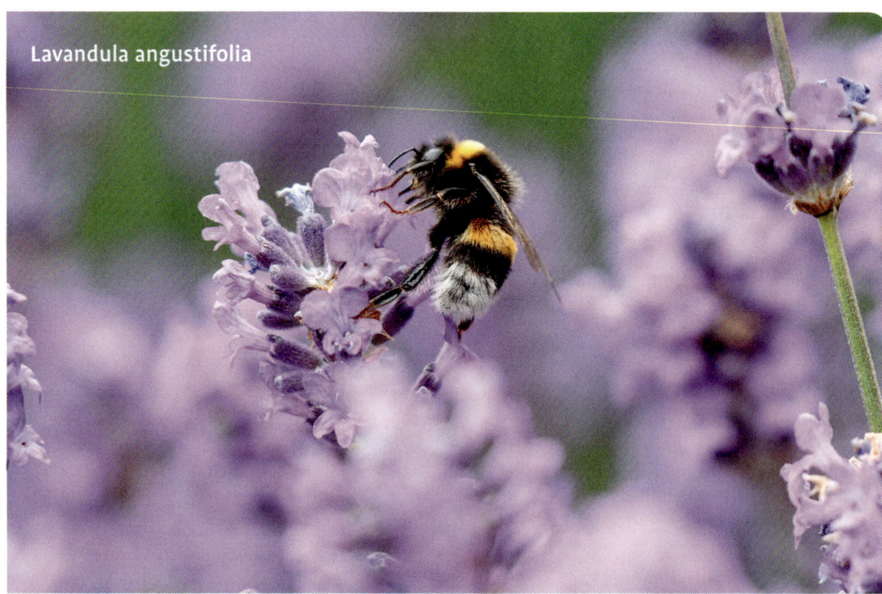
Lavandula angustifolia

- Nicotiana tabacum: beruhigend, mildert Übelkeit, konzentrationsfördernd, appetithemmend, mildert Schwindel, unterstützt die Suchtentwöhnung. (In der spagyrischen Essenz ist kein Nikotin enthalten, dieses wurde beim Herstellungsprozess abgebaut.)
- Strychnos nux vomica: „bei allem, was zu viel ist". Überflutung (Arbeit, Alkohol, Tabak, Fett) führt zu Beschwerden wie beispielsweise Nervenschwäche, Schlafstörungen, Kopfschmerzen oder auch Übelkeit und Erbrechen.
- Valeriana officinalis: beruhigend, konzentrations- und schlaffördernd, krampflösend; typische Rhythmuspflanze: bringt Harmonie und Regelmäßigkeit zurück

Sollten auch leichte Herzbeschwerden oder Blutdruckveränderungen auftreten, finden Sie weitere spagyrische Essenzen zur Anwendung im Kapitel „Herz-Kreislauf-Beschwerden" (Seite 138).

Ergänzung aus der Gemmotherapie: Tilia tomentosa

SCHLAFSTÖRUNGEN

Schlaf dient der körperlichen, geistigen und psychischen Erholung. Zudem werden Sinneseindrücke in der Nacht verarbeitet, und der Körper leistet reichlich Regenerationsarbeit. Während ein Neugeborenes etwa 16–18 Stunden pro Tag schläft, benötigt ein Erwachsener nur etwa sieben bis acht Stunden Schlaf. Neben der Dauer ist die Schlafqualität von wichtiger Bedeutung. Häufige Ursachen für Ein- und Durchschlafstörungen sind Stress, Überbelastung und Anspannung im beruflichen und privaten Umfeld. Es ist wichtig, sich einige Gedanken darüber zu machen, woher die Schlafstörungen kommen, sodass man die Auslöser möglichst eliminieren kann.
Hormonelle Veränderungen während der Menstruation, Schwangerschaft oder den Wechseljahren können bei der Frau zu erheblichen Schlafstörungen führen. Im Kapitel „Frauenbeschwerden" (Seite 183) finden Sie weitere Informationen.
Regelmäßiges Erwachen zwischen 1 und 3 Uhr in der Nacht kann ein Hinweis auf Störungen im Leberstoffwechsel sein (Überforderung). Lesen Sie dazu im Kapitel „Verdauung" den Abschnitt „Leber" (Seite 177).

Vorsicht!

Bei anhaltenden Schlafstörungen mit starker Tagesmüdigkeit muss ein Arzt konsultiert werden, um körperliche und psychische Ursachen ausschließen zu können, die einer anderen Therapie bedürfen.

SPAGYRISCHE ESSENZEN BEI SCHLAFSTÖRUNGEN:

- Crataegus sp.: beruhigt das Herz und die Nerven, schlaffördernd im Alter
- Humulus lupulus: beruhigend (Unruhe aus dem Bauch heraus), schlaffördernd, angstlösend, leicht stimmungsaufhellend
- Hypericum perforatum: stimmungsaufhellend, nervenstärkend, beruhigend, angstlösend, harmonisierend; wenn Wärme und Licht fehlen
- Lavandula angustifolia: fördert sanfte Ruhe, vermittelt Geborgenheit, nervenberuhigend, nervenstärkend, harmonisierend, krampflösend
- Melissa officinalis: nervenstärkend, beruhigend, schlaffördernd, magenstärkend
- Passiflora incarnata: beruhigend, angstlösend, schlaffördernd, haltvermittelnd; bei gedanklicher (Kopf/Gedanken sind immer aktiv) oder körperlicher (ruhelose Beine/ Arme) Ruhelosigkeit
- Piper methysticum: beruhigend, entspannend, angst- und krampflösend; bei Ängsten (Einsamkeit, Isolation, Menschenmassen) und in Überlastungssituationen
- Valeriana officinalis: beruhigend, konzentrations- und schlaffördernd, krampflösend; typische Rhythmuspflanze: bringt Harmonie und Regelmäßigkeit zurück

Ergänzung aus der Gemmotherapie: Tilia tomentosa

ERSCHÖPFUNG/MÜDIGKEIT/ÜBERFORDERUNG

„Ich kann nicht mehr", „Es wird mir zu viel", „Ich schaffe das nicht alles", „Ich bin immer müde". Das sind einige Aussagen, die auf eine Erschöpfung, Überforderung und schlechte Erholung hinweisen. Nehmen Sie die Hinweise ernst. Es ist jetzt an der Zeit, Selbstfürsorge zu üben. Wie können Sie sich stärken? Vergessen Sie auch die Entspannung nicht. Einfache Übungen geben uns Kraft. Auch ein Blick auf die Lebenssituation ist hilfreich. Wie können Sie Pausen in Ihrem Alltag Raum geben? Falls Schlafstörungen zur Erschöpfung beitragen, gibt es im Abschnitt „Schlafstörungen" (Seite 153) weitere Möglichkeiten.

SPAGYRISCHE ESSENZEN ZUR STÄRKUNG BEI ERSCHÖPFUNG, MÜDIGKEIT UND ÜBERFORDERUNG

- Angelica archangelica: nervenstärkend, wärmend, entspannend, verbindend; wenn Stress und Nervosität Auslöser für die Beschwerden sind
- Avena sativa: nervenstärkend, beruhigend, schlaffördernd, stärkend, nährend; ideales Mittel bei Kräftezerfall, Erschöpfung, Niedergeschlagenheit, Ruhelosigkeit und Stress
- Eleutherococcus senticosus: verbessert Anpassungsfähigkeit in Belastungssituationen, reduziert Stress, nervenstärkend, aufbauend
- Piper methysticum: beruhigend, entspannend, angst- und krampflösend; bei Ängsten (Einsamkeit, Isolation, Menschenmassen) und Überlastungssituationen
- Rauwolfia serpentina: beruhigend, blutdrucksenkend, krampflösend, stimmungsaufhellend; bei geistiger Erschöpfung und Konzentrationsschwäche
- Valeriana officinalis: beruhigend, konzentrations- und schlaffördernd, krampflösend; typische Rhythmuspflanze: bringt Harmonie und Regelmäßigkeit zurück

Ergänzung aus der Gemmotherapie: Sequoia gigantea, Quercus robur

KOPFSCHMERZEN/MIGRÄNE

Weit mehr als die Hälfte der Erwachsenen leidet zeitweise an Kopfschmerzen. Häufig hängen Kopfschmerzen mit inneren Anspannungen, Stress oder Druck zusammen. Auch eine verkrampfte Rücken- oder Nackenmuskulatur kann Auslöser oder Begünstiger von Kopfschmerzen sein.
Bei der Diagnose Migräne handelt es sich um wiederkehrende, anfallsartig auftretende Kopfschmerzen, die vorwiegend einseitig auftreten und häufig von zusätzlichen Symptomen wie Übelkeit, Sehstörungen oder einer Überempfindlichkeit gegenüber Licht, Geräuschen und Gerüchen begleitet werden. Die spagyrischen Essenzen können dazu beitragen, die Häufigkeit des Auftretens und die Intensität der Schmerzen zu verringern.

Vorsicht!

Treten bei Kopfschmerzen zusätzlich Schwindel, Erbrechen oder Bewusstseinsstörungen auf oder verstärken sich die Kopfschmerzen immer mehr, muss ein Arzt konsultiert werden. Auch immer wiederkehrende Kopfschmerzen sollten durch einen Arzt abgeklärt werden.

SPAGYRISCHE ESSENZEN BEI KOPFSCHMERZEN UND ZUR UNTERSTÜTZENDEN BEHANDLUNG VON MIGRÄNE

- Aconitum napellus: schmerzstillend, fiebersenkend, angstlösend, beruhigend; bei Kopfschmerzen, die sich anfühlen, als wenn der Kopf in einem Schraubstock eingespannt ist, und die sehr plötzlich und heftig auftreten
- Atropa belladonna: krampflösend, entzündungshemmend, fiebersenkend; bei hämmernden Kopfschmerzen, die durch Reizüberflutung und/oder innere psychische Verkrampfung entstehen
- Gaultheria procumbens: stark schmerzlindernd, entzündungshemmend
- Passiflora incarnata: beruhigend, krampflösend, schmerzstillend, nervenstärkend
- Petasites hybridus: schmerzstillend, stark krampflösend; wichtige Migränepflanze

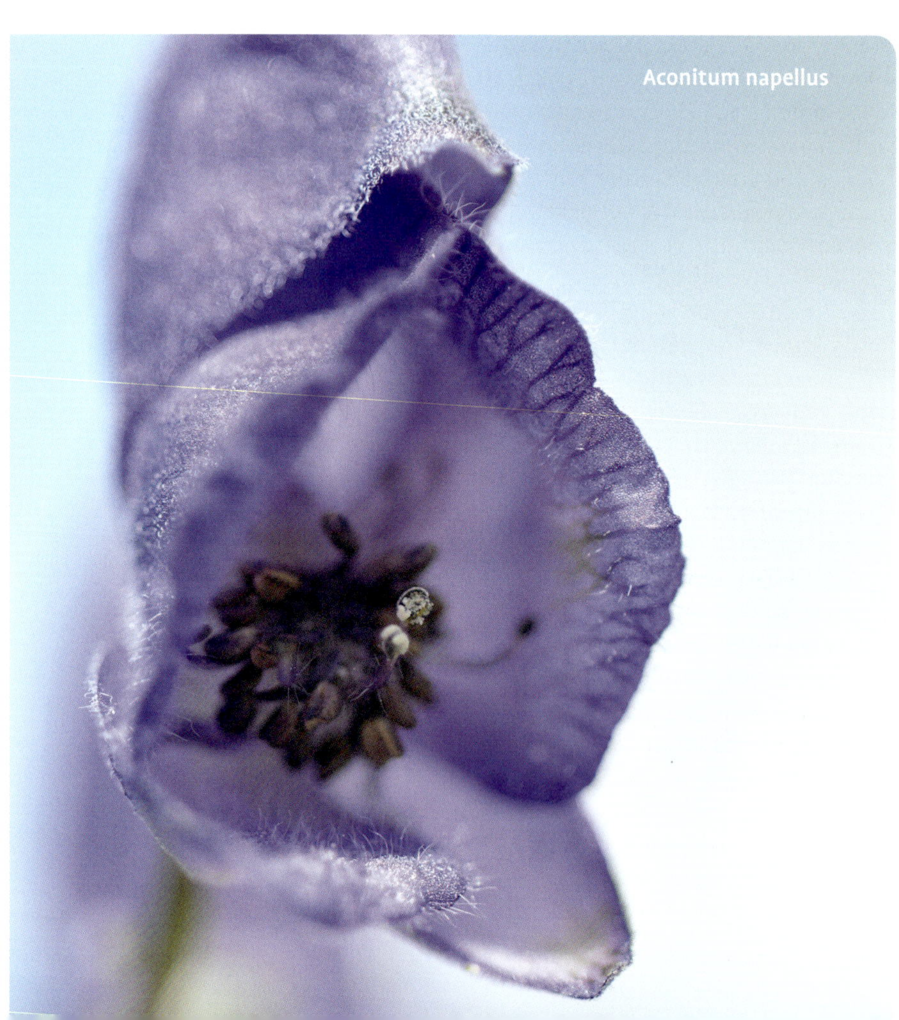
Aconitum napellus

- Rauwolfia serpentina: beruhigend, blutdrucksenkend, krampflösend, stimmungsaufhellend; bei krampfartigen Kopfschmerzen, die mit nervösen Erregungszuständen einhergehen
- Secale cornutum: stark schmerzstillend, entspannend, regulierend auf die Durchblutung; bei Kopfschmerzen mit Schwindelgefühl und/oder Sehstörungen
- Strychnos nux vomica: „bei allem, was zu viel ist". Überflutung (Arbeit, Alkohol, Tabak, Fett) führt zu Beschwerden wie beispielsweise Nervenschwäche, Schlafstörungen, Kopfschmerzen oder auch Übelkeit und Erbrechen.

Ergänzung aus der Gemmotherapie: Salix alba, Rosa canina

Tipps

Es ist grundsätzlich ratsam, die Gründe für die Kopfschmerzen zu finden und diese möglichst zu reduzieren. Wenn es z. B. Stress, Schlafmangel oder eine Verkrampfung sind, die die Kopfschmerzen verursachen oder begünstigen, sollten auch diese Themen angegangen werden. Es kann durchaus hilfreich sein, eine spagyrische Mischung zur Verarbeitung des Stresses oder für einen besseren Schlaf längerfristig einzunehmen und das „Kopfschmerzspray" nur für den Notfall bereitzulegen.

PRÜFUNGSANGST/ÄNGSTE

Prüfungen, ein Vorstellungsgespräch, die neue Schulklasse oder der Antritt eines neuen Jobs ist für die einen kein Problem, für andere sind diese Situationen mit Ängsten und Stress verbunden und hindern die Betroffenen daran, ihr volles Potenzial zu zeigen. Sei es, weil sie beim Sprechen ins Stocken geraten, einen Blackout bekommen, weil die Hände schwitzen, die Beine zittern, das Herz wie wild pocht oder der Darm plötzlich viel zu schnell arbeitet und die Gefahr eines Durchfalls besteht. Damit Sie gelassen an diese Situationen herangehen können, brauchen Sie Vertrauen, Ruhe und Gelassenheit, und dabei können spagyrische Essenzen helfen.

SPAGYRISCHE ESSENZEN ZUR ANWENDUNG BEI PRÜFUNGSANGST/ÄNGSTEN

- Aconitum napellus: angstlösend, beruhigend, schmerzstillend; bei Unruhe, die durch Angst und Panik ausgelöst wird, möglicherweise auch in Begleitung von plötzlichen Kopfschmerzen
- Hypericum perforatum: stimmungsaufhellend, nervenstärkend, beruhigend, angstlösend, harmonisierend; wenn Wärme und Licht fehlen
- Passiflora incarnata: beruhigend, angstlösend, schlaffördernd, haltvermittelnd; bei gedanklicher (Kopf/Gedanken sind immer aktiv) oder körperlicher (ruhelose Beine/Arme) Ruhelosigkeit
- Piper methysticum: beruhigend, entspannend, angst- und

krampflösend; bei Ängsten (Einsamkeit, Isolation, Menschenmassen) und in Überlastungssituationen
- Rauwolfia serpentina: beruhigend, blutdrucksenkend, krampflösend, stimmungsaufhellend; fördert Konzentration und lindert Ängste
- Valeriana officinalis: beruhigend, konzentrations- und schlaffördernd, krampflösend; typische Rhythmuspflanze: bringt Harmonie und Regelmäßigkeit zurück

Ergänzung aus der Gemmotherapie: Ficus carica

RAUCHSTOPP

Wer das Rauchen beenden möchte, muss zwei Abhängigkeiten überwinden: die körperliche und die psychische. Einerseits ist der Körper süchtig nach Nikotin, andererseits machen die Rauchgewohnheiten an sich sozial und emotional abhängig. Wer raucht, kennt das: die obligatorische Zigarette zum Bier oder zum Kaffee, die Zigarette in Stresssituationen, die letzte Zigarette vor dem Schlafengehen usw. All diese kleinen Rituale müssen unterbrochen werden.

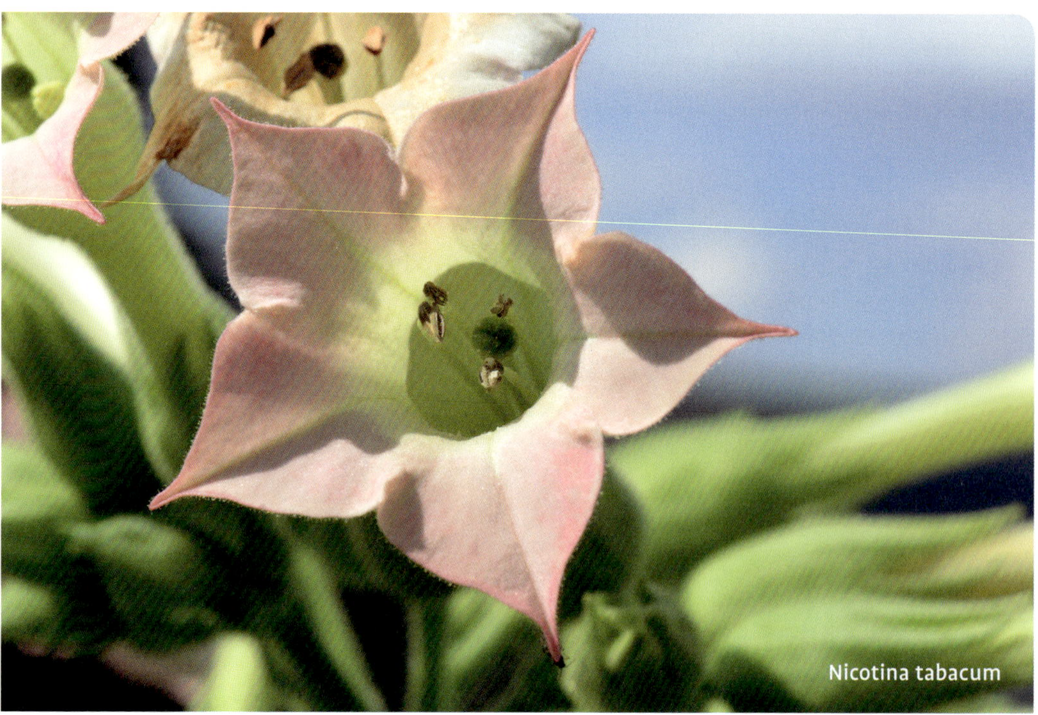

Nicotina tabacum

Blutdruckabfall, Schwindelgefühl, Müdigkeit, Nervosität, Zorn, Reizbarkeit, Konzentrationsstörungen, Ängste, Schlaflosigkeit, starker Appetit und Gewichtszunahme sind einige der häufig vorkommenden Entzugserscheinungen von Nikotin. Am stärksten treten die Symptome in der ersten rauchfreien Woche auf, da der Körper das Nikotin ausscheidet und kein Nachschub mehr kommt. In der Regel sind die Symptome nach etwa einem Monat verschwunden. Dies bedeutet aber nicht, dass man nicht hin und wieder große Lust verspürt, eine Zigarette anzuzünden.
Grundsätzlich muss der Rauchstopp aus eigener Initiative erfolgen, so sind die Erfolgschancen am größten. Ein paar Gedanken zum „Wann" und „Wie" sind sinnvoll, so kann man Rückfälle vermeiden. Möchten Sie Freunde einweihen, die Sie unterstützen, oder gehen Sie den Rauchstopp lieber allein an? Reduzieren Sie sofort auf Null oder beschränken Sie sich im ersten Schritt auf wenige Zigaretten pro Tag? Ein Coaching ist in jedem Fall hilfreich, um der Versuchung widerstehen zu lernen.

SPAGYRISCHE ESSENZEN ZUR UNTERSTÜTZUNG BEIM RAUCHSTOPP

- Avena sativa: nervenstärkend, beruhigend, schlaffördernd, stärkend, nährend; das ideale Mittel bei Kräftezerfall, Erschöpfung, Niedergeschlagenheit, Ruhelosigkeit und Stress
- Eleutherococcus senticosus: verbessert die Anpassungsfähigkeit in Belastungssituationen, reduziert Stress, nervenstärkend, aufbauend
- Nicotiana tabacum: beruhigend, mildert Übelkeit, konzentrationsfördernd, appetithemmend, mildert Schwindel, unterstützt die Suchtentwöhnung. (In der spagyrischen Essenz ist kein Nikotin enthalten, dieses wurde beim Herstellungsprozess abgebaut.)
- Taraxacum officinale: leber- und nierenstoffwechselanregend, ausscheidungsfördernd, harntreibend, verdauungsfördernd
- Solidago virgaurea: harntreibend, wärmend, nierenfunktionsstärkend, fördert die Ausscheidung des Nikotins über den Urin

Ergänzung aus der Gemmotherapie: Ficus carica

Tipps zum Nervensystem

Es ist vielleicht einfacher gesagt als getan, aber versuchen Sie es trotzdem: Finden Sie die Ursachen Ihrer Beschwerden heraus (Schlaf-, Kopfschmerz-, Ernährungstagebuch) und versuchen Sie, die Ursachen zu meiden. Schaffen Sie sich Ruhezonen, Rückzugs- und Ausgleichsmöglichkeiten. Bringen Sie Rhythmus respektive Regelmäßigkeit in Ihr Leben (regelmäßige Schlafzeiten, regelmäßige Mahlzeiten). Yoga, Autogenes Training, Atemübungen, Boxen oder einfach nur ein Spaziergang: Was hilft Ihnen in Ihrer Situation? Probieren Sie es aus. Hat Ihr Körper genügend Ressourcen zur Verfügung: Ernährung, Vitamine, Mineralstoffe, Flüssigkeit, Erholung etc.? Holen Sie sich Unterstützung: Arzt, Naturheilpraktiker, Psychologe, Ernährungsberatung, Schlafberatung usw.

Haut

Die Haut ist das größte Organ und multifunktional. Sie ist die Grenze zur Außenwelt. Dank ihres Säureschutzmantels hält sie im gesunden Zustand Viren, Bakterien, Pilze etc. fern. Wärmehaushalt, UV-Schutz und Stoffaustausch gehören ebenfalls zur Funktion der Haut. Verschiedene Rezeptoren, die in der Haut sitzen, lassen uns Wärme, Kälte, Schmerz und Berührungen spüren. Die Wahrnehmungen werden via Nerven ins Gehirn weitergleitet und verarbeitet. Zudem kann die Haut Stoffwechsel- und Entgiftungsfunktionen des Körpers übernehmen, daher ist bei Hauterkrankungen immer auch an die Entgiftungs- und Ausscheidungsorgane (Leber, Nieren, Darm, Blase etc.) zu denken. Ebenfalls sollte man Aspekte wie Stress, Ängste oder Wut beachten, denn diese beeinflussen in vielen Fällen den Verlauf, die Stärke oder das Auftreten der häufig schubartigen Hauterkrankungen.

Vorsicht!

Eine Abklärung durch den Hausarzt ist in jedem Fall nötig, denn es können schwerwiegende Folgeerkrankungen auftreten. Die spagyrischen Essenzen sind als unterstützende Maßnahme einsetzbar.

AKNE

Unreine, fettig glänzende Haut, Mitesser, Pickel oder Pusteln gehören je nach Stärke der Akne zu ihrem Erscheinungsbild. Akne beginnt in der Pubertät und kann unterschiedliche Ursachen haben. Die Veranlagung (hatten die Eltern Akne, erhöht sich auch das Risiko für die Kinder), die Hormone (Pubertät, Menstruationszyklus, Schwangerschaft), die Reinigungs- und Pflegegewohnheiten, das Klima oder das Essen können mitverantwortlich sein. Akne zeigt sich im Gesicht, am Rücken oder auf der Brust. Falsche Behandlung von Komedonen, Papeln und Pusteln führt zu Narben.

Daher ist es wichtig, die Haut richtig zu pflegen und auf keinen Fall nur austrocknen zu wollen. Lassen Sie sich professionell beraten und vermeiden Sie Lebensmittel, die die Akne verstärken.

Die leichte Akne (Acne comedonica) kann sehr gut selbst behandelt werden. Bei einer mittelschweren Akne (Acne papulopustula) ist eine Abklärung sinnvoll und die schwere Akne (Acne conglobata) gehört in die Hände eines Hautarztes.

SPAGYRISCHE ESSENZEN BEI AKNE

Die drei Hauptessenzen:

- Fumaria officinalis: hautstoffwechselverbessernd, gesamtstoffwechselanregend, entgiftend; Basis für alle chronischen Hauterkrankungen

- Viola tricolor: stoffwechselanregend, entzündungshemmend, juckreizstillend, antimikrobiell, leicht schmerzstillend, verbessert Struktur und Regenerationsfähigkeit der Haut
- Urtica dioica: gesamtstoffwechselregulierend, entzündungshemmend, juckreizstillend, lindert Brennen und Hitzegefühl

Ergänzende Essenzen:
- Vitex agnus-castus: bei Mädchen und Frauen, wenn die Hormone (Zyklus, Schwangerschaft, Pubertät) auf die Akne Einfluss nehmen
- Cardiospermum halicacabum: bei starken Entzündungen mit Juckreiz
- Bellis perennis: zur Regeneration bei tiefen Papeln und Pusteln, nach operativen Eingriffen (wenn Aufschneiden durch den Arzt nötig war)
- Calendula officinalis: entzündungshemmend, schmerzstillend, regenerierend, vermindert Narbenbildung
- Geranium robertianum: bei hartnäckiger Akne, mit schlechter Wundheilung und vermehrter Eiterbildung (Papeln, Pusteln)
- Taraxacum officinale: wenn fettiges Essen und Alkohol die Akne verstärken, leberstoffwechselaktivierend

Ergänzung aus der Gemmotherapie: Castanea sativa, Juglans regia, Ulmus minor

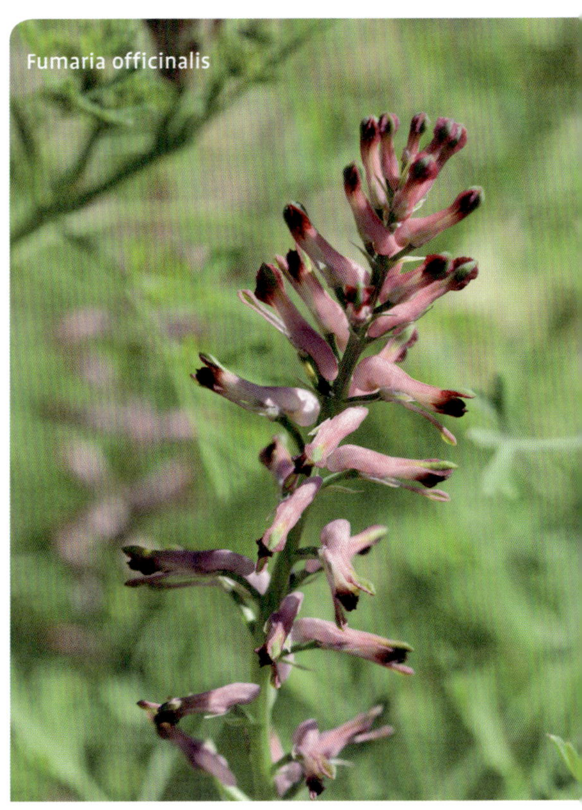
Fumaria officinalis

EKZEM/NEURODERMITIS

Es gibt verschiedene Formen von Ekzemen. Eingeteilt werden können sie nach zeitlichem Auftreten (akut, chronisch, wiederkehrend) oder aufgrund ihrer Ursache(n). Das sogenannte exogene Ekzem entsteht aufgrund eines äußeren Reizes, der allergisch (Nickel, Latex, Bestandteile von Kosmetika etc.) oder toxisch (giftig) bedingt sein kann. Bei den toxisch bedingten Ursachen denkt man vielleicht an Säuren oder Laugen, typisch sind

aber z. B. auch Kot und Urin am Babypo, die für ein exogenes Ekzem, die Windeldermatitis, verantwortlich sind.
Das endogene Ekzem ist eine angeborene (durch innere Faktoren ausgelöste) Hauterkrankung, bei der die genauen Ursachen noch nicht vollständig geklärt sind. Man geht davon aus, dass eine genetisch fixierte Überempfindlichkeit von Haut und Schleimhäuten zu den Beschwerden führt. Das endogene Ekzem wird häufig auch als Neurodermitis bezeichnet. Der Milchschorf bei Babys gehört ebenfalls zu dieser Kategorie von Hauterkrankungen.
Da es bei endogenen Ekzemen teilweise zu Begleit- oder Folgeerkrankungen kommen kann (Asthma bronchiale, allergische Konjunktivitis oder Rhinitis), ist die Abklärung durch einen Arzt nötig. Die spagyrischen Essenzen können zur Unterstützung in die Behandlung miteinbezogen werden. Bei exogenen Ekzemen unbedingt den Reizstoff meiden.
Ein akutes Ekzem zeigt Entzündungszeichen wie Rötung, Hitze, evtl. Bläschenausschlag mit Flüssigkeitsaustritt, es kann Juckreiz vorhanden sein. In der Abheilungsphase kann Krusten- und Schuppenbildung auftreten.
Das chronische Ekzem zeigt eine übermäßige Hautverhornung, starke Schuppenbildung und eine Verdickung der Haut an gewissen Bereichen. Auch beim chronischen Ekzem kann Juckreiz vorhanden sein.

SPAGYRISCHE ESSENZEN BEI EKZEM/NEURODERMITIS

Sie folgen nach dem Thema Schuppenflechte.

SCHUPPENFLECHTE/PSORIASIS

Eine chronische Erkrankung der Haut, die relativ häufig in Schüben verläuft und auch die Zehen- und Fingernägel betreffen kann. Man geht davon aus, dass es sich bei der Psoriasis um eine genetisch bedingte Autoimmunerkrankung handelt, die durch Faktoren wie Infektionskrankheiten, Verletzungen der Haut, Sonnenbrand, emotionaler Stress, mechanische Reizung, Hormone, gewisse Arzneimittel, Stoffwechselstörungen usw. beeinflusst wird.
Die Symptome sind Entzündungen der Haut mit Rötung, stark beschleunigte Hautzellbildung, starke Schuppenbildung, Juckreiz und Schmerz. Die Areale sind klar begrenzt.
Die Reifung der Hautzellen – von ihrem Entstehungsort, bis sie an der Hautoberfläche absterben – dauert im gesunden

Zustand 28 Tage. Bei Psoriasis verkürzt sich diese Zeit auf vier bis acht Tage, was zu verdickten silberschuppigen Hautarealen führen kann. Beim Kratzen oder im Extremfall durch Einreißen der trockenen Haut kann es zu örtlichen Blutungen kommen.

GRUNDESSENZEN ZUR UNTERSTÜTZENDEN BEHANDLUNG VON HAUTERKRANKUNGEN

- Fumaria officinalis: hautstoffwechselverbessernd, gesamtstoffwechselanregend, entgiftend; Basis für alle chronischen Hauterkrankungen; zudem unterstützt sie das „Verdauen" von Emotionen
- Viola tricolor: stoffwechselanregend, entzündungshemmend, juckreizstillend, antimikrobiell, leicht schmerzstillend, verbessert Struktur und Regenerationsfähigkeit der Haut
- Urtica dioica: gesamtstoffwechselregulierend, entzündungshemmend, juckreizstillend, lindert Brennen und Hitzegefühl

ERGÄNZENDE ESSENZEN JE NACH SYMPTOMEN UND ART DER HAUTERKRANKUNG

- Bellis perennis: zur Regeneration bei tieferen Hautverletzungen mit Folgen wie Rissen, Blutungen und Entzündungen
- Betula pendula: bei immer wiederkehrenden Beschwerden, als Ausleit- und Stoffwechselmittel bei chronischen Beschwerden

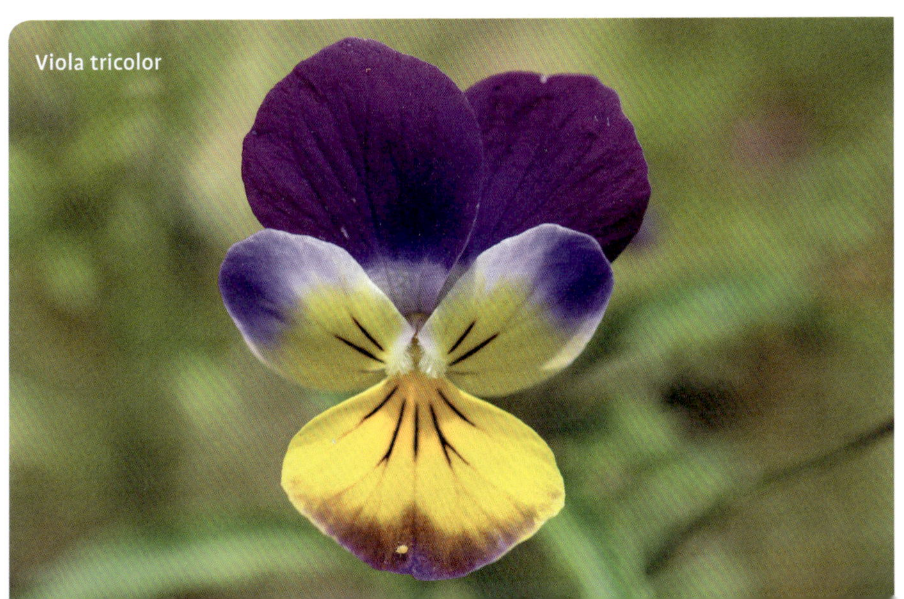
Viola tricolor

- Calendula officinalis: entzündungshemmend, schmerzstillend, regenerierend, zur Verminderung der Narbenbildung
- Cardiospermum halicacabum: bei starken Entzündungen mit Juckreiz, wirkt kühlend und besänftigend
- Chelidonium majus: bei Psoriasis und Hauterkrankungen mit Bezug zum Leberstoffwechsel; vermittelt neue Vitalität, unterstützt Haut und Schleimhäute
- Equisetum arvense: stoffwechselanregend, bindegewebsfestigend, formgebend; schafft Struktur, Gliederung und Klarheit
- Glechoma hederacea: stark ausleitend, bringt Verborgenes an die Oberfläche, bei hartnäckigen, schlecht heilenden Hauterkrankungen
- Foeniculum vulgare: das Mittel der ersten Wahl bei Kindern mit Milchschorf/Neurodermitis; fördert die Ausreifung der Darmschleimhaut und trägt somit zu einer positiven Entwicklung bei
- Hypericum perforatum: stärkt die Nerven und mindert Überreizungen, Fehlreize, Hypersensibilität; entzündungshemmend, schmerzstillend, harmonisierend; ordnet, was „aus den Fugen" geraten ist
- Solidago virgaurea: entzündungshemmend, schmerzstillend, gefäßstärkend, harntreibend; fördert die Entgiftungsfunktion der Niere, ist ebenfalls ein Harmonisierungsmittel (siehe „Hypericum")
- Thryallis glauca: bei allergisch bedingten Hauterkrankungen, antiallergisch, juckreizmildernd
- Thuja occidentalis: starkes Stoffwechselmittel, angezeigt bei Pustelbildung, Brennen, Juckreiz bis hin zu eitrigen Verletzungen. Als Grenzpflanze hilft sie beim Abstecken der Grenzen (Haut-Schleimhaut-Barriere, Sich-abgrenzen-Können auch auf der Gefühlsebene).

Tipps rund ums Thema Haut

Auf ausgewogene Ernährung achten. Bei Hautreaktionen auf bestimmte Nahrungsmittel sind diese mindestens für eine gewisse Zeit zu meiden. Einnahme von Nachtkerzen- oder Borretschölkapseln zur Linderung von trockener, juckender Haut. Trinkmenge überprüfen; Wasser ist ein wichtiges Transport-, Verdünnungs-, Ausscheidungsmittel und daher unverzichtbar, auch beim Thema Haut. Bei Neurodermitis und Psoriasis können Hautpflegeprodukte mit Hamamelis eingesetzt werden. Da Kortison nicht nur positive Wirkungen auf die Haut hat, ist ein sparsamer Einsatz anzuraten.

Ergänzung aus der Gemmotherapie: Betula pendula, Ulmus minor, Juglans regia, Ribes nigrum

Da der Magen-Darm-Trakt und das Nervensystem einen großen Einfluss auf die Haut haben, ist es angezeigt, vor allem bei chronischen und immer wiederkehrenden Beschwerden diese Kapitel miteinzubeziehen. Eine Darmsanierung oder eine Unterstützung im Bereich Stressmanagement kann wesentlich zur Verbesserung der Beschwerdebilder beitragen.

INSEKTENSTICHE/BISSE

Insektenstiche sind meistens vor allem eines: lästig! Hat ein Insekt zugestochen, sind es in der Regel Speichelbestandteile, die eine Abwehrreaktion unseres Immunsystems hervorrufen. Je nach Empfindlichkeit des Menschen können nach einem Insektenstich Juckreiz, Schwellung, Rötung bis hin zu Quaddelbildung auftreten. Gerade der Juckreiz birgt eine zusätzliche Gefahr, denn durch Aufkratzen der Stichstelle können sich diese durch Verunreinigungen (Schmutz, Bakterien) entzünden, und die Abheilung wird erschwert. Zudem wird das Speichelsekret der Insekten durch die erhöhte Durchblutung schneller und weiter im Körper verteilt, die Abwehrreaktion des Immunsystems wird intensiver, was zu verstärkten Symptomen führen kann.
Einigen Insekten dürstet es nach unserem Blut, es ist ihre Nahrung (Stechmücken, Zecken, Bettwanzen), bei vielen Insekten sind wir eher zufällige Opfer (Flöhe, die von Haustieren auf uns ausweichen) oder ihr Angriff gilt der Selbstverteidigung (Biene, Wespe, Hummel, Ameise, Spinne usw.). Einige Insektenstiche bringen weitere Gefahren mit sich, da die Insekten Träger von Bakterien oder Viren sein können, die zu schwerwiegenden Erkrankungen führen können. Typische Beispiele sind die Zecken und einige Stechmückenarten. Der Stich einer einheimischen Stechmücke ist in der Regel ungefährlich. Gebietsfremde Arten verursachen zum Teil stärkere Abwehrreaktionen des Körpers, was mit stärkeren Symptomen einhergeht.
Einsatz von Repellentien (Substanzen zur Abwehr der Insekten), Moskitonetze, Insektengitter, passende Kleidung, geschlossene Schuhe, evtl. Socken über die Hose ziehen (Zecken) sind der beste Schutz vor den lästigen Insektenstichen, egal ob zu Hause oder in der Ferne.

Vorsicht!

Bei Personen mit einer Allergie gegen ein bestimmtes Insekt (Biene, Wespe etc.) kann ein Stich im schlimmsten Fall tödlich enden. Die spagyrischen Essenzen sind nicht als Notfallmedikation bei Allergikern einzusetzen!

SPAGYRISCHE ESSENZEN BEI INSEKTENSTICHEN

- Plantago lanceolata: juckreizstillend, entzündungshemmend, antimikrobiell, wundheilend
- Artemisia absinthium: hilft bei der Ausleitung des „Insektengiftes“ und lindert dadurch die Beschwerden
- Nicotiana tabacum: beruhigend auf Nervenreize, juckreizmildernd, verstärkt die Ausleitung des „Insektengiftes“
- Thryallis glauca: antiallergisch, juckreizmildernd
- Cardiospermum halicacabum: bei starken Entzündungen mit Juckreiz, wirkt kühlend und besänftigend

- Thuja occidentalis: starkes Stoffwechselmittel, angezeigt bei Pustelbildung, Brennen, Juckreiz bis hin zu eitrigen Verletzungen. Als Grenzpflanze hilft sie beim Abstecken der Grenzen (Haut-Schleimhaut-Barriere, Sich-abgrenzen-Können auch auf der Gefühlsebene).
- Vincetoxicum hirundinaria: antiviral, antibakteriell, entgiftend, harn- und schweißtreibend
- Glechoma hederacea: stark ausleitend, bringt Verborgenes an die Oberfläche, bei hartnäckigen, schlecht heilenden Insektenstichen, Beschwerden lange nach Akutphase

Ergänzung aus der Gemmotherapie: Ribes nigrum

WARZEN

Warzen sind Wucherungen der Hautoberfläche und zählen zu den gutartigen Hauttumoren. Auslöser der Warzen sind verschiedene Typen von humanen Papillomaviren (HPV, es gibt über 100 Typen), die durch direkten Körperkontakt übertragen werden. Eine gesunde Haut und ein intaktes Immunsystem vermindern das Risiko einer Ansteckung. Gereizte, trockene, oder aufgeweichte, feuchte (z. B. nach Schwimmbadbesuch) Haut bietet ideale Eintrittspforten, und

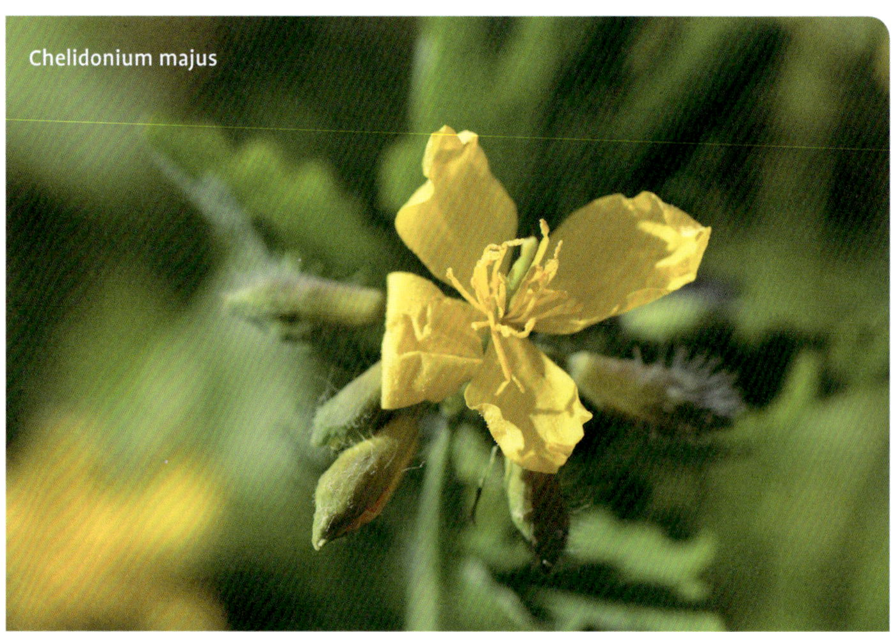
Chelidonium majus

ein geschwächtes Immunsystem (auch durch Stress, Sorgen etc.) erhöht das Risiko einer Ansteckung.
Die sogenannte „gewöhnliche Warze“ und die Dornwarze, die vor allem an Händen und Füßen auftreten, eignen sich für eine Selbstbehandlung mit Spagyrik. Bei allen anderen Warzen/Hautwucherungen (z. B. an Schleimhäuten, im Gesicht oder auch auf dem Rücken) ist ein Arzt aufzusuchen. Gerade bei Kindern sollte darauf geachtet werden, dass sie die Warzen nicht aufkratzen, nicht daran herumspielen, -ziehen, -beißen. Dies erhöht das Infektionsrisiko durch Verunreinigungen und die Verbreitung der Warzen.

SPAGYRISCHE ESSENZEN BEI WARZEN

- Chelidonium majus: stoffwechselanregend, entgiftend, ausleitend; vermittelt neue Vitalität und unterstützt Haut und Schleimhäute in ihrer Funktion
- Glechoma hederacea: stark ausleitend, bringt Verborgenes an die Oberfläche, bei hartnäckigen, immer wieder auftretenden Warzen
- Taraxacum officinale: leber- und nierenstoffwechselanregend, ausscheidungsfördernd
- Thuja occidentalis: starkes Stoffwechselmittel, angezeigt bei Pustelbildung, Brennen, Juckreiz, Warzenbildung. Als Grenzpflanze hilft sie beim Abstecken der Grenzen (Haut-Schleimhaut-Barriere, Sich-abgrenzen-Können auch auf der Gefühlsebene).

Ergänzung aus der Gemmotherapie: Ficus carica, Rosa canina

FIEBERBLASEN/LIPPENHERPES/HERPES LABIALIS

Auslöser für die Erkrankung ist das Herpes-simplex-Virus I (HSV I). Häufig wird es bereits im frühen Kindesalter übertragen; man geht davon aus, dass zwei Drittel der Weltbevölkerung das Virus in sich haben. Als erste Symptome treten Kribbeln, Juckreiz und Spannungsgefühl an und um die Lippen, teilweise um die Naseneingänge auf, darauf folgt eine Bläschenbildung, die sich unterschiedlich stark ausprägen kann. Die Abheilung dauert ca. zehn Tage.
Die Erkrankung ist in den meisten Fällen harmlos, selten kann es zu einer durch das Virus ausgelösten Enzephalitis (Entzündung des Gehirns) kommen. Bei Verdacht auf Befall um die

Augen oder im Genitalbereich ist ein Arzt aufzusuchen.
Die Herpes-simplex-Viren können sich in einen bestimmten Bereich der Nerven (Nervenganglien) zurückziehen und verschwinden so aus dem Radar unseres Immunsystems, daher kann es immer wieder zu einem Ausbruch kommen. Begünstigend wirken: fieberhafte Erkrankungen (daher der Name Fieberblase), UV-Strahlen, emotionaler Stress, Immunschwäche, zu starke körperliche Belastung, Hormonschwankungen.
Ein geeignetes Produkt (Creme, Gel) für die äußerliche Anwendung unterstützt die Abheilung.

SPAGYRISCHE ESSENZEN BEI FIEBERBLASEN/LIPPENHERPES/HERPES LABIALIS

- Melissa officinalis: antiviral, eindämmend auf die Ausbreitung der Fieberblase
- Thuja occidentalis: starkes Stoffwechselmittel, angezeigt bei Bläschenbildung, Brennen, Juckreiz
- Vincetoxicum hirundinaria: antiviral, antibakteriell, entgiftend, harn- und schweißtreibend

ERGÄNZENDE ESSENZEN

- Viola tricolor: hautregenerierend, bei vielen Bläschen, großer Krustenbildung, erneutem Aufreißen, schlechter Abheilung
- Calendula officinalis: entzündungshemmend, schmerzstillend, regenerierend, zur Verminderung der Narbenbildung
- Glechoma hederacea: stark ausleitend, bringt Verborgenes an die Oberfläche, bei hartnäckigen, immer wieder auftretenden Fieberblasen
- Vitex agnus-castus: ist dann angezeigt, wenn Ausbruch der Fieberblasen mit hormonellen Schwankungen (Monatszyklus, Schwangerschaft) einhergeht

Ergänzung aus der Gemmotherapie: Rosa canina, Quercus robur, Ulmus minor

Verdauungstrakt

Der Verdauungstrakt ist eines der komplexesten Systeme des Körpers. So vielfältig wie seine Aufgaben sind, so vielfältig sind auch die Beschwerden, die ihn belasten können. Der Verdauungstrakt startet im Mund und endet beim After. Bereits beim ersten Hineinbeißen in unser Essen wird die Verdauung durch das Kauen gestartet. Schon der Geruch nach Essen kann das Wasser (Speichel) im Munde zusammenlaufen lassen. Neben Mund, Magen und Darm gehört die Leber als sehr wichtiges Verdauungsorgan ebenfalls zum Thema Verdauungstrakt.

BESCHWERDEN IM MUNDBEREICH

Aphthen, Mundfäule: Unter Aphthen versteht man kleine, runde, akut entzündete, schmerzende, klar abgegrenzte Geschwüre der Mundschleimhaut. Sie können einzeln oder auch in Gruppen auftreten. Sie kehren häufig wieder, und ihre Abheilung kann zwischen einer und vier Wochen dauern. Die Ursachen der Aphthen sind bis heute nicht ganz klar. Man vermutet verschiedene Einflüsse wie mangelnde Mundhygiene, bestimmte Nahrungsmittel (z. B. Nüsse, Schokolade, Zitrusfrüchte), Vitaminmangel oder hormonelle Ursachen. Eine genetische Komponente scheint gesichert. Frauen sind häufiger betroffen als Männer.

Mund- und Zahnfleischentzündungen: entzündete, gerötete, schmerzempfindliche, geschwollene und häufig bei Berührung (z. B. Zähneputzen) blutende Bereiche des Mundes oder Zahnfleischs, die akut oder chronisch sein können. Ungenügende Mundhygiene, kleine Verletzungen (z. B. durch Zahnbürste, heiße Getränke, Zahnspangen), zu viel Zahnstein oder Fremdkörper am Zahnfleischrand können als Auslöser infrage kommen. Bakterien verschlechtern die Situation, die Entzündung breitet sich im Mundraum weiter aus. Unbehandelt kann dies zum Rückgang des Zahnfleisches und damit zu freiliegenden Zahnhälsen führen, im schlimmsten Fall ist sogar ein Zahnverlust möglich.

Mundsoor (mehr dazu im Kapitel „Kinder"): eine Pilzinfektion (Candida albicans), die vor allem bei Säuglingen im Bereich der Mundschleimhaut auftreten kann. Ein weißer Belag bildet sich auf Zunge und Wangenschleimhaut. Säugling und Mutter geben sich die Infektion häufig hin und her, daher ist es wichtig, dass beide gleichzeitig behandelt werden. Neben Säuglingen sind häufig Menschen mit einem stark geschwächten Immunsystem betroffen. Eine antimykotisch (gegen den Pilz) wirksame Salbe ist für den Erfolg der Behandlung unumgänglich.

SPAGYRISCHE ESSENZEN ZUR BEHANDLUNG VON BESCHWERDEN IM MUNDBEREICH

- Arnica montana: entzündungshemmend, wundheilend
- Arum maculatum (Aronstab): wichtige Zusatzpflanze für die Mund- und Rachenschleimhäute (ohne detailliertes Porträt in diesem Buch); wirkt entzündungshemmend und schmerzstillend bei brennenden und stechenden Schmerzen, kräftigt die Stimmbänder und lindert Heiserkeit.
- Salvia officinalis: entzündungshemmend, antibakteriell, wundheilend (nicht bei stillenden Müttern anwenden, da es milchbildungshemmend wirken kann)
- Usnea barbata: immunsystemstärkend, antibakteriell, pilzhemmend
- Tropaeolum majus: antiviral, antibakteriell, pilzhemmend
- Betula pendula: Ausleit- und Stoffwechselmittel, bei chronischen Beschwerden einzusetzen

Ergänzung aus der Gemmotherapie: Ribes nigrum, Rosa canina

BESCHWERDEN IM MAGEN-DARM-BEREICH

Ein bisschen zu schnell oder zu viel gegessen, ungewohnte Nahrungsmittel, die die Verdauung ins Stocken geraten lassen oder einfach das Gefühl, die Verdauung läuft nicht ganz rund. Immer wieder wechselnde Beschwerden wie leichte Krämpfe,

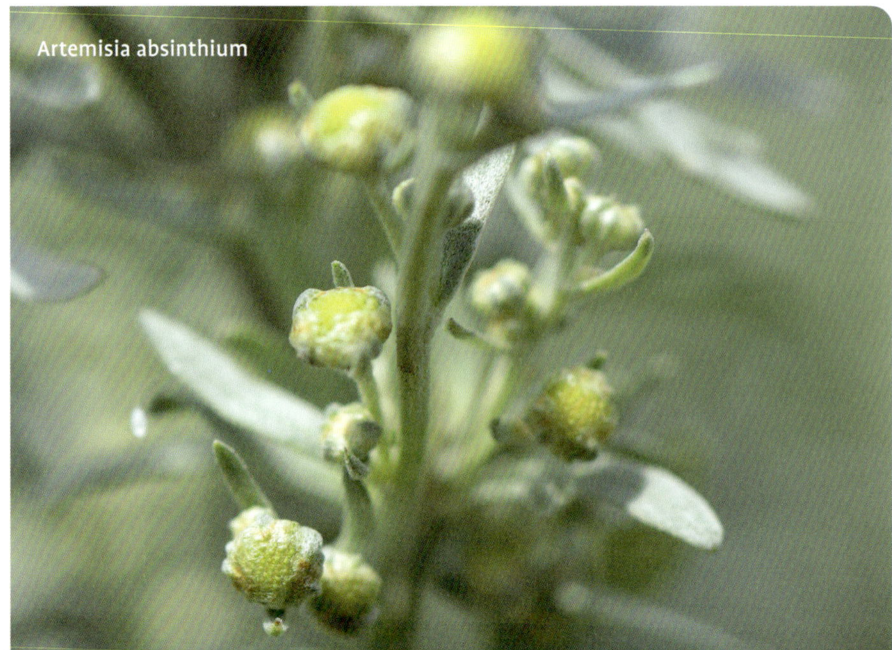
Artemisia absinthium

leichtes Völlegefühl, leichte Blähungen oder einfach kein Appetit tauchen auf und sind Hinweise auf eine Verdauungsstörung.

WICHTIGE SPAGYRISCHE GRUNDESSENZEN ZUR STÄRKUNG UND ANREGUNG DES MAGEN-DARM-BEREICHS

- Achillea millefolium: regulierend auf den gesamten Verdauungstrakt, entzündungshemmend, krampflösend, blähungswidrig, bei Brechreiz, Durchfall, Verstopfung, Verdauungsbeschwerden
- Angelica archangelica: stärkt, wärmt, entspannt den Magen, magensaftsekretionsfördernd, krampflösend
- Artemisia abrotanum: stärkend, reinigend, regulierend auf den gesamten Verdauungstrakt, entzündungshemmend, wärmend, appetitanregend, regulierend bei Durchfall und Verstopfung
- Artemisia absinthium: bei unspezifischen Magen-Darm-Leiden, appetitanregend, verdauungsfördernd, blähungswidrig, säureregulierend
- Zingiber officinale: speichel-, magen- und gallensaftsekretionsfördernd, verbessert Darmperistaltik (Verdauungsbewegung), blähungswidrig

DARMKOLIKEN (KRÄMPFE)

Das krampfartige, äußerst schmerzhafte Zusammenziehen der Därme wird als Kolik bezeichnet. Die Beschwerden kommen häufig als Symptom des sogenannten Reizdarms vor und sind in diesem Fall psychosomatisch bedingt, das heißt, Auslöser sind Stress und starke psychische Belastung. Ebenfalls kommen die Koliken häufig bei chronischen Darmentzündungen, Morbus Crohn und Colitis ulcerosa vor. Sie können aber auch bei einer Magen-Darm-Grippe auftreten. Krämpfe beim Säugling (sogenannte Dreimonatskoliken) sind in der Regel nicht entzündlich bedingt, sondern haben mit der Anpassung und Regulation des noch nicht ausgereiften Verdauungstraktes zu tun (siehe Kapitel „Kinder“, Seite 195).

Spagyrische Essenzen bei Darmkoliken: Von den Grundessenzen (Abschnitt „Allgemeine Verdauungsstörungen – Grundessenzen“, Seite 171) passen Achillea millefolium und Angelica archangelica.

- Foeniculum vulgare: verdauungsfördernd, krampflösend, blähungswidrig

Vorsicht!

Halten die Schmerzen länger als einen Tag an, steigert sich die Intensität, verschlimmert sich der Allgemeinzustand oder kommen Symptome wie Fieber, Schweißausbrüche oder Erbrechen hinzu, muss sofort ein Arzt konsultiert werden. Es könnte sich um eine Gallen-, Nieren- oder Pankreaskolik handeln.

- Chamomilla recutita: krampflösend, magenstärkend, entzündungshemmend
- Petasites hybridus: stark krampflösend auf gesamten Verdauungstrakt
- Melissa officinalis: bei allen nervös bedingten Verdauungsstörungen
- Mentha piperita: entkrampfend, stärkend, blähungswidrig

Ergänzung aus der Gemmotherapie: Tilia tomentosa, Ficus carica

BLÄHUNGEN

Unter Blähungen versteht man die normalen Darmgase, die sich im Verdauungstrakt durch die Verdauung bilden. Störend werden sie vor allem dann, wenn sie gehäuft auftreten, stark riechen oder wenn der Abgang über den Anus nicht funktioniert, die Gase sich im Darm anreichern, sodass krampfartige Schmerzen die Folge sind. Treten die Gase vor allem nach stark fetthaltigem Essen auf, sollten unbedingt auch Essenzen aus dem Bereich „Leber-Galle-Aktivierung" gewählt werden. Begünstigend wirken außerdem kohlensäurehaltiges Wasser,

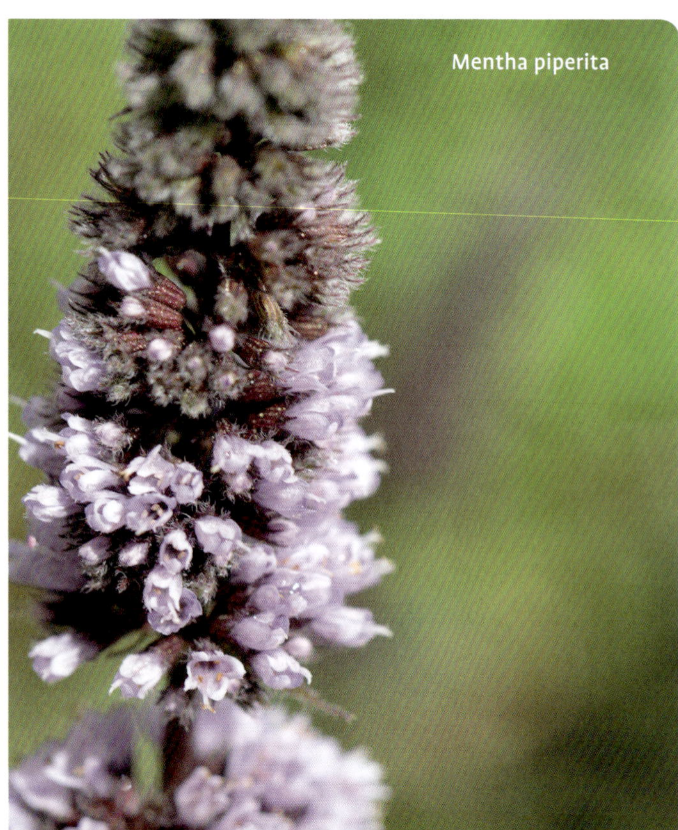
Mentha piperita

hektisches Essen, Luftschlucken und blähungsfördernde Lebensmittel, z. B. Kohl, Hülsenfrüchte und stark zuckerhaltige Produkte.

Spagyrische Essenzen gegen Blähungen: Aus den Grundessenzen (siehe Seite 171) würden sich hier Artemisia absinthium und Zingiber officinale gut eignen.

- Foeniculum vulgare: verdauungsfördernd, entkrampfend, blähungswidrig
- Mentha piperita: entkrampfend, stärkend, blähungswidrig
- Pimpinella anisum : stark blähungswidrig, krampflösend, beruhigend

Ergänzung aus der Gemmotherapie: Juglans regia

ÜBELKEIT UND ERBRECHEN

Als Folge einer Lebensmittelvergiftung oder einer Magen-Darm-Grippe sind Übelkeit und Erbrechen als Schutzmaßnahme des Körpers zu verstehen. Erreger wie Viren oder Bakterien sollen so rasch wie möglich wieder aus dem Kreislauf ausgeschleust werden. Sollte innerhalb von zwei bis drei Tagen keine Besserung eintreten, muss ein Arzt konsultiert werden.

Bei der Reisekrankheit leiten das Gleichgewichtsorgan und das Auge dem Zentralnervensystem (ZNS) unterschiedliche Reize weiter. Das Auge sendet ein Standbild, wohingegen das Gleichgewichtsorgan viele Richtungs- und Höhenwechsel meldet. Diese unterschiedlichen Reize führen dazu, dass das ZNS nicht richtig darauf reagieren kann. Es entstehen die typischen Anzeichen der Reisekrankheit wie Unwohlsein, Übelkeit, Erbrechen, Schwindel oder Blässe.

Die genauen Ursachen der Schwangerschaftsübelkeit respektive des Schwangerschaftserbrechens sind bis heute noch nicht ganz klar. Man nimmt an, dass es mit den Veränderungen im Hormonhaushalt der Frau zu tun hat (siehe Kapitel „Frauenbeschwerden“, Seite 183).

Spagyrische Essenzen gegen Übelkeit und Erbrechen: Von den Grundessenzen (siehe Seite 171) passt hier Achillea millefolium.

- Zingiber officinale: lindert Übelkeit und Brechreiz
- Melissa officinalis: beruhigend auf überreizte Nerven, lindert nervös bedingte Übelkeit und Erbrechen
- Mentha piperita: übelkeits- und brechreizlindernd, entkrampfend, blähungswidrig, stärkend

- Cynara scolymus: übelkeits- und brechreizlindernd nach fettigem Essen

MAGENBRENNEN

Saures Aufstoßen und Brennen in der Magengegend sind typische Symptome, die auf eine übermäßige Säureproduktion des Magens hinweisen. Die Ursachen können sehr unterschiedlich sein. Genussgifte (Alkohol, Nikotin, Koffein), Medikamente (häufige Einnahme von Schmerzmitteln), die Gefühlslage (Stress, Ängste, Sorgen), aber auch genetische Komponenten kommen infrage.
Ein Brennen hinter dem Brustbein, das meist nach dem Liegen zu spüren ist, kann auf einen schlechten Verschluss des Speiseröhrenschließmuskels hinweisen. Durch Rückfluss des Mageninhalts entzündet sich die Schleimhaut in der Speiseröhre. Die Ursachen für eine Speiseröhrenschließmuskelschwäche sind häufig unbekannt, es wird eine ärztliche Abklärung angeraten.
Spagyrische Essenzen gegen Magenbrennen: Neben Achillea millefolium, Angelica archangelica und Artemisia absinthium aus den Grundessenzen (siehe Seite 171) kommen folgende Essenzen infrage:

- Chamomilla recutita: entzündungshemmend, krampflösend, magenstärkend
- Gaultheria procumbens: schmerzhemmend und entzündungshemmend

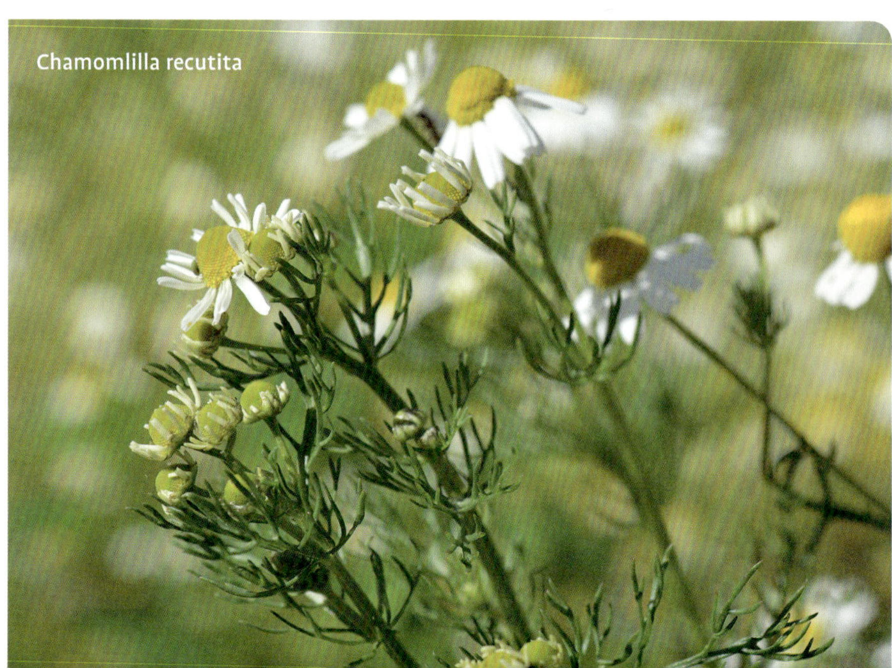
Chamomlilla recutita

- Ebenfalls infrage kommt Glycyrrhiza glabra (Süßholz), das einen stark schleimhautschützenden Effekt mit sich bringt (ohne eigenes Pflanzenporträt in diesem Buch).

Ergänzung aus der Gemmotherapie: Ficus carica

DURCHFALL UND VERSTOPFUNG

Von Durchfall spricht man, wenn die Darmentleerung häufiger als dreimal täglich und breiig bis wässrig vonstattengeht. Akuter Durchfall tritt meist als Folge einer Fehlbesiedlung von krankmachenden Bakterien oder Viren im Darm auf, kann aber auch die Folge von Stress oder Angst (Prüfungsangst) sein. Chronische Durchfälle müssen ärztlich abgeklärt werden, es könnte sich um psychosomatisch bedingte Durchfälle handeln (Reizdarm) oder auch um schwerwiegende Erkrankungen wie Colitis ulcerosa oder Morbus Crohn.

Bei der Verstopfung geht es um eine zu langsame Entleerung des Darmes. Die Darmentleerung findet nur ein- bis zweimal wöchentlich statt. Häufig ist der Stuhl hart, trocken oder knollig und die Entleerungsprozedur ist schmerzhaft und zeitintensiv. Genügend Flüssigkeit und Ballaststoffe in der Ernährung sind ein wichtiger Grundstein. Lesen Sie auch die Tipps am Ende dieses Kapitels.

Durchfall und Verstopfung haben häufig psychosomatische Hintergründe. Sie können auf die Themen „Loslassen“ und „Festhalten“ hinweisen. In diesem Fall kann es ratsam sein, auch den Abschnitt „Nervensystem“ (Seite 151) durchzulesen, um die Essenzenauswahl zu optimieren.

Spagyrische Essenzen zur Regulierung der Darmentleerung: Als regulierende Pflanzen (also bei Durchfall und Verstopfung) können Achillea millefolium (Schafgarbe) und Artemisia abrotanum (Eberraute) aus den Grundessenzen (siehe Seite 171) eingesetzt werden.

- Hydrastis canadensis: bei Verstopfung mit knolligem, schleimigem Stuhl
- Strychnos nux vomica: krampfartige Verstopfung mit eher kleinknolligem Stuhl
- Taraxacum officinale: ausscheidungsfördernd, regt Verdauungssäfte an, fördert Stuhlgang
- Fumaria officinalis: verdauungsaktivierend, krampflösend, stärkt Verdauungstrakt bei chronischer Verstopfung

- Cynara scolymus: bei Verstopfung mit Völlegefühl, Blähungen und Krämpfen; Ausgleichspflanze bei Menschen, die von einem Extrem ins andere wechseln (Nulldiät zu Fressattacke und wieder zurück)

Ergänzung aus der Gemmotherapie: Juniperus communis

Vorsicht!

Sollte der Durchfall von Fieber und starken Schmerzen begleitet sein, muss ein Arzt konsultiert werden. Dasselbe gilt, wenn der Durchfall bei Säugling und Kleinkind länger als 24 Stunden und beim Erwachsenen länger als drei Tage anhält. Ärztliche Behandlung ist bei chronischem Durchfall zwingend nötig, damit die Ursachen abgeklärt werden können.

Gegen Durchfall können die folgenden Pflanzen eingesetzt werden, die in diesem Buch nicht detailliert porträtiert werden, aber bei Durchfall eine starke Wirkung zeigen:

- Sanguisorba officinalis (Großer Wiesenknopf): Dank seiner entzündungshemmenden, zusammenziehenden und antiseptischen Wirkung wird der Durchfall gestoppt.
- Quercus robur (Stieleiche) vereint eine antimikrobielle, entzündungshemmende und zusammenziehende Wirkung, die den Durchfall lindert.
- Rubus fruticosus (Brombeere): Unspezifische Sommer-, Reise- und Brechdurchfälle sind ihr Spezialgebiet. Sie wirkt entzündungshemmend, stark zusammenziehend und stärkt den Körper während und nach den Strapazen eines Durchfalls.

Ergänzung aus der Gemmotherapie: Vaccinium vitis-idaea

Es ist zwingend nötig, bei Durchfall viel Wasser oder Elektrolytlösung (findet man im Fachhandel) zu trinken, damit der Wasser- und Mineralsalzverlust ausgeglichen werden kann.

GEWICHTSREGULIERUNG/APPETITHEMMUNG

Wer kennt es nicht: Die Hose zwickt, beim schönen Sommerkleidchen vom letzten Jahr geht der Reißverschluss nicht mehr zu, der Anzug spannt nicht wegen des großen Bizeps, sondern weil das Wohlstandsbäuchlein immer mehr Platz einnimmt. Wer überflüssige Kilos loswerden will, kommt nicht umhin, seine Ernährung zu analysieren, schlechte Essgewohnheiten loszuwerden und Bewegung in sein Leben zu bringen. Durchhaltevermögen und Disziplin sind gefragt. Lassen Sie sich von kleinen Rückschlägen nicht entmutigen. Teilziele sind motivierend und lenken die Gedanken weg vom scheinbar unerreichbaren Hauptziel. Die richtigen spagyrischen Essenzen können helfen, die gesteckten Ziele zu erreichen, da sie die Verdauung optimieren, appetithemmend wirken und den Stoffwechsel bei der Ausscheidung unterstützen. Sie sind aber kein Ersatz für eine ausgewogene Ernährung und Bewegung.

SPAGYRISCHE ESSENZEN ZUR GEWICHTSREGULIERUNG

- Avena sativa: unterstützt die Menschen, die das Thema Essen als Belohnung oder Sucht sehen; stärkt Durchhaltewillen und Nerven, bringt Energie
- Allium sativum: darmfloraregulierend, antibakteriell verdauungsverbessernd, cholesterinsenkend
- Betula pendula: stoffwechselanregend, harntreibend, säureausscheidend
- Cynara scolymus: verdauungsfördernd, Ausgleichspflanze bei Menschen, die von einem Extrem ins andere wechseln (Nulldiät zu Fressattacke und wieder zurück)
- Punica granatum: appetitregulierend, vitalisierend, lindert Heißhunger
- Taraxacum officinale: leber- und nierenstoffwechselanregend, gallenflussanregend, ausscheidungsfördernd, harntreibend
- Urtica dioica: stoffwechselanregend, harnsäureausscheidend, entgiftend, reinigend, vitalisierend

Ergänzung aus der Gemmotherapie: Ficus carica, Juniperus communis

DIE LEBER

Die Leber ist das größte Stoffwechselorgan des menschlichen Körpers. Ihre Aufgaben sind unglaublich vielfältig. Sie ist am Kohlenhydrat-, Eiweiß- und Fettstoffwechsel beteiligt.
Sie betreibt Umbau-, Aufbau- und Abbauarbeiten im Körper, ist für die Entgiftung (körpereigene Abfallprodukte, Medikamente, Alkohol etc.) zuständig und produziert zahlreiche Blutbestandteile. Zu ihren Aufgaben gehört auch die Regulierung der Blutfettwerte (Cholesterin). Sie produziert den Gallensaft, der dann in der Gallenblase gespeichert und bei Bedarf ausgeschüttet wird.
Ist die Leberleistung vermindert, treten nach dem Genuss von fettreichen Lebensmitteln Verdauungsstörungen wie Völlegefühl, Blähungen und Unwohlsein auf. Betroffene erwachen häufig in der Nacht zwischen 1 und 3 Uhr. In dieser Zeit ist

die Leber mit Entgiftung, Um-, Auf- und Abbau beschäftigt, wohingegen am Tag die Verdauung der Nahrung im Vordergrund steht.

SPAGYRISCHE ESSENZEN ZUR UNTERSTÜTZUNG DER LEBER-GALLE-FUNKTIONEN UND ZUR REGULATION VON ERHÖHTEN BLUTFETTWERTEN (CHOLESTERIN)

Vorsicht!

Falls Magen-Darm-Beschwerden länger als vier Wochen anhalten oder immer wieder gehäuft auftreten, muss ein Arzt konsultiert werden, damit ernsthafte Erkrankungen ausgeschlossen werden können.

- Achillea millefolium: gallenflussanregend, leberschützend, blähungswidrig, anregend auf Verdauungstrakt
- Artemisia absinthium: leberanregend, gallentreibend, verdauungsfördernd, stärkend auf Verdauungstrakt
- Allium sativum: antibakteriell, darmfloraregulierend, verdauungsfördernd, cholesterinregulierend
- Chelidonium majus: gallenflussfördernd, gesamtstoffwechselanregend, leberstoffwechselunterstützend
- Cynara scolymus: leberstoffwechselunterstützend, leberzellregenerierend, entgiftend, gallenflussanregend, verdauungsfördernd, regulierend auf Blutfett- und Cholesterinwerte
- Taraxacum officinale: leber- und nierenstoffwechselanregend, gallenflussanregend, ausscheidungsfördernd, harntreibend

Ergänzung aus der Gemmotherapie für die Leber: Rosmarinus officinalis, Juniperus communis

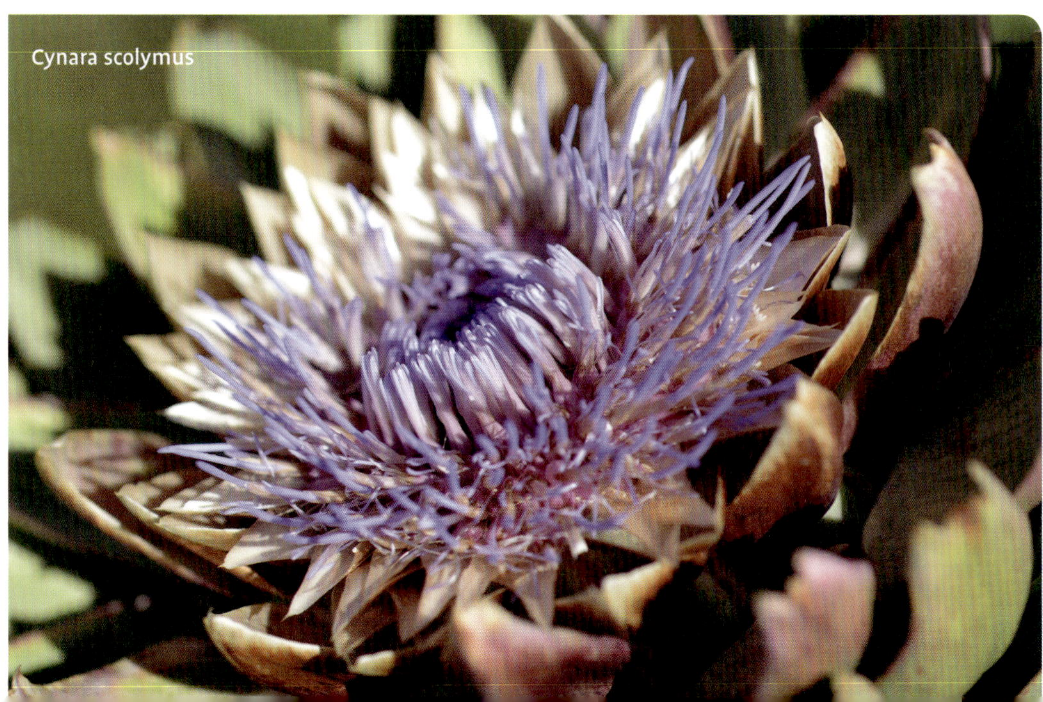
Cynara scolymus

DARMSANIERUNG

Sowohl bei anhaltenden Magen-Darm-Beschwerden wie auch bei Allergien (Heuschnupfen), Hauterkrankungen (Neurodermitis, Psoriasis) oder chronischen Erkrankungen des Atemtrakts kann die Durchführung einer Darmsanierung zur Linderung der Beschwerden beitragen. Dies hat einerseits damit zu tun, dass ein Teil der Abwehr in unserem Verdauungstrakt beheimatet ist, aber auch damit, dass nur ein gesunder Darm fähig ist, die Nahrung aufzunehmen und eine Barriere für unerwünschte Bestandteile darzustellen. Eine Darmsanierung beruht auf einer gründlichen Reinigung des Verdauungstrakts, einer Anregung der Verdauungs- und Ausleitungsorgane (Leber und Nieren) und einem Aufbau der Darmflora. Sie dient dazu, Entzündungsherde im Darm zu reduzieren, die Verdauungsorgane in ihrer Funktion zu unterstützen und etwaige Unterfunktionen auszugleichen.
Lassen Sie sich durch eine Fachperson zum Thema Darmsanierung beraten. Es gibt verschiedene Möglichkeiten, die individuell auf Ihre Bedürfnisse angepasst werden können und sollten.

Tipps zum Thema Verdauungstrakt

Die Ernährung optimieren: frische, möglichst biologisch angebaute Lebensmittel verwenden, abwechslungsreiche, farbenfrohe Gerichte genießen. Qualität statt Quantität, dies gilt vor allem für Fette, Öle und Fleisch/Fleischprodukte. Selbst zubereiten, Konservierungsstoffe vermeiden. Warme, gekochte Speisen erleichtern die Verdauung. Mit den richtigen Gewürzen die Verdauung unterstützen, z. B. Rosmarin bei Fleischgerichten, Dill bei Fisch und Gurken oder auch Curry, um den Magen zu stärken. Langsames Essen und gutes Kauen, denn das regt die Verdauungssäfte an. Möglichst verzichten auf künstliche Süßstoffe, Süßgetränke, Genussmittel (Alkohol, Nikotin, Koffein). Eisgekühlte Getränke meiden, denn sie hemmen die Verdauung. Auf genügend Flüssigkeitszufuhr in Form von Wasser oder ungesüßtem Tee achten. Regelmäßige Bewegung fördert das gesamte Wohlbefinden und kann bei der Regulierung der Verdauung unterstützend wirken. Wärmende Auflagen (Wickel, Wärmeflasche) oder ein warmes Bad bringen bei krampfartigen Schmerzen Linderung. Bauchmassagen mit ätherischen Ölen aus Anis, Fenchel, Lavendel oder Kamille wirken krampflösend und beruhigend. Dazu wird ein Esslöffel Basisöl (Mandel-, Jojoba-, Sonnenblumen- oder Olivenöl) mit 2–3 Tropfen ätherischem Öl angereichert und damit der Bauch mit sanften, kreisenden Bewegungen massiert.

Nieren und Blase

So große Zahlen mögen erstaunen, aber dieses Wunder leistet der Körper: Jeden Tag fließen etwa 1700 l Blut durch die Nieren. Sie bilden ca. 170 l Primärharn, der in einem komplexen Prozess auf ca. 1,5 l Sekundärharn reduziert wird. Dieser gelangt über den Harnleiter in die Blase, wo er gesammelt und dann bei der Blasenentleerung über die Harnröhre ausgeschieden wird. Verschiedene Abfallprodukte des Stoffwechsels (z. B. Harnstoff, Harnsäure, Medikamente) werden mit dem Harn ausgeschieden. Die Nieren regulieren den Säure-Basen-Haushalt, den Wassergehalt und den osmotischen Druck der Körperflüssigkeiten. Sie sind ebenfalls beteiligt an der Regulation des Blutdrucks und bilden einige hormonähnliche Substanzen, die der Körper benötigt, um seine Funktionen ausüben zu können.

BLASENENTZÜNDUNG

Bei der Blasenentzündung gelangen unerwünschte Bakterien (in den meisten Fällen Escherichia coli) über die Harnröhre in die Blase, vermehren sich und lösen so die unangenehmen Beschwerden aus. Frauen sind viel häufiger betroffen, da ihre Harnröhre deutlich kürzer ist als die des Mannes. Die Anzeichen für eine Blasenentzündung sind Schmerzen und Druckgefühl in der Blasengegend und meist auch vermehrter Harndrang. Beim Wasserlösen kann ein Brennen oder ein krampfartiger Schmerz auftreten. Unbedingt genügend Flüssigkeit zuführen. Siehe Zusatzmaßnahmen!

Vorsicht!

Wenn die Beschwerden länger als drei Tage andauern, Blut im Urin ist, Fieber oder ein aufsteigender Schmerz in Richtung Nierengegend auftreten sollte, muss sofort ein Arzt konsultiert werden, da der Verdacht auf eine Nieren- bzw. Nierenbeckenentzündung vorliegt. Bei mehrmaligem Auftreten einer Blasenentzündung innerhalb eines Jahres sollten die Ursachen ebenfalls durch einen Arzt abgeklärt werden.

SPAGYRISCHE ESSENZEN ZUR BEHANDLUNG VON BLASENENTZÜNDUNG

- Betula pendula: stoffwechselanregend, harntreibend, ausscheidungsfördernd, säureausleitend
- Equisetum arvense: harntreibend, stoffwechselaktivierend, strukturierend und stärkend auf Blasenmuskulatur
- Urtica dioica: stoffwechselanregend, harntreibend, harnsäureausleitend, entgiftend, reinigend und vitalisierend
- Solidago virgaurea: harntreibend, entzündungshemmend, schmerzstillend, krampflösend, wärmend und stärkend auf Nierengewebe

Zusatzmaßnahmen zur Behandlung von Blasenentzündung

Mindestens 2,5 l Flüssigkeit in Form von Wasser oder Blasen-Nieren-Tee (Bärentrauben-, Birken-, Brennnesselblätter, Schachtelhalm und Goldrute) trinken. Die Einnahme von Preiselbeersaft (ohne Zuckerzusatz) oder D-Mannose ist ebenfalls ratsam. Mehrmaliges Auftreten einer Blasenentzündung hat häufig einen emotionalen Bezug (Beziehungsprobleme, Ängste, Sorgen etc.), bei dem Angelica archangelica eingesetzt werden kann. Weitere Tipps: nach Geschlechtsverkehr Blase entleeren, Baumwollunterwäsche, keine Slipeinlagen, milchsäurehaltiges Gel anwenden für Stabilisierung des pH-Wertes der Intimschleimhaut, keine übertriebene Hygiene.

- Tropaeolum majus: antibakteriell, pilzhemmend, antiviral, entzündungshemmend, abwehrsteigernd

Ergänzung aus der Gemmotherapie: Ribes nigrum, Vaccinium vitis-idaea, Calluna vulgaris

HARNINKONTINENZ

Bei der Harninkontinenz können die betroffenen Personen nicht mehr willentlich bestimmen, wann und wo sie ihre Blase entleeren. Die Menge des unfreiwilligen Urinverlustes ist sehr unterschiedlich und auch ursachenabhängig.
Zwei häufige Formen der Harninkontinenz sind: Stressinkontinenz (durch geschwächte Beckenbodenmuskulatur) sowie Überlaufinkontinenz (meist in Verbindung mit Prostatabeschwerden).
Spagyrische Essenzen folgen nach der Erläuterung zur Reizblase.

Vorsicht!

Gerade ältere Menschen äußern sehr häufig, dass sie extra wenig trinken, damit sie nicht so häufig zur Toilette gehen müssen. Das ist für die Funktion der Niere leider völlig kontraproduktiv. Es ist in jedem Fall sehr wichtig, dass trotz Inkontinenz ausreichend getrunken wird! Lassen Sie Ihre Harninkontinenz vom Arzt abklären, da sich auch schwerwiegende Krankheiten dahinter verbergen können.

REIZBLASE

Unter einer Reizblase versteht man eine hyperaktive (überaktive) Blase. Es tritt ein plötzlicher, heftiger und häufiger Harndrang bei wenig Füllmenge auf. Viele Entleerungen mit jeweils geringen Urinmengen sind die Folge. Auch das nächtliche Urinieren wird häufiger. Frauen sind öfter betroffen als Männer. Es handelt sich um eine nichtentzündliche Erkrankung der Blase.
Die Reizblase kann mit einer Urininkontinenz einhergehen, welche z. B. durch Husten, Niesen, Lachen oder Heben auftreten kann. In diesem Fall spricht man von einer Belastungsinkontinenz. Halten die Beschwerden länger als ein paar Tage an oder treten immer wieder auf, ist eine ärztliche Untersuchung notwendig.

SPAGYRISCHE ESSENZEN ZUR UNTERSTÜTZENDEN BEHANDLUNG VON INKONTINENZ UND REIZBLASE

- Equisetum arvense: harntreibend, stoffwechselaktivierend, strukturierend und stärkend auf Blasenmuskulatur
- Hypericum perforatum: nervenberuhigend, nervenstärkend, beruhigt die hyperaktive Blase
- Humulus lupulus: beruhigend, antibakteriell, pilzhemmend, reizlindernd

- Plantago lanceolata: kräftigend auf Blasengewebe, stark reizlindernd, entzündungshemmend
- Ruta graveolens: kräftigend auf Blasenmuskulatur, wärmend, harntreibend, krampflösend
- Solidago virgaurea: harntreibend, entzündungshemmend, schmerzstillend, krampflösend, wärmend und stärkend auf Nierengewebe

SPEZIELL FÜR DIE FRAU

- Angelica archangelica: reguliert und stärkt das weibliche Genitalsystem, beruhigend auf das Nervensystem
- Cimicifuga racemosa: hormonregulierend, bei Beschwerden während der Wechseljahre
- Punica granatum: hormonregulierend, vitalisierend, stärkend

SPEZIELL FÜR DEN MANN

Zwei sehr typische Essenzen für Männerbeschwerden im Bereich des Harntrakts (ohne detailliertes Pflanzenporträt in diesem Buch):

- Epilobium palustre (Sumpf-Weidenröschen): entzündungshemmend, antibakteriell, verlangsamt Prostatawachstum, reduziert Harndrang und Harnträufeln
- Clematis recta (Aufrechte Waldrebe): entzündungshemmend, harntreibend, wärmend auf Harntrakt, reduziert Beschwerden der gutartigen Prostatavergrößerung

PROSTATABESCHWERDEN (BENIGNE PROSTATA-HYPERPLASIE/GUTARTIGE PROSTATAVERGRÖSSERUNG)

Die Prostata ist eine Drüse, die die Harnröhre des Mannes umschließt und ein Sekret produziert, das für die Beweglichkeit der Spermien verantwortlich ist. Während der Pubertät wächst diese zu einem ungefähr walnussgroßen Organ heran, das ca. 20 g schwer ist. Bei etwa 50 % der Männer beginnt die Prostata ab ca. 40 Jahren wieder zu wachsen, was in diesem Fall unerwünscht ist. Die Gründe sind nicht vollständig geklärt, jedoch stellt man eine Veränderung der Hormonverhältnisse beim Mann fest. Es kommt zu einer Verschiebung der Hormone: weniger typische männliche Hormone (Androgene, Testosteron), dafür mehr weibliche Hormone (Östrogene).

Die Folgen der Vergrößerung sind eine Einengung der Harnröhre und Druck auf die Blase, was dann zu sogenannten Miktionsstörungen führt. Zum Beispiel: nächtliches Wasserlassen, häufiges Wasserlassen, Schmerzen beim Wasserlassen, Verzögerungen beim Wasserlassen, schwacher Harnstrahl, ständiges Harntröpfeln, Gefühl von unvollständiger Entleerung und im schlimmsten Fall Verschluss der Harnröhre. Bitte denken Sie daran, ausreichend Flüssigkeit zu sich zu nehmen. Die gutartige Prostatavergrößerung ist eine chronische Erkrankung und kann nicht geheilt werden. Ziel der Behandlung sind das langsamere Fortschreiten und die Linderung der Beschwerden. Genau darauf zielen auch die folgenden spagyrischen Essenzen ab.

Vorsicht!

Es ist unabdingbar, bei den ersten Anzeichen auf eine Prostatavergrößerung einen Arzt aufzusuchen, sodass das Stadium der Erkrankung festgestellt und eine Tumorerkrankung ausgeschlossen werden kann (Prostatakrebs). Regelmäßige Vorsorgeuntersuchungen ab ca. 50 Jahren sind für die Früherkennung empfehlenswert.

SPAGYRISCHE ESSENZEN ZUR UNTERSTÜTZENDEN BEHANDLUNG BEI PROSTATABESCHWERDEN:

Epilobium palustre und Clematis recta sind sehr typische Essenzen für Männerbeschwerden im Bereich des Harntrakts (ohne detailliertes Pflanzenporträt in diesem Buch).

- Epilobium palustre (Sumpf-Weidenröschen): entzündungshemmend, antibakteriell, verlangsamt Prostatawachstum, reduziert Harndrang und Harnträufeln
- Clematis recta (Aufrechte Waldrebe): entzündungshemmend, harntreibend, wärmend auf Harntrakt, reduziert Beschwerden der gutartigen Prostatavergrößerung
- Equisetum arvense: harntreibend, stoffwechselaktivierend, strukturierend und stärkend auf Blasenmuskulatur
- Filipendula ulmaria: schmerzstillend, entzündungshemmend, fiebersenkend, harntreibend
- Urtica dioica: stoffwechselanregend, harntreibend, harnsäureausleitend, entgiftend, reinigend und vitalisierend

Ergänzung aus der Gemmotherapie: Sequoia gigantea

Frauenbeschwerden

Frau sein ist nicht immer einfach und kann mit verschiedenen Beschwerdebildern verbunden sein. Häufig sind die Veränderungen hormonell bedingt: durch die Umstellung vom Mädchen zur Frau, die Schwangerschaft oder die Wechseljahre. Die klassische Medizin kennt hier vor allem Behandlungsmög-

lichkeiten mit Hormonersatzpräparaten, die beispielsweise gegen Menstruationsbeschwerden verordnet werden, eine Schwangerschaft verhindern oder fördern sollen oder gegen störende Symptome der Wechseljahre eingesetzt werden. Aus verschiedenen Gründen suchen viele Frauen nach Alternativen. Hier bietet die Spagyrik eine große Auswahl an Möglichkeiten.
Auch ist es ratsam, sich einmal mit den Funktionen des weiblichen Körpers auseinanderzusetzen. Viele Frauen kennen ihren eigenen Zyklus zu wenig, um die erfahrbaren Schwankungen verstehen zu können. Das folgende Schema zeigt die wichtigsten Punkte im Ablauf eines Monatszyklus ohne Befruchtung der Eizelle. Ein Menstruationszyklus wird immer ab dem 1. Tag der Menstruation gezählt.

Vorsicht!

Informieren Sie Ihren Frauenarzt über Ihre Beschwerden, damit er schwerwiegende Erkrankungen ausschließen kann, ***bevor*** *Sie eine spagyrische Selbstbehandlung beginnen.*

ZYKLUSREGULIERUNG/ZYKLUSBEDINGTE BESCHWERDEN

Das Thema Zyklus respektive Zyklusbeschwerden hat viele Gesichter: zu stark, zu schwach, unregelmäßig, ausbleibend, starkes Spannungsgefühl und Schmerzen in den Brüsten, Unterleibskrämpfe, Kopfschmerzen, Wassereinlagerungen (1–3 kg mehr kurz vor der Menstruation), Übelkeit, Hungergefühl oder Launenhaftigkeit. Frauen, die vor allem unter

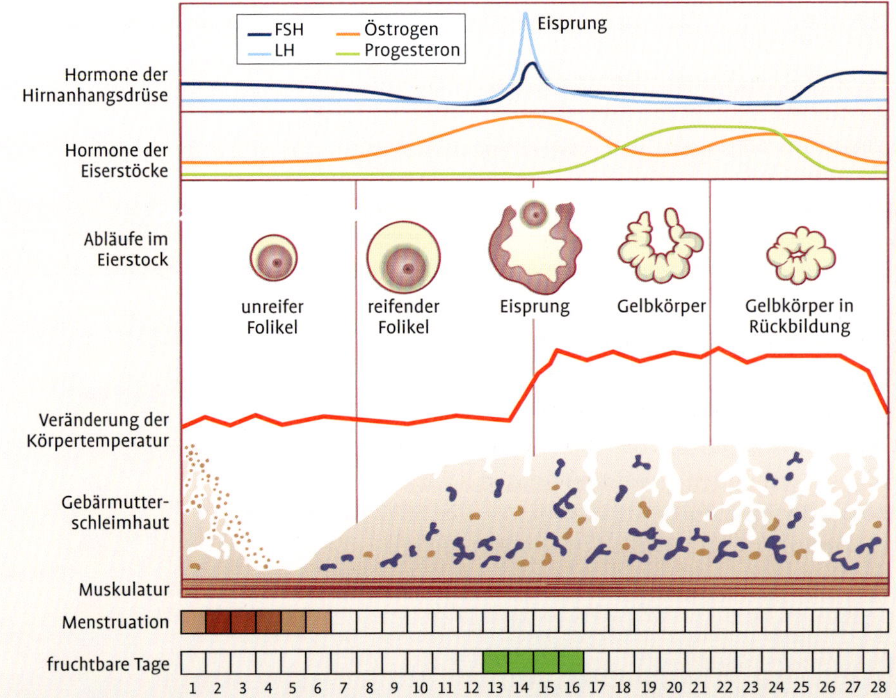

Der weibliche Zyklus ohne Befruchtung der Eizelle im Überblick. FSH: Follikelstimulierendes Hormon; LH: luteinisierendes Hormon.

prämenstruellen Beschwerden (PMS) leiden, verspüren ab dem ersten Tag der Menstruation meistens eine Erlösung, weil die Beschwerden relativ rasch abnehmen. Eines haben alle zyklusbedingten Beschwerdebilder gemeinsam: Sie können die Lebensqualität der Frauen negativ beeinflussen, vor allem wenn die Beschwerden sehr stark ausfallen.

SPAGYRISCHE ESSENZEN BEIM PRÄMENSTRUELLEN SYNDROM (PMS)

Als Basis:

- Alchemilla xanthochlora: regulierend auf die weiblichen Geschlechtsorgane, harmonisierend, entzündungshemmend, krampflösend
- Vitex agnus-castus: regulierend auf den Hormonhaushalt (Progesteron)

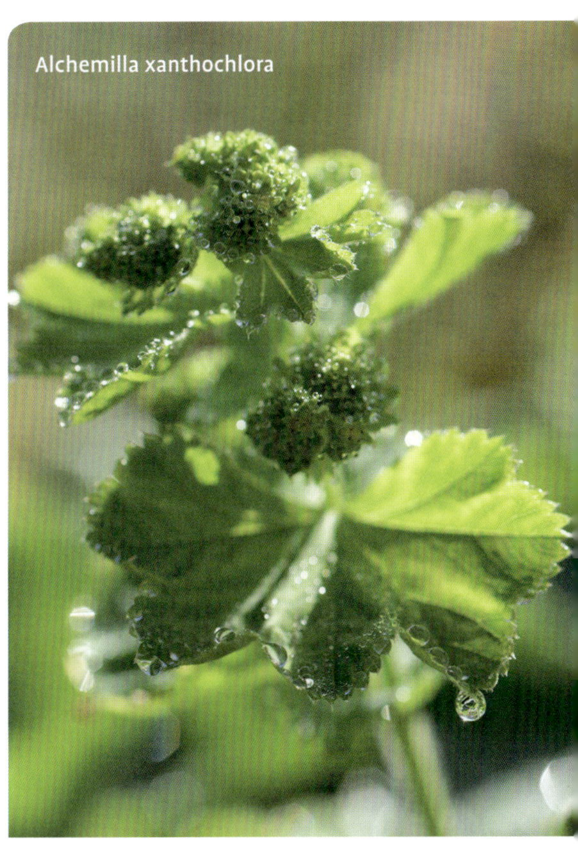
Alchemilla xanthochlora

Ergänzend:

- krampfartige Schmerzen: Artemisia absinthium, Achillea millefolium, Petasites hybridus
- starke Schmerzen (Unterleib, Kopfschmerzen): Secale cornutum
- zu starke Menstruation (Blutung): Achillea millefolium, Capsella bursa pastoris, Secale cornutum
- zu schwache Menstruation (Blutungen): Artemisia absinthium
- Wasseransammlungen (z. B. geschwollene Beine): Equisetum arvense, Urtica dioica, Geranium robertianum
- Appetitregulation: Punica granatum
- Östrogenregulation: Cimicifuga racemosa

Idealerweise beginnt man die Behandlung 4–5 Tage vor dem Auftreten der ersten Symptome mit einer chronischen Dosierung (3 × täglich 3 Sprühstöße). An Tagen mit starken Symptomen kann die Dosierung auf die maximale Tagesdosis (bis zu 10 × 2 Sprühstöße) gesteigert und mit dem Abklingen der Symptome wieder reduziert werden. Die Behandlung 2–3 Tage über das Abklingen der Beschwerden hinaus mit chronischer Dosierung fortführen.

SPAGYRISCHE ESSENZEN BEI UNREGELMÄSSIGER MENSTRUATION UND DARAUS RESULTIERENDEM UNERFÜLLTEN KINDERWUNSCH

- Achillea millefolium: tonisierend, menstruations- und empfängnisfördernd
- Angelica archangelica: regulierend und stärkend auf das weibliche Genitalsystem, entkrampfend, menstruations- und eisprungfördernd, beruhigend auf das Nervensystem
- Alchemilla xanthochlora: regulierend auf weibliche Geschlechtsorgane, harmonisierend, entzündungshemmend, empfängnisfördernd, krampflösend
- Artemisia absinthium: weckt das schlafende Hormonsystem
- Cimicifuga racemosa: regulierend auf den Hormonhaushalt (Östrogen)
- Geranium robertianum: stark reinigend, fruchtbarkeitsfördernd
- Vitex agnus-castus: regulierend auf den Hormonhaushalt (Progesteron)

Die Einnahme wird während 3–6 Monaten empfohlen.
Bei Eintreten einer Schwangerschaft sollte das Spray über 3–5 Tage reduziert und dann abgesetzt werden.

Ergänzung aus der Gemmotherapie bei PMS und unregelmäßiger Menstruation: Rubus idaeus

UNERFÜLLTER KINDERWUNSCH

Wichtig!
Da bei unerfülltem Kinderwunsch zahlreiche Faktoren eine Rolle spielen, ist es sinnvoll, eine Fachperson (Frauenarzt, Urologe, Hebamme, Naturheilpraktiker etc.) aufzusuchen und sich beraten zu lassen.

Von einem unerfüllten Kinderwunsch spricht man, wenn ein Paar länger als zwölf Monate auf natürliche Weise versucht hat, schwanger zu werden. Denn es ist vollkommen normal, dass ein paar Zyklen vergehen, bevor es zu einer Schwangerschaft kommt. Wurde hormonell verhütet, braucht der Körper Zeit, um wieder in den natürlichen Rhythmus zu finden. Auch Stress kann die Fruchtbarkeit von Frau und Mann reduzieren, daher kann Entschleunigung wahre Wunder bewirken.
Die Ursache des Nichtschwangerwerdens findet sich etwa zu gleichen Teilen bei Mann und Frau. Daher ist es empfehlenswert, von Anfang an beide Partner in den Abklärungsprozess durch einen Facharzt einzubeziehen. Ebenfalls sollte das seelische Wohlbefinden beider Beachtung finden: Ängste, Sorgen oder Unsicherheiten in Bezug auf Arbeit, Finanzen und Kindererziehung können unbewusste Blockaden aufbauen.

Der Zyklus der Frau kann mithilfe der im Abschnitt „Zyklusregulierung“ (Seite 184) erwähnten spagyrischen Mittel sanft reguliert werden. Im Kapitel „Nervensystem“ (Seite 151) finden sich spagyrische Essenzen, um Stress zu reduzieren und die Entspannung zu fördern.
Für den Mann möchte ich auf ein Gemmotherapeutikum hinweisen, das im Bereich Prostata, Libido und Stress eine sehr gute Wirkung zeigt: Sequoia gigantea.

SCHWANGERSCHAFT UND STILLZEIT

In diesem Abschnitt geht es um spezifische Beschwerden, die während der Schwangerschaft und Stillzeit auftreten können. Natürlich kann die Spagyrik auch bei einem Husten oder bei Kopfschmerzen während der Schwangerschaft im Rahmen der Selbstmedikation angewendet werden. Schauen Sie einfach in die entsprechenden Kapitel.
Dosierung der Spagyrik in Schwangerschaft und Stillzeit: Bei längerfristiger Einnahme kann die klassische Dosierung (3 × 2–3 Sprühstöße pro Tag) angewendet werden. Bei akuten Beschwerden wie Schwangerschaftsübelkeit oder Halsschmerzen ist es ratsam, pro Anwendung nur 1 Sprühstoß zu nehmen. So kann, falls erforderlich, bis zu 12 × täglich 1 Sprühstoß angewendet werden.

Vorsicht!
Abführende und stark stoffwechselanregende Essenzen während der Schwangerschaft möglichst nicht anwenden.

SCHWANGERSCHAFTSÜBELKEIT

Übelkeit und Erbrechen treten vor allem in den ersten drei Schwangerschaftsmonaten gehäuft auf. In wenigen Fällen dauern sie länger an oder kommen wieder. Wenn sich die Beschwerden verändern, sollten die spagyrischen Essenzen angepasst werden.
Spagyrische Essenzen gegen Schwangerschaftsübelkeit:
- Alchemilla xanthochlora: harmonisierend, steigert das allgemeine Wohlbefinden
- Atropa belladonna: lindert Übelkeit und Erbrechen mit heftigen Magen-Darm-Krämpfen
- Mentha piperita: verdauungsfördernd, lindert Übelkeit und Erbrechen
- Melissa officinalis: beruhigend, entspannend, bei Übelkeit und Erbrechen, verstärkt durch Nervosität und Unruhe
- Nicotiana tabacum: Übelkeit und Erbrechen mit kaltem Schweiß und Verlangen, nach dem Erbrechen zu essen; veränderte Geruchs- und Geschmacksempfindungen

- Strychnos nux vomica: morgendliche Übelkeit, Widerwillen gegen gewohnte Speisen
- Zingiber officinale: mildert starke Übelkeit und Erbrechen

SCHLAFSTÖRUNGEN IN DER SCHWANGERSCHAFT

Die Gründe für Ein- und Durchschlafstörungen sind vielfältig. Sie können hormonell bedingt oder durch Gedankenandrang, Gefühle, Vorfreude, Ängste verursacht sein. Am Ende ist es der große Babybauch, der die Schlafposition beeinträchtigt. Hier können die passenden Schwangerschaftskissen/Stillkissen Abhilfe schaffen. Die Hebamme kann sicher wirksame Tipps und Tricks vermitteln.

Spagyrische Essenzen gegen Schlafstörungen in der Schwangerschaft:

- Alchemilla xanthochlora: harmonisierend, steigert das allgemeine Wohlbefinden
- Avena sativa: stärkend auf Körper und Nerven, kräftigend, energiespendend, fördert Erholung
- Crataegus sp.: stärkt und beruhigt das Herz, verbessert Durchblutung, nervenberuhigend
- Melissa officinalis: beruhigend, entspannend, schlaffördernd, beruhigt das stark klopfende Herz
- Valeriana officinalis: beruhigend, rhythmusgebend, angstlösend, schlaffördernd, entspannend

Ergänzung aus der Gemmotherapie: Tilia tomentosa, Ficus carica

GEBURTSNACHSORGE

Durch eine Schwangerschaft verändert sich der weibliche Körper nicht nur äußerlich, sondern auch innerlich. Die Gebärmutter vergrößert sich um ein Vielfaches, die inneren Organe wie Magen und Darm müssen dem wachsenden Baby Platz machen. Die Blase ist einem vermehrten Druck ausgeliefert. Eingriffe wie Kaiserschnitt, Dammschnitt oder der ungeplante Dammriss können weitere Folgen für den Körper haben. Die Plazenta muss ausgestoßen, die Gebärmutter gereinigt und wieder rückgebildet werden. Sie schrumpft auf ihre Ausgangsgröße zurück, macht so den inneren Organen wieder Platz. Das Gewebe muss gestärkt, gefestigt und regeneriert werden. Die Hormone drehen noch einmal eine neue Runde. Emotional ist Mutterwerden (Elternwerden) mit vielen verschiedenen Gefühlen verbunden: große Freude, eine neue, bisher unbekannte Liebe, Erleichterung, weil alles gut gegangen ist, aber vielleicht auch totale Erschöpfung, Ängste, nicht mit allem klarzukommen, hohe Erwartungen an sich selbst oder vielleicht eben doch keine so großen Muttergefühle wie gedacht?

Die Geburt ist der Anfang von etwas Neuem, und es kann unterschiedlich lange dauern, bis sich alle Beteiligten (Mutter, Vater, Geschwister, Großeltern) wieder gefunden und in den täglichen Ablauf eingewöhnt haben. Je nach Schlaf- und Essensgewohnheiten des Babys ist die Zeit nach der Geburt sehr anstrengend, und die Erholung der Mutter kommt häufig zu kurz. Keine Frau sollte sich dafür schämen, dass sie zwischendurch Ruhe braucht, die Hausarbeit liegen geblieben ist oder das Essen nicht ganz so pünktlich bereitsteht. Vielleicht ist auch der Papa zu Hause geblieben, dann kann das natürlich genauso auf ihn zutreffen. Bitten Sie um Hilfe, lassen Sie sich von Freunden bekochen, von den Großmüttern und -vätern umsorgen und sprechen Sie offen mit Ihren Vertrauten über Ihre Gedanken, Ängste und Sorgen, aber auch über Ihre Freuden.

Vielleicht geht das nicht immer mit dem Partner, daher sollte eine Vertrauensperson ausgesucht werden, bei der man sich sicher fühlt, die einem zuhört und vielleicht auch beim Treffen von Entscheidungen unterstützen kann.

Vorsicht!

Eine nahende postnatale Depression (die Depression nach der Geburt) gilt es so früh wie möglich zu erkennen und durch einen Arzt behandeln zu lassen. Selbstmedikation ist hier fehl am Platz.

SPAGYRISCHE ESSENZEN ZUR REGENERATION VON GEBÄRMUTTER UND GEWEBE:

- Alchemilla xanthochlora: regulierend auf weibliche Geschlechtsorgane, harmonisierend, entzündungshemmend, krampflösend
- Arnica montana: entzündungshemmend, wundheilungsfördernd, blutstillend, kreislaufanregend

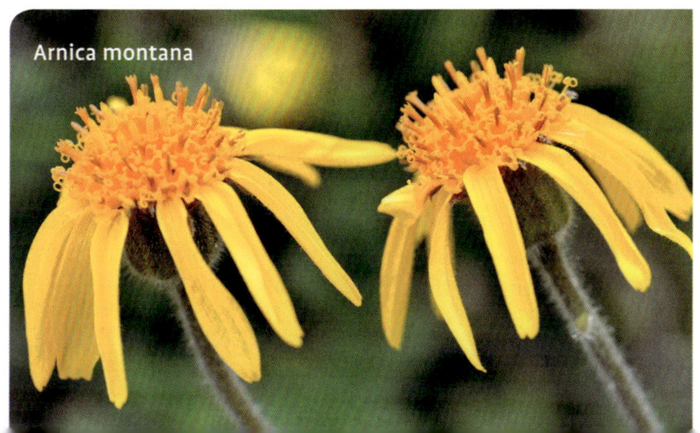
Arnica montana

- Bellis perennis: rückbildungsfördernd auf Gebärmutter, beckenorganstärkend, wundheilungsfördernd (z. B. bei Kaiserschnitt, Dammriss), abschwellend, entzündungshemmend, schmerzstillend
- Calendula officinalis: wundheilungsfördernd, entzündungshemmend, antiseptisch, lymphflussfördernd, erweichend auf verhärtetes Gewebe (Narben), heilungsfördernd bei Dammschnitt oder -riss
- Capsella bursa-pastoris: tonisierend auf Gebärmutter, bringt spärlichen Wochenfluss in Gang, fördert Rückbildung der Gebärmutter
- Geranium robertianum: entgiftend über die Lymphe, wundheilend, schmerzstillend, regenerierend auf Gebärmutterschleimhaut; kann zur Traumabewältigung eingesetzt werden
- Urtica dioica: stoffwechselanregend, entgiftend, reinigend, vitalisierend auf gesamten Organismus, verbessert die Eisenverwertung

Wenn Blasenschwäche ein Problem wird, empfehle ich die spagyrischen Essenzen zum Thema Reizblase/Inkontinenz im Kapitel „Nieren und Blase“ (Seite 179).

SPAGYRISCHE ESSENZEN ZUR STÄRKUNG DER KINDSMUTTER

- Alchemilla xanthochlora: regulierend auf weibliche Geschlechtsorgane, harmonisierend, steigert allgemeines Wohlbefinden
- Angelica archangelica: schützend, kräftigend, nervenstärkend
- Avena sativa: stärkend auf Körper und Nerven, kräftigend, energiespendend, fördert Erholung
- Geranium robertianum: entgiftend über die Lymphe, wundheilend, schmerzstillend, regenerierend auf Gebärmutterschleimhaut; kann zur Traumabewältigung eingesetzt werden
- Sambucus nigra: emotional stabilisierend, stärkend, entspannend
- Eleutherococcus senticosus: anpassungsfähigkeitssteigernd in neuen Situationen, stressreduzierend, stärkend
- Valeriana officinalis: beruhigend, entspannend und rhythmisierend

Vorsicht!

Beim Verdacht auf eine postnatale Depression ist sofort ein Arzt zu konsultieren!

Ergänzung aus der Gemmotherapie: Sequoia gigantea, Tilia tomentosa, Ficus carica

Bitte den Papa nicht vergessen. Für ihn ist es auch eine neue Situation, und es ändert sich ebenfalls gerade seine ganze Welt. Vielleicht braucht er eine Nervenstärkung, etwas gegen seine Ängste (Überforderung durch die neue Verantwortung) oder eine ruhige Nacht mit viel Schlaf.

MILCHBILDUNG/MILCHSTAU/BRUSTDRÜSENENTZÜNDUNG (MASTITIS)

In der Selbstmedikation können die Milchbildung und auch ein Milchstau sehr gut mit Spagyrik und manuellen Anwendungen (Stillberaterin) behandelt werden. Bei Verdacht auf eine Brustdrüsenentzündung ist so früh wie möglich eine Stillberaterin oder ein Arzt zu konsultieren. Typische Anzeichen einer Brustdrüsenentzündung sind Fieber, eine heiße und gerötete Brust, sehr schmerzhafte und eventuell geschwollene Stellen. Die Spagyrik kann dort als unterstützende Maßnahme eingesetzt werden.

SPAGYRISCHE ESSENZEN ZUR MILCHBILDUNG UND BEI MILCHSTAU

- Alchemilla xanthochlora: regulierend auf weibliche Geschlechtsorgane, harmonisierend, steigert allgemeines Wohlbefinden
- Avena sativa: stärkend auf Körper und Nerven, kräftigend, energiespendend, fördert Erholung
- Foeniculum vulgare: milchsekretionsfördernd, verdauungsfördernd, entkrampfend, blähungswidrig
- Pimpinella anisum: stark blähungswidrig, krampflösend, beruhigend, milchsekretionsfördernd
- Punica granatum: hormonausgleichend, entzündungshemmend, allgemein stärkend, wirkt lindernd bei Brustdrüsenverhärtungen
- Urtica dioica: stoffwechselanregend, vitalisierend, milchsekretionsfördernd
- Vitex agnus-castus: regulierend auf Hormonhaushalt (Progesteronregulation), milchsekretionsfördernd

Vorsicht!

Bei einer Brustdrüsenentzündung (Mastitis) ist so früh wie möglich die Stillberaterin oder ein Arzt zu konsultieren!

Ergänzung aus der Gemmotherapie: Castanea sativa

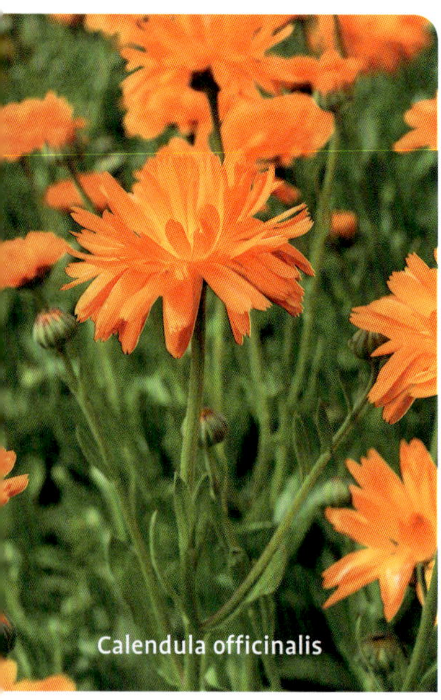
Calendula officinalis

SPAGYRISCHE ESSENZEN ZUR UNTERSTÜTZENDEN BEHANDLUNG VON BRUSTDRÜSENENTZÜNDUNG (MASTITIS)

- Atropa belladonna: schmerzstillend, entzündungshemmend, fiebersenkend
- Calendula officinalis: entzündungshemmend, lymphflussanregend (Brust ist von Lymphgewebe durchzogen)
- Geranium robertianum: entgiftend über die Lymphe (Brust ist von Lymphgewebe durchzogen), wundheilend, schmerzstillend, abschwellend auf Brustdrüsen
- Chamomilla recutita: entzündungshemmend, wundheilungsfördernd, schmerzlindernd

Ergänzung aus der Gemmotherapie: Ribes nigrum

WECHSELJAHRE (KLIMAKTERIUM)

Unter dem Begriff Wechseljahre oder Klimakterium versteht man den Zeitraum, in dem der weibliche Körper von der fruchtbaren zur unfruchtbaren Phase des Lebens wechselt. Diese hormonell bedingte körperliche Veränderung bringt häufig nicht nur den Körper, sondern auch das Seelenleben der Frauen ins Ungleichgewicht. Zu Beginn der Wechseljahre wird vielen Frauen bewusst, dass sie definitiv älter werden. Heute kann man einiges unternehmen, um das äußerliche Älterwerden zu kaschieren, zu verlangsamen, wenn gewünscht sogar chirurgisch rückgängig zu machen.

Die innere Uhr lässt sich davon aber nicht beeindrucken. Es kommen Fragen nach dem Sinn des Lebens auf, vielleicht auch gewisse Ängste oder das Gefühl, nicht mehr wertvoll zu sein. Die Gesellschaft in unseren Breitengraden ist nicht immer förderlich, denn alt zu werden bedeutet hier leider auch häufig, dass man nicht mehr gebraucht wird, wohingegen andere Kulturen ihre Alten fast vergöttern und auf Händen tragen. Der Übertritt in die sogenannte dritte Phase des Lebens ist nicht immer ganz einfach und hat eine gewisse Ähnlichkeit mit der Pubertät. Die Frau muss sich selbst, ihren Körper und vielleicht auch ihren Platz im Leben wiederfinden. Genau wie in der Pubertät geht das bei einigen Frauen fast problemlos, bei anderen hingegen ist es ein schwieriger und langer Prozess.

Das Schema zeigt die drei Phasen der Wechseljahre anhand der hormonellen Veränderung: Der Begriff Menopause ist der

Zeitpunkt, an dem eine Frau seit mindestens einem Jahr keine Menstruationsblutung mehr hatte.

Etwa ein Drittel der Frauen erlebt die Wechseljahre sowohl körperlich wie seelisch als unproblematisch und beschwerdefrei. Für zwei Drittel hingegen laufen die Wechseljahre mit leichten bis starken Beschwerden ab.

- In der 1. Phase (Prämenopause) sind dies vor allem die unregelmäßigen Zyklen und verstärkte oder abgeschwächte Menstruationsblutungen. Der Beginn dieser Phase ist unterschiedlich, liegt zwischen dem 45. und 54. Lebensjahr und dauert durchschnittlich etwa vier Jahre.
- Die 2. Phase (Perimenopause), in der das Östrogen sinkt, kann geprägt sein von: Hitzewallungen, Schweißausbrüchen, Schwindelgefühl, Schlafstörungen, nervösen Unruhen, Verstimmungszuständen bis hin zu Depressionen, Abnahme der Libido, trockenen Schleimhäuten, Gewichtszunahme, Osteoporose, Ausfall der Kopfhaare, vermehrtem Haarwachstum im Gesicht, vermehrten Harnwegsinfekten und Blasenschwäche.
- In der 3. Phase (Postmenopause) klingen viele dieser Beschwerden langsam wieder ab, da der Körper ein neues hormonelles Gleichgewicht findet. Die Osteoporose, die in den Wechseljahren aufgetreten ist, kann aber weiter fort-

Die drei Phasen der Wechseljahre und die Menopause.

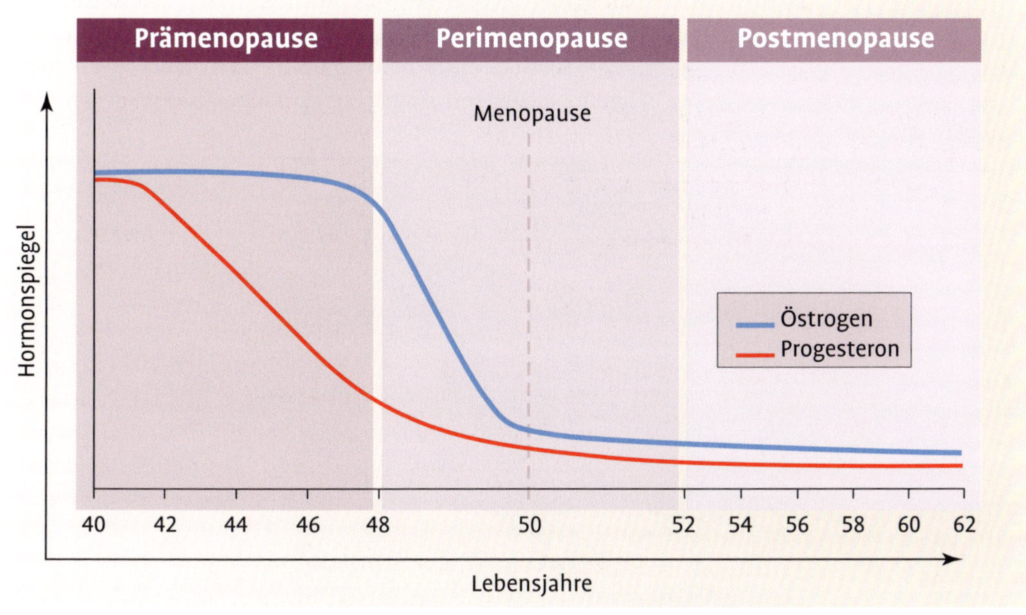

schreiten, auch depressive Tendenzen verschwinden eher nicht einfach von selbst.

Bei Verdacht auf eine wechseljahrsbedingte Depression ist ein Arzt zu konsultieren. Von einer Selbstmedikation wird dringend abgeraten.

SPAGYRISCHE ESSENZEN FÜR DIE 1. PHASE (PRÄMENOPAUSE) DER WECHSELJAHRE

In der ersten Phase kann versucht werden, mit den spagyrischen Essenzen unter „Unregelmäßige Menstruation" (Seite 186), die Aktivität der Eierstöcke etwas anzukurbeln, sodass die Eisprünge weiterhin regelmäßiger stattfinden und das Weiterschreiten in die 2. Phase hinausgezögert werden kann. Dies würde ich jedoch nur dann empfehlen, wenn die Frau noch keine 45 Jahre alt oder ein später Kinderwunsch vorhanden ist (unbedingt auch mit dem Arzt abklären).

SPAGYRISCHE ESSENZEN ZUR LINDERUNG DER BESCHWERDEN IN DER 2. UND 3. PHASE DER WECHSELJAHRE

- Atropa belladonna: krampflösend (physisch und psychisch), schmerzstillend, bei plötzlich einsetzenden Beschwerden wie Wallungen und Schweißausbrüchen
- Cimicifuga racemosa: wirkt östrogenartig, mindert Beschwerden rund um die Wechseljahre
- Hypericum perforatum: stimmungsaufhellend, nervenstärkend, beruhigend, angstlösend, harmonisierend

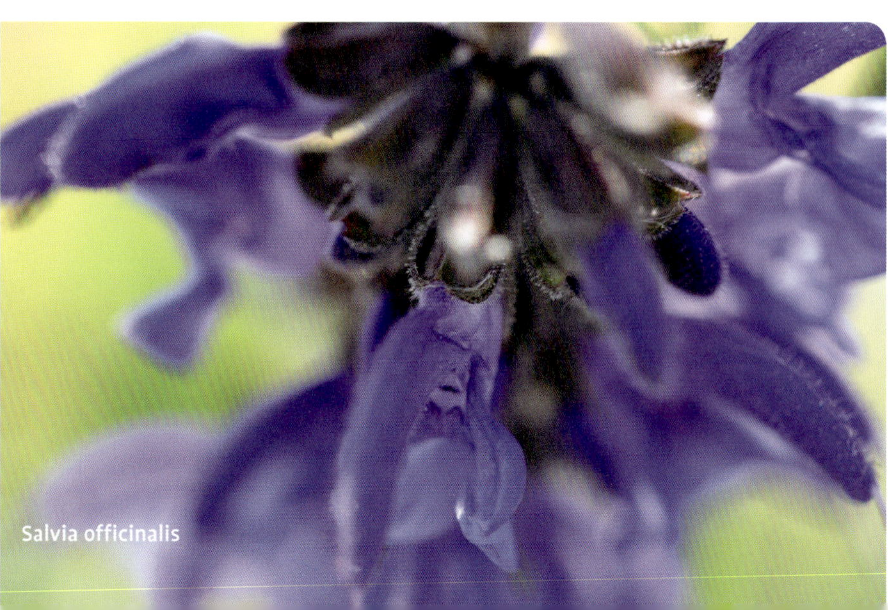

Salvia officinalis

- Melissa officinalis: nervenstärkend, beruhigend, schlaffördernd, magenstärkend
- Passiflora incarnata: beruhigend, angstlösend, schlaffördernd, haltvermittelnd; passend bei Ruhelosigkeit (gedanklich/körperlich)
- Punica granatum: appetitregulierend, antioxidativ, vitalisierend, östrogenartig, libidosteigernd und lebensenergiespendend
- Rauwolfia serpentina: beruhigend, blutdrucksenkend, krampflösend, stimmungsaufhellend, lindert Hitzewallungen und Schweißausbrüche
- Salvia officinalis: regulierend auf Schweißdrüsentätigkeit, reduziert Nachtschweiß

Spagyrische Essenzen zum Thema Osteoporoseunterstützung sind im Kapitel „Bewegungsapparat" abgehandelt (Seite 143). Es bietet sich durchaus an, in diesem Fall eine hormonausgleichende Mischung aus diesem Kapitel mit einer Osteoporosemischung zu kombinieren. Das Gleiche gilt für Blasenbeschwerden (Kapitel „Nieren und Blase", Seite 179).

Ergänzung aus der Gemmotherapie bei Frauenbeschwerden: Rubus idaeus, Vaccinium vitis-idaea, Ficus carica

Tipps rund um das Thema Frausein

Eine ausgewogene Ernährung – angepasst auf die jeweilige Lebensphase – trägt entscheidend zur Gesundheit der Frau und in der Schwangerschaft natürlich auch des Kindes bei. Lassen Sie sich betreffend Supplementierung von einer Fachperson beraten, denn auch Überdosierungen können schädlich sein.

Kinder

Egal ob Baby, Kleinkind oder Schulkind: Die Spagyrik bietet wundervolle Behandlungs- respektive Unterstützungsmöglichkeiten in jedem Alter. Für viele Erkrankungen und Beschwerden von Kindern können dieselben spagyrischen Essenzen angewendet werden wie bei den Erwachsenen. Daher können auch die anderen Kapitel zurate gezogen werden. Es ist sehr wichtig, die Dosierung dem Alter entsprechend anzupassen, die innerlichen Maximaldosierungen nicht zu überschreiten und die Grenzen der Selbstmedikation zu kennen.

DOSIERUNGSEMPFEHLUNGEN FÜR KINDER

Erfahrungsgemäß reagieren Kinder sehr gut und schnell auf die Gabe von Spagyrik. Ziel sollte es daher immer sein, die Dosierung so zu optimieren, dass so viel wie nötig, aber so wenig wie möglich gegeben werden muss.

Chronische Beschwerden:

- Babys bis 12 Monate: 3 × täglich 1 Sprühstoß in wenig Wasser verdünnen und mit Teelöffel eingeben oder auf den Schnuller sprühen (30 Sekunden warten, bevor der Schnuller gegeben wird) oder über saubere Finger auf die Lippen/Zunge des Babys
- 1–6 Jahre: 3 × täglich 1 Sprühstoß direkt in den Mund (auch verdünnt mit wenig Wasser möglich)
- 6–12 Jahre: 3 × täglich 2 Sprühstöße direkt in den Mund

Akute Beschwerden:

- Babys bis 12 Monate: 1 Sprühstoß in wenig Wasser verdünnen und bis zu stündlich 1 Teelöffel davon geben oder den Schnuller kurz eintauchen (max. 3 Sprühstöße pro Tag)
- 1–6 Jahre: 3–6 × täglich oder bis zu stündlich 1 Sprühstoß (max. 6 Sprühstöße pro Tag). Um über den ganzen Tag eine häufigere Einnahme, z. B. bei Halsschmerzen, zu ermöglichen, empfiehlt sich auch hier die verdünnte Einnahme in wenig Wasser.
- 6–12 Jahre: 6–10 × 1–2 Sprühstöße (max. 12 Sprühstöße)

Bewährt hat sich auch die äußerliche Behandlung mit Spagyrik, sei diese unterstützend zur innerlichen Einnahme oder wenn auf die innerliche Anwendung verzichtet werden möchte.

Infobox

Wann ärztlichen Rat einholen in den ersten 12 Lebensmonaten? *Wenn das Baby Fieber hat (ab ca. 38,5 °C), plötzlich nicht mehr trinkt oder isst, Durchfall hat oder erbricht, anhaltend weint und nicht zu trösten ist, teilnahmslos wirkt, hartnäckig hustet, angestrengt atmet. Flüssigkeitsmangel kann bei Babys schnell gefährliche Folgen haben! Daher gilt: Lieber einmal zu viel als einmal zu wenig den Kinderarzt um Rat fragen.*

Wann ärztlichen Rat einholen bei Kindern, die über 1 Jahr alt sind? *Wenn das Kind anhaltendes Fieber hat oder zusätzlich zu Fieber folgende Symptome zeigt: Antriebslosigkeit, Atemnot/Atembeschwerden, Nackensteifigkeit, Hautausschlag, anhaltende Schmerzen, mehrmals erbricht oder anhaltend Durchfall hat und dabei zu wenig trinkt.*

Bei Unsicherheit lieber einmal mehr beim Kinderarzt anrufen, um zu klären, ob ein Arztbesuch nötig ist.

Sofort zum Arzt oder die Ambulanz rufen bei: *Bewusstlosigkeit, Krampfanfällen (Fieberkrampf), Verschlucken von Gegenständen mit darauf folgendem unstillbarem Husten oder Atemnot, Atemnot, allergischen Reaktionen mit plötzlichen Ausschlägen, starkem Juckreiz und/oder Atemnot, bei Verletzungen und Verbrennungen (unter 1 Jahr immer, über 1 Jahr je nach Art/Schweregrad).*

Vergiftungen

Deutschland: Giftnotruf je nach Bundesland, allgemeiner Notruf: 112

Österreich: Vergiftungsinformationszentrale (VIZ), Notruf 01 406 43 43

Schweiz: Tox Info Suisse, Notruf 145

Dosierung äußerlich: 1–2 Sprühstöße der Spagyrik auf die gewünschte Stelle aufsprühen (schauen, dass die Kinder nicht erschrecken) und leicht einreiben, 3–6 × täglich wiederholen. Ideale Auftragungsstellen sind Armbeuge, Kniekehle sowie direkt die betroffenen Bereiche (Brust/Rücken bei Husten, Bauch bei Bauchschmerzen etc.). Bei Anwendungen im Gesicht (z. B. Zahnungsbeschwerden) sprüht die betreuende Person die Spagyrik auf die eigenen Hände und legt diese auf die Wange des Kindes. **Achtung:** Augenkontakt vermeiden, keine Anwendung auf verletzter Haut.
Bei sehr empfindlicher oder gereizter Haut können die spagyrischen Essenzen in eine kleine Menge Babyöl oder kindgerechte Pflegecreme gemischt und aufgetragen werden.

BEWEGTE KINDERSEELE ODER WENN DAS GEMÜT ÜBER DEN KÖRPER HERRSCHT

Viel stärker als Erwachsene reagieren Kinder bei seelischen Spannungen mit körperlichen Symptomen. Diese sogenannten psychosomatischen Beschwerden können sich in Form von Bauch- oder Kopfschmerzen, Ängsten, Schlafstörungen oder auch durch plötzliches nächtliches Einnässen nach längerer Trockenphase äußern. Vorhandene Erkrankungen, wie zum Beispiel ADHS/ADS, Asthma oder Neurodermitis, können sich verstärken.
Doch nicht nur negativer Stress, sondern beispielsweise auch die Vorfreude auf eine Reise kann Bauchschmerzen oder Durchfall auslösen. Genauso wie viele neue Eindrücke, Erlebnisse, neue Menschen, eine andere Umgebung und so weiter. Kinder brauchen manchmal einfach etwas mehr Zeit, um all diese Eindrücke zu verarbeiten.
Das folgende Erlebnis hat mir gezeigt, dass Kinder die Welt teilweise mit ganz anderen Augen sehen als wir Erwachsenen. Die vierjährige Tochter einer Freundin kam mit dicken Tränen in den Augen auf mich zugelaufen: Papa hat den Frühling getötet!
Ich war kurz sprachlos. Wie sich herausstellte, hatte der Papa einfach nur den Rasen gemäht, aber für die Tochter war es der Tod des Frühlings. Wenn Rasenmähen schon so eine Reaktion auslösen kann, können wir uns vorstellen, was ein Umzug, eine Trennung, der Verlust von Familienmitgliedern (Mensch, Tier oder Pflanze), ein Schulwechsel, der Streit mit dem besten Freund, Mobbing, Leistungsdruck usw. bei einem Kind

auslösen können. Daher ist es wichtig, bei Beschwerden von Kindern immer sehr gut hinzuhören und hinzuschauen. Nicht jede Erkrankung hat zwingend einen seelischen/psychischen Hintergrund, und doch ist dies gerade bei Kindern (meines Erachtens auch bei Erwachsenen) ein wichtiger Aspekt, den es zu beachten gilt.

ADHS UND ADS

ADHS (Aufmerksamkeitsdefizit-Hyperaktivitätssyndrom) ist gekennzeichnet durch Konzentrationsmangel, motorische Unruhe, impulsives Handeln. Die Kinder können nicht stillsitzen, sie zappeln und reden sehr viel, sind ungeduldig, können nicht warten, schlafen schlecht ein, und Wutanfälle gehören bei einigen zum Alltag.

Bei ADS (Aufmerksamkeitsdefizitsyndrom) wirken die Kinder eher abwesend, sie sind verträumt und scheinen nicht zuzuhören, die Verarbeitung von Information scheint schlecht zu funktionieren, Reaktionen sind daher häufig impulsiv und Handlungen unüberlegt.

Etwa 5 % aller Kinder sind von ADHS oder ADS betroffen, wobei ADHS vorwiegend bei Jungen und ADS vorwiegend bei Mädchen auftritt.

Bisher werden drei Faktoren als Auslöser für die Erkrankung verantwortlich gemacht; am stärksten zum Tragen kommt hierbei die genetische Veranlagung:

- genetische Veranlagung: Durch verminderte Dopaminkonzentration im Gehirn funktioniert der Informationsaustausch der Zellen nicht einwandfrei. Dopamin ist ein Signalbotenstoff oder sogenannter Neurotransmitter, der unter anderem für die koordinierte Bewegung, die emotionale Steuerung und die zielgerichtete Aufmerksamkeit verantwortlich ist.
- erworbene Auslöser: Schwangerschafts- und Geburtskomplikationen, Mangelernährung, Rauchen oder Alkoholkonsum während der Schwangerschaft
- psychosoziales Umfeld: Lebensumfeld, einschneidende Erlebnisse (Trennung, Verluste), fehlende Zuwendung

Nicht jedes sehr aktive Kind leidet an ADHS und nicht jedes verträumte Kind hat ein ADS. Bei Verdacht sollte so schnell wie möglich eine professionelle Abklärung erfolgen, damit dem Kind der Teufelskreis von Missverstandenwerden zu

Misserfolg und noch auffälligerem Verhalten erspart werden kann. Die Abklärung und Diagnose sollten durch spezialisierte Psychologen erfolgen. Zudem sollte auch auf die Eltern und Geschwister geschaut werden, denn häufig leiden sie ebenfalls unter der Situation.

SPAGYRISCHE ESSENZEN ZUR UNTERSTÜTZUNG BEI ADHS/ADS

- Avena sativa: nervenstärkend, beruhigend, schlaffördernd, stärkend, nährend; ideales Mittel bei Kräftezerfall, Erschöpfung, Niedergeschlagenheit, Ruhelosigkeit und Stress
- Hypericum perforatum: stimmungsaufhellend, nervenstärkend, beruhigend, angstlösend, harmonisierend; für Kinder, denen Wärme und Licht fehlt
- Chamomilla recutita: harmonisierend, mütterlich, beschützend, beruhigend, entspannend, mildert Reizbarkeit und Überempfindlichkeit
- Piper methysticum: beruhigend, entspannend, angst- und krampflösend; bei Sozialisierungsproblemen und Überlastungssituationen
- Valeriana officinalis: beruhigend, konzentrations- und schlaffördernd, krampflösend; typische Rhythmuspflanze: bringt Harmonie und Regelmäßigkeit zurück

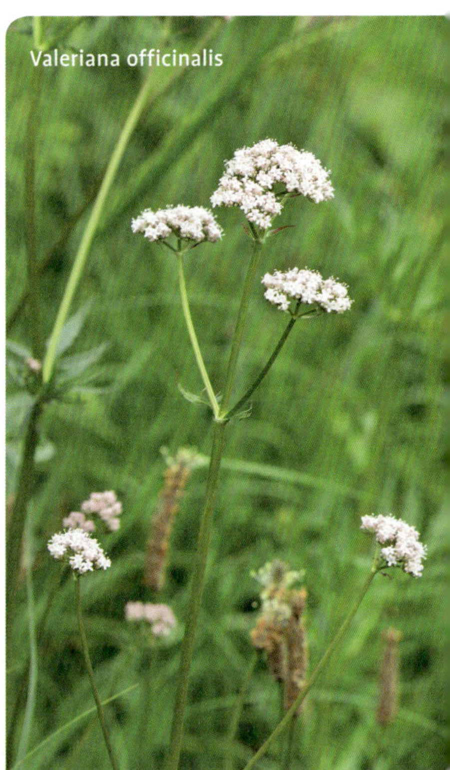
Valeriana officinalis

Was sonst noch hilfreich sein könnte:

- Alltag strukturieren, Tagesprogramm entschlacken
- Störquellen reduzieren
- klare Regeln und Grenzen setzen und dabei ein verlässlicher Partner sein
- Bewegung im Freien
- Ernährung: ausgewogen, keine künstlichen Zusatz-, Farb-, Geschmacks- und Süßstoffe, zuckerarm
- Nahrungsergänzung mit Fachperson absprechen (Mineralstoffe, Vitamine, Omega-3-Fettsäuren)

Ergänzung aus der Gemmotherapie: Tilia tomentosa, Betula pendula

ANGST/PRÜFUNGSANGST

Das Monster unter dem Bett, die Schatten des Baumes, die Dunkelheit, bestimmte Tiere, das Alleinsein, Trennung, Prü-

fungen oder der erste Tag in der neuen Schule können Ängste auslösen. Angst ist nicht grundsätzlich etwas Schlechtes, denn die Angst schützt vor Gefahren. Sie gehört zur normalen Entwicklung jedes Kindes dazu. Die meisten Ängste verschwinden von allein wieder. Wenn Ängste jedoch zu stark sind, können sie Kinder in ihrem Leben und ihrer Entwicklung einschränken.
Übervorsichtige Eltern können die eigene Angst auf die Kinder übertragen. Ob ein Kind eher ein Draufgänger oder der ängstliche Typ ist, ist meist eine Charaktersache.

SPAGYRISCHE ESSENZEN ZUR UNTERSTÜTZUNG GEGEN ÄNGSTE

- Passiflora incarnata: beruhigend, krampflösend, angstlösend, nervenstärkend
- Piper methysticum: beruhigend, entspannend, angst- und krampflösend; bei Sozialisierungsproblemen und Überlastungssituationen
- Valeriana officinalis: beruhigend, konzentrations- und schlaffördernd; vermittelt Bodenhaftung, verhindert Verselbstständigen von Gedanken

Ergänzung aus der Gemmotherapie: Ficus carica

SCHLAFSTÖRUNGEN BEI KINDERN

Vorsicht!
Symptome wie Schnarchen, Atemaussetzer (Apnoe), Müdigkeit trotz genug Schlaf müssen ärztlich abgeklärt werden.

Genau wie bei Erwachsenen kann das Schlafbedürfnis von Kindern sehr unterschiedlich sein. Schlafzeitentabellen (Internet) können hilfreich sein, um herauszufinden, ob das eigene Kind sich in einem gesunden Bereich befindet oder Abweichungen zeigt. Babys entwickeln ab ca. sechs Monaten einen Tag-Nacht-Rhythmus, das heißt, sie sind vermehrt wach am Tag und schlafen in der Nacht. Was aber nicht bedeutet, dass sie dann bereits durchschlafen, denn schlafen muss quasi erlernt werden.
Bei Kindern trifft man häufig auf Einschlafprobleme oder Aufwachen durch Träume (Albträume). Die spagyrischen Essenzen helfen beim Verarbeiten und Zur-Ruhe-Kommen.

SPAGYRISCHE ESSENZEN BEI EIN- UND DURCHSCHLAFSTÖRUNGEN VON KINDERN

- Avena sativa: nervenstärkend, beruhigend, schlaffördernd, stärkend, nährend; bei Erschöpfung, Ruhelosigkeit, Stress

- Lavandula angustifolia: fördert sanfte Ruhe, vermittelt Geborgenheit, befreit den Kopf von belastenden, nagenden Gedanken
- Chamomilla recutita: harmonisierend, mütterlich, beschützend, beruhigend, entspannend, mildert Reizbarkeit und Überempfindlichkeit
- Papaver rhoeas: lindert Unruhezustände und Nervosität, fördert den Schlaf, kühlt das erhitzte Gemüt; auch für Kinder, die „keine Zeit haben zu schlafen", sich gegen die Müdigkeit wehren
- Passiflora incarnata: beruhigend, krampflösend, angstlösend, nervenstärkend, Ruhe für Körper und Geist

Ergänzung aus der Gemmotherapie: Tilia tomentosa

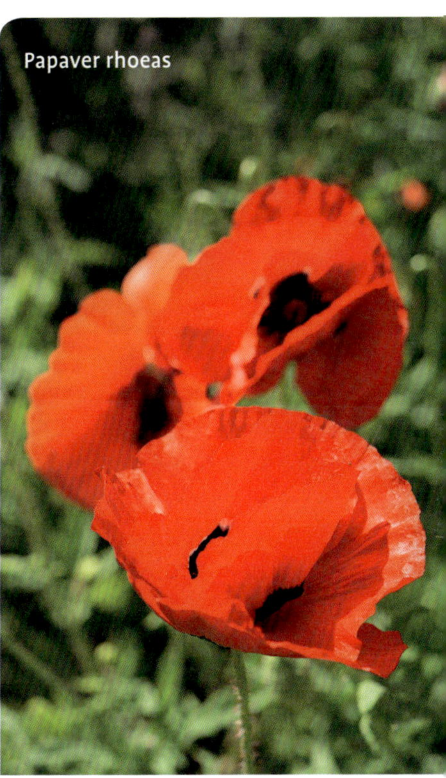
Papaver rhoeas

DREIMONATSKOLIKEN/BAUCHKOLIKEN

Darunter versteht man vermehrtes Weinen oder Schreien von Babys unter drei Monaten mit Verdacht auf Bauchschmerzen. Das Weinen kommt häufig nach den Milchmahlzeiten oder am Abend zu regelmäßigen „Schreistunden". Die Hintergründe sind nicht ganz klar. Man geht dabei von Anpassungsschwierigkeiten des Babys aus. Überreizungen des Magen-Darm-Traktes und des Nervensystems spielen wohl zusammen. Einerseits kann das überforderte Magen-Darm-System zu Blähungen mit Schmerzen führen, andererseits kann das Schreien selbst die Verkrampfungen auslösen, weil das Nervensystem überlastet ist.
Neben der Spagyrik können ein regelmäßiger Tagesablauf, eine Bauchmassage, die richtige Trinktechnik, Getragenwerden und das Weglassen von blähenden Lebensmitteln (Kohl, Zwiebeln etc.) helfen. Je ruhiger die Mama, desto ruhiger das Baby. Fragen Sie Ihre Hebamme oder Ihre Still- und Mütterberatung um Rat.

SPAGYRISCHE ESSENZEN BEI DREIMONATSKOLIKEN

- Angelica archangelica: nervenstärkend, beruhigend, entspannend, stärkt die Verdauung, bringt Harmonie ins gesamte System
- Chelidonium majus: gallenflussfördernd, krampflösend

- Chamomilla recutita: krampflösend, magenstärkend, beruhigend, harmonisierend, mütterlich, beschützend
- Foeniculum vulgare: verdauungsfördernd, entkrampfend, blähungswidrig; unterstützt das Ausreifen des Darmes
- Pimpinella anisum: blähungswidrig, krampflösend, beruhigend, wärmend im Verdauungstrakt

Ergänzung aus der Gemmotherapie:
Ficus carica, Tilia tomentosa, Rosa canina

BETTNÄSSEN

Von Bettnässen spricht man erst dann, wenn Kinder über fünf Jahre noch nicht trocken durch die Nächte kommen oder nach einer „trockenen Periode" (mindestens sechs Monate) wieder anfangen einzunässen. Auf die Toilette gehen respektive spüren, wenn es Zeit dafür ist, muss erlernt werden. Die Koordination zwischen Nerven und Muskeln braucht Zeit.
Eine verzögerte körperliche Reife ist häufig der Grund für das Nichttrockenwerden, belastende Lebenssituationen (Umzug, Trennung, ein Geschwisterchen, Einschulung etc.) sind Gründe für plötzliches Wiedereinnässen.
Ein tiefer Schlaf, aus dem die Kinder trotz voller Blase nicht erwachen, oder das vertiefte Spielen mit Freunden können ebenfalls die Ursache sein, dass die Toilette nicht erreicht wird, bevor die Blasenmuskulatur loslässt. Auch bei älteren Kindern kann das mal passieren und sollte nicht überbewertet werden, denn auch hier können belastende Situationen negativ einwirken.
Drohungen und Druck sind kontraproduktiv, Verständnis und Mitgefühl sind angebracht. Häufig löst sich das „Problem" von selbst, und man sollte sich als Eltern in Geduld üben.

Vorsicht!
Regelmäßiges Einnässen von Kindern über fünf Jahren durch einen Kinderarzt abklären lassen, um organische Gründe und schwerwiegende Erkrankungen ausschließen zu können.

SPAGYRISCHE ESSENZEN ZUR UNTERSTÜTZUNG BEI BETTNÄSSEN

- Equisetum arvense (Schachtelhalm) , Plantago lanceolata (Spitzwegerich) und Hypericum perforatum (Johanniskraut) unterstützen das Ausreifen und Zusammenspiel zwischen Nerven und Muskeln und fördern die Strukturierung und Stärkung der Blasenmuskulatur.

Bei belastenden Lebensumständen kommt es etwas auf die Thematik des Kindes an. Der Abschnitt „Angst" (Seite 199) und das Kapitel „Nervensystem“ (Seite 151) können bei der Pflanzenfindung behilflich sein.

Ergänzung aus der Gemmotherapie: Ficus carica, Tilia tomentosa

MUNDSOOR/WINDELSOOR

Mund- bzw. Windelsoor sind eine Pilzinfektion (Candida albicans), die bei Säuglingen im Bereich der Mundschleimhaut sowie des Po- und Genitalbereichs auftreten kann. Ein weißer Belag bildet sich auf der Zunge und der Wangenschleimhaut. Säugling und Mutter geben sich die Infektion häufig hin und her, daher ist es wichtig, dass beide gleichzeitig behandelt werden. Aus einem Mundsoor kann sich beim Säugling auch ein Windelsoor entwickeln, das heißt, der Pilz wandert meist vom Mund via Darm zum After. Voraussetzung hierfür ist eine gereizte, angegriffene Haut im Pobereich. Im Unterschied zur Windeldermatitis sind beim Windelsoor typische weiße Schüppchen oder Pusteln in der Wundrandumgebung sichtbar (siehe auch „Windeldermatitis“). Neben dem Einsatz von spagyrischen Essenzen ist es unerlässlich, den Pilz mit einem antimykotischen Wirkstoff (pilzbekämpfend) zu behandeln; ein Arztbesuch ist Voraussetzung.

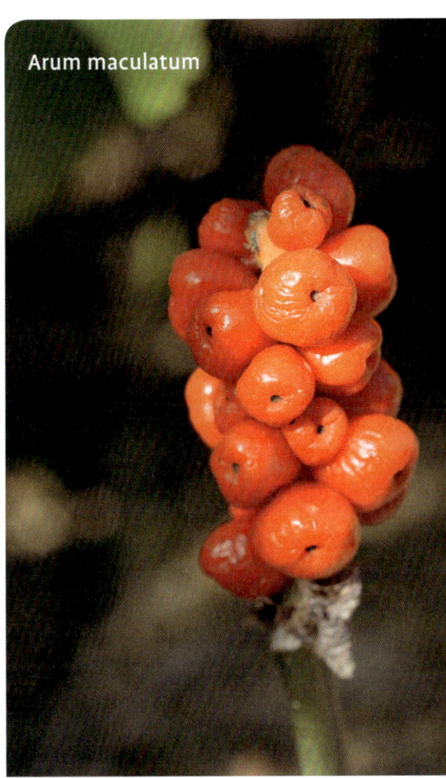
Arum maculatum

SPAGYRISCHE ESSENZEN ZUR UNTERSTÜTZENDEN BEHANDLUNG VON MUNDSOOR/WINDELSOOR

- Arnica montana: entzündungshemmend und wundheilend
- Arum maculatum (Aronstab): wichtige Zusatzpflanze für die Mund- und Rachenschleimhäute (ohne detailliertes Porträt in diesem Buch); wirkt entzündungshemmend und schmerzstillend bei brennenden und stechenden Schmerzen, kräftigt die Stimmbänder und lindert Heiserkeit.
- Calendula officinalis: entzündungshemmend, wundheilend, schmerzstillend, hautregenerierend
- Salvia officinalis: entzündungshemmend, antibakteriell, wundheilend (nicht bei stillenden Müttern anwenden, da es milchbildungshemmend wirken kann)
- Usnea barbata: immunsystemstärkend, antibakteriell, pilzhemmend

Zusätzlich zur Spagyrik können die Brustwarzen der Mutter mit verdünnter Ringelblumentinktur betupft und der Babypopo kann in einem Sitzbad aus Ringelblumenblüten, Salbeiblätter und Stiefmütterchenkraut gebadet werden.

Ergänzung aus der Gemmotherapie: Juglans regia, Ulmus minor

WINDELDERMATITIS/WINDELEKZEM

Es handelt sich um eine Hautentzündung, die häufig vorkommt, wenn feuchte Windeln (Stuhl und Urin) zu lange auf der Haut bleiben und Reizungen verursachen. Die Haut am Popo und um die Geschlechtsteile wird rot und wund. Bakterien oder Pilze (Candida albicans) können zu zusätzlichen Beschwerden wie Windelsoor (Seite 203) führen.
Maßnahmen sind: Babypo trocken halten durch regelmäßiges Windelwechseln, sanfte Reinigung, trocken tupfen oder an der Luft trocknen lassen, windelfreie Zeit, Sitzbäder wie bei Windelsoor, Ringelblumen- und Stiefmütterchensalbe zur Pflege, zinkoxidhaltige Salben zum Schutz.

SPAGYRISCHE ESSENZEN BEI WINDELDERMATITIS

- Calendula officinalis: entzündungshemmend, wundheilend, schmerzstillend, hautregenerierend
- Viola tricolor: entzündungshemmend, wundheilend, antimikrobiell, hautstoffwechselanregend, hautregenerierend
- Bellis perennis: wundheilend, entzündungshemmend, schmerzstillend, stoffwechselanregend; bei akuten und chronischen Hauterkrankungen aller Art

Ergänzung aus der Gemmotherapie: Ribes nigrum, Ulmus minor

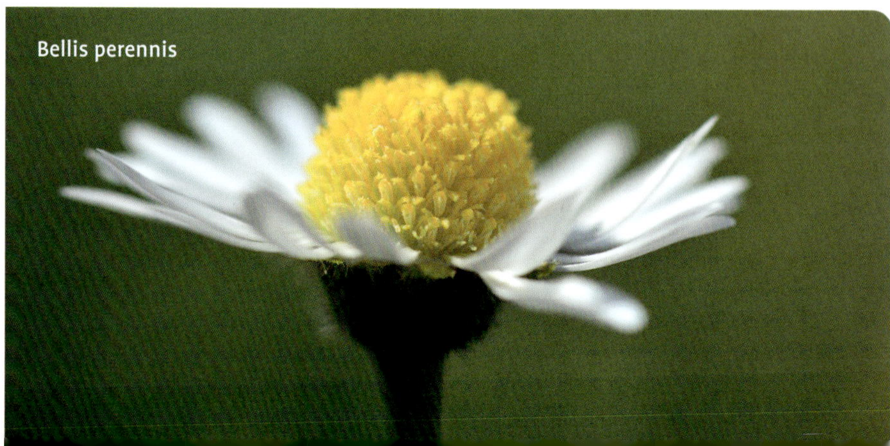
Bellis perennis

ZAHNEN/ZAHNUNGSBESCHWERDEN

Zwischen dem vierten und zwölften Monat brechen bei Babys in der Regel die ersten Milchzähne durch. Nach 24 Monaten ist das Zahnen meist abgeschlossen. Einige Babys machen die Zahnungszeit fast schmerzlos durch, andere quält das Zähnekriegen sehr und sie wissen nicht, was mit ihnen geschieht. Zum eigentlichen Schmerz kommt häufig eine Angst oder innere Unruhe dazu.
Die Schmerzen halten vom Schlaf ab, die Babys werden gereizt, weinen häufiger und trinken oder essen schlechter. Rote Backen, Hände in den Mund nehmen, auf dem Schnuller kauen und vermehrter Speichelfluss sind weitere Anzeichen dafür, dass die Zähne im Anmarsch sind.
Etwas Festes zum Kauen (ab sechs Monaten) wie Karotte, Apfel oder Fenchel direkt aus dem Kühlschrank kann die Beschwerden lindern. Viele weitere Tipps gibt Ihnen Ihre Hebamme – sprechen Sie sie darauf an.

SPAGYRISCHE ESSENZEN BEI ZAHNUNGSBESCHWERDEN

- Geranium robertianum: schmerzlindernd, wundheilend, lymphflussaktivierend, verstärkt die Wirkung anderen Pflanzen; zur Verarbeitung von Schock und Angst, welche die Babys durch den Schmerz erfahren
- Chamomilla recutita: harmonisierend, mütterlich, beschützend, schmerzstillend, beruhigend, entspannend, mildert Reizbarkeit und Überempfindlichkeit; auch bei jähzornigen Babys/Kindern einsetzbar
- Passiflora incarnata: beruhigend, angst- und krampflösend, schlaffördernd
- Avena sativa: beruhigend und stärkend bei unruhigen, erschöpften Babys, denen die Kraft fehlt, zur Ruhe zu kommen
- Papaver rhoeas: kühlend, schmerzlindernd, schlaffördernd; bei Babys, die Schlaf verweigern und nicht zur Ruhe kommen können

Ergänzung aus der Gemmotherapie: Tilia tomentosa, Abies alba

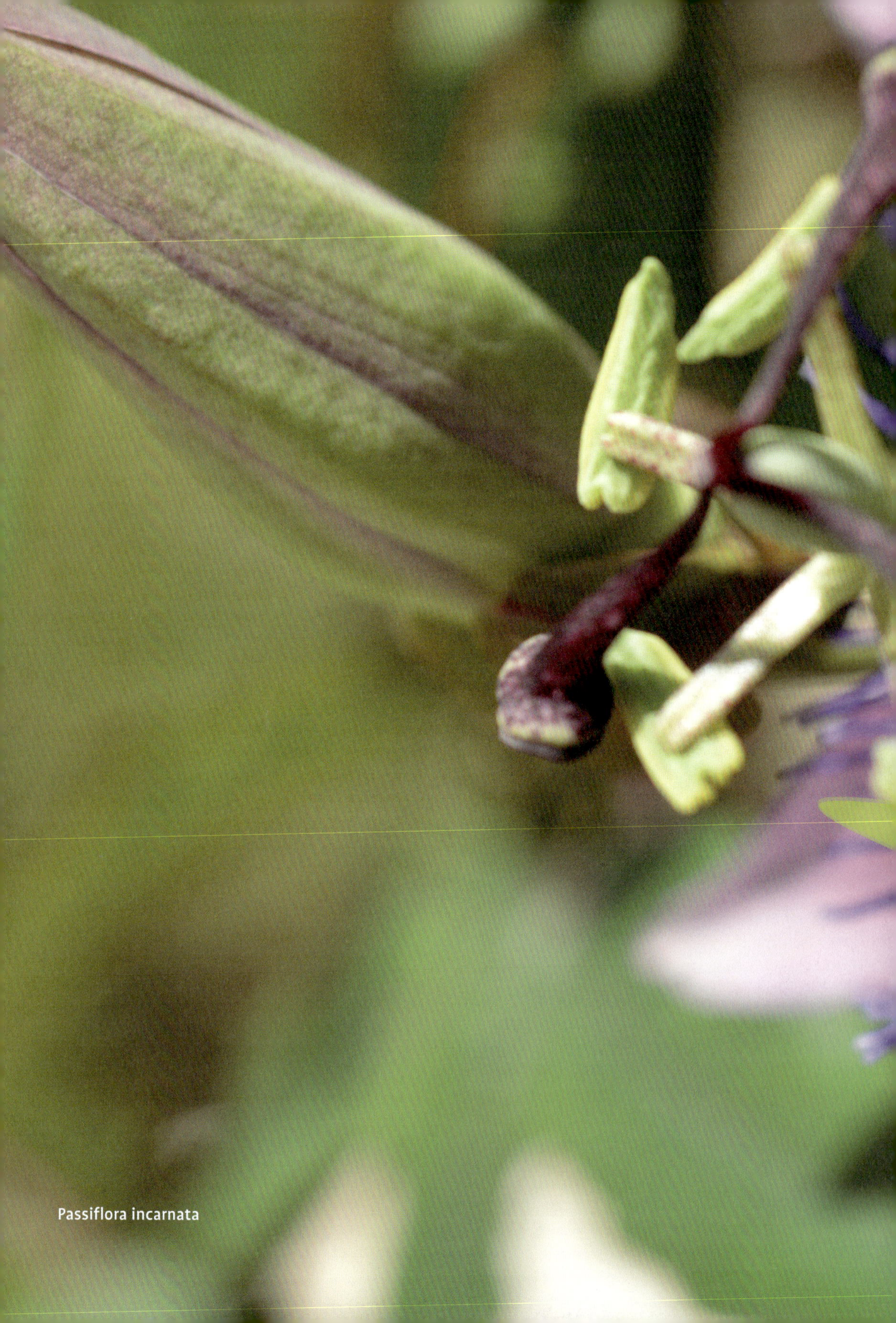

Passiflora incarnata

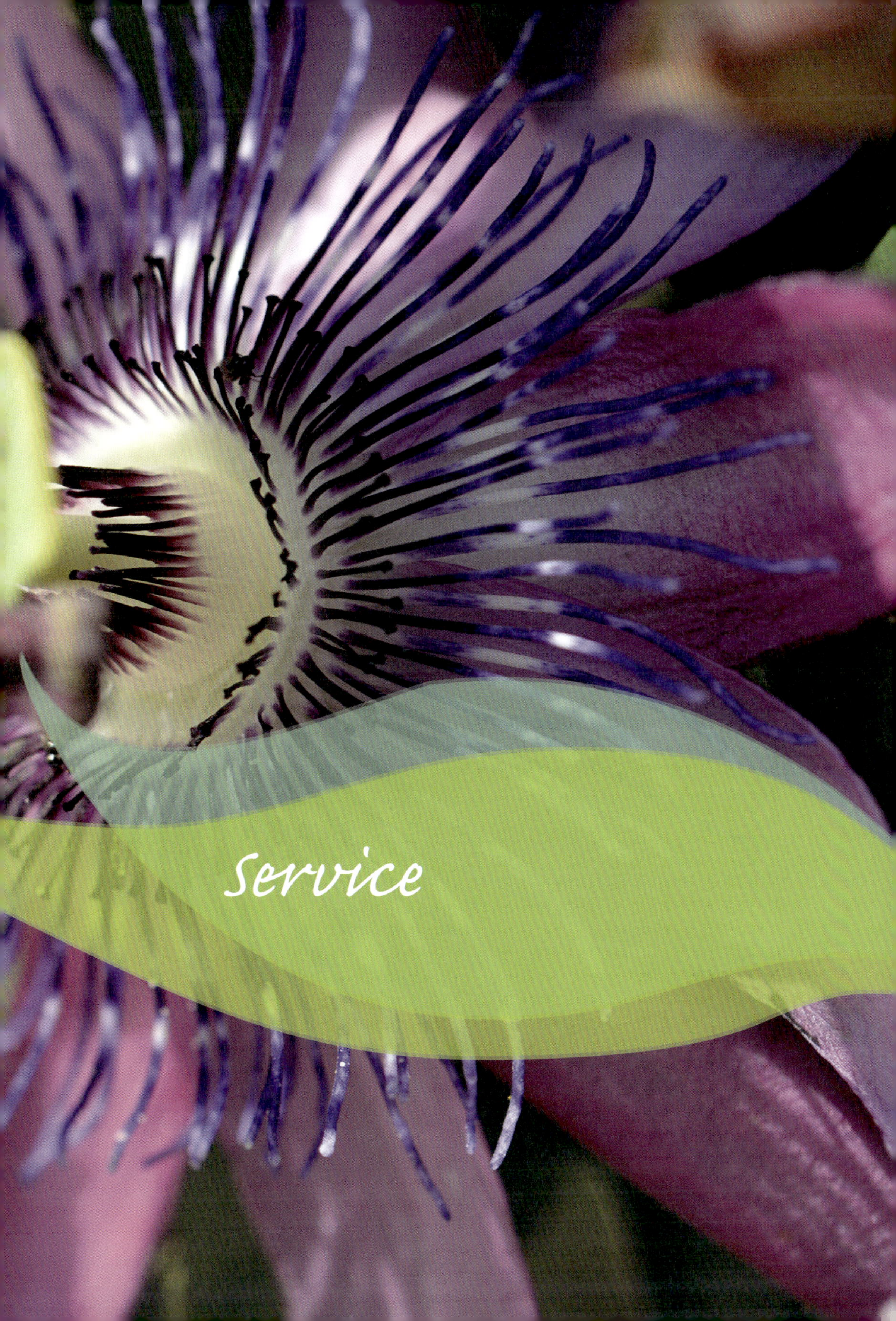
Service

Literatur

Baumann, P. (2018): Praxis spagyrica: Eine Alchemie der Heilpflanzen. Eigenverlag, St. Brais.

Bernau, A. M. (1980): Urgrossmutters alchymistische Haus- und Kräuterapotheke. Edition SV International, Schweizer Verlagshaus, Zürich.

Bichsel, B./Brönnimann, J. (2016): Gemmotherapie: Die Kraft der Knospen. Verlag Eugen Ulmer, Stuttgart.

Delaveau, P./Lorrain, M./Mortier, F./Rivolier, C. (1978): Geheimnisse und Heilkräfte der Pflanzen. Verlag das Beste, Stuttgart.

Fintelmann, V./Weiss, R.F./Kuchta, K. (2016): Lehrbuch der Phytotherapie. 13. Aufl. Karl F. Haug Verlag in Georg Thieme Verlag, Stuttgart.

Fischer, H. (2019): Frauenheilpflanzen. F.A. Herbig Verlagsbuchhandlung GmbH, München.

Fischer-Rizzi, S. (2005). Medizin der Erde. 6. Aufl. AT Verlag, Aarau.

Furlenmeier, M. (1983). Wunderwelt der Heilpflanzen. 4. Aufl. Verlag F.P Schwitter Holding, Zug.

Ganz C./Hutter. L. (2015): Gemmotherapie: Knospen in der Naturheilkunde. AT Verlag, Aarau.

Haerkötter, G./Haerkötter, M. (2016): Das Geheimnis der Bäume. Anaconda Verlag, Köln

Howard, J. (2004): Bach-Blüten für Kinder und Jugendliche. 3. Aufl. Wigmore Publications Ltd, UK.

Kalbermatten, R. (2019): Wesen und Signatur der Heilpflanzen: Die Gestalt als Schlüssel zur Heilkraft der Pflanzen. 10. Aufl. AT Verlag, Aarau.

Kalbermatten, R./Kalbermatten, H. (2020): Psyche des Menschen und Signatur der Heilpflanzen. AT Verlag, Aarau.

Künzle, J. (2017): Chrut und Uchrut. 3. Aufl. AT Verlag, Aarau.

Madaus, G. (2016): Lehrbuch der biologischen Heilmittel. Georg Olms Verlag, Hildesheim.

Madejsky, M. (2008): Lexikon der Frauenkräuter. 4. Aufl. AT Verlag, Aarau.

Seiz, P./Moser, T. (2012): Humoralmedizin: Grundlagen und Einsatz. Foitzick Verlag, Augsburg.

Raimann, C. (2019): Heilpflanzensignaturen. Karl F. Haug Verlag in Georg Thieme Verlag, Stuttgart.

Rippe, O./Madejsky, M. (2013): Die Kräuterkunde des Paracelsus. 3. Aufl. AT Verlag, Aarau.

Stern, C. (2018): Gemmotherapie. Karl F. Haug Verlag in Georg Thieme Verlag, Stuttgart.

Storl, W.D. (2000): Die Pflanzen der Kelten. 7. Aufl. AT Verlag, Aarau.

Storl, W.D. (2020): Kräuterkunde. Aurum in J. Kamphausen Mediengruppe GmbH, Bielefeld

Vonarburg, B. (1988): Natürlich gesund mit Heilpflanzen. AT Verlag, Aarau.

Zuther, S. (2010): Die Sprache der Pflanzenwelt. AT Verlag, Aarau.

Schnell nachgeschlagen

Indikationen im Überblick

	Atemwege											Verdauungstrakt											Herz/Kreisla		
	Immunsystem / Abwehr steigern	Immunsystem / Erkältung	Halsschmerzen akut	Halsschmerzen chronisch	Heiserkeit	Trockener Husten / Reizhusten	Bronchitis / Bronchialhusten	Schnupfen	Sinusitis (Nebenhöhlenentzündung)	Mittelohrentzündung	Heu-/allergischer Schnupfen	Beschwerden im Mundbereich	Grundessenzen Magen Darm	Krämpfe / Koliken	Blähungen	Übelkeit und Erbrechen	Magenbrennen	Verstopfung	Durchfall	Gewichtsregulation	Leber / Galle / Blutfettwerte	Darmsanierung	Nervöse Herzbeschwerden	Tiefer Blutdruck / Kreislaufschwäche	Hoher Blutdruck
Achillea millefolium													✔	✔		✔	✔	✔	✔		✔				
Aconitum napellus		✔																							
Aesculus hippocastanum																									
Alchemilla xanthochlora																									
Allium cepa								✔			✔														
Allium sativum																				✔	✔	✔			✔
Angelica archangelica													✔	✔			✔								
Arnica montana			✔		✔							✔												✔	✔
Artemisia abrotanum													✔					✔	✔			✔			
Artemisia absinthium													✔		✔		✔				✔				
Arum maculatum*			✔		✔							✔													
Atropa belladonna										✔															
Avena sativa																				✔					
Bellis perennis																									
Betula pendula												✔								✔					
Calendula officinalis										✔															
Capsella bursae-pastoris																									
Cardiospermum halicacabum											✔														
Chamomilla recutita			✔											✔			✔								
Chelidonium majus																					✔				
Cimicifuga racemosa																									
Clematis recta*																									
Colchicum autumnale*																									
Crataegus sp.																							✔	✔	✔
Cynara scolymus																✔		✔		✔	✔				
Drosera rotundifolia						✔																			
Eleutherococcus senticosus	✔																						✔		

* zu dieser Pflanze gibt es kein ausführliches Porträt in diesem Buch.

ngsapparat				Niere/Blase			Nervensystem						Frauenbeschwerden										Kinder								Haut				
Gicht	Rheumatische Beschwerden	Sportverletzungen	Sehnenscheidenentzündung	Blasenentzündung	Harninkontinenz / Reizblase	Prostatabeschwerden	Nervosität/Unruhe/Stress	Schlafstörungen	Erschöpfung/Müdigkeit/Überforderung	Kopfschmerzen/Migräne	Prüfungsangst/Ängste	Rauchstopp	Prämenstruelles Syndrom (PMS)	Unregelmäßiger Zyklus	Unerfüllter Kinderwunsch	Schwangerschaftsübelkeit	Schlafstörungen i.d. Schwangerschaft	Geburtsnachsorge	Stärkung nach der Geburt	Milchbildung / Milchstau	Brustdrüsenentzündung (Mastitis)	Wechseljahre (Klimakterium)	ADHS/ADS	Angst/Prüfungsangst	Schlafstörungen bei Kindern	Dreimonatskoliken / Bauchkoliken	Bettnässen	Mundsoor / Windelsoor	Windeldermatitis / Windelekzem	Zahnen / Zahnungsbeschwerden	Akne	Hauterkrankungen	Insektenstiche	Warzen	Fieberblasen / Lippenherpes
													✔	✔	✔																				
										✔	✔																								
													✔	✔	✔	✔	✔	✔	✔	✔															
				✔	✔				✔					✔	✔				✔							✔									
		✔	✔															✔										✔							
													✔	✔	✔																		✔		
																												✔							
										✔						✔					✔	✔													
									✔			✔					✔		✔	✔			✔		✔					✔					
		✔																✔											✔		✔	✔			
✔	✔			✔																												✔			
																		✔			✔							✔	✔		✔	✔			✔
													✔					✔																	
																															✔	✔	✔		
																					✔		✔		✔	✔				✔					
																										✔						✔		✔	
					✔								✔	✔	✔							✔													
					✔	✔																													
✔																																			
								✔									✔																		
							✔		✔			✔							✔																

	Atemwege											Verdauungstrakt											Herz/Kreisl		
	Immunsystem / Abwehr steigern	Immunsystem / Erkältung	Halsschmerzen akut	Halsschmerzen chronisch	Heiserkeit	Trockener Husten / Reizhusten	Bronchitis / Bronchialhusten	Schnupfen	Sinusitis (Nebenhöhlenentzündung)	Mittelohrentzündung	Heu- /allergischer Schnupfen	Beschwerden im Mundbereich	Grundessenzen Magen Darm	Krämpfe / Koliken	Blähungen	Übelkeit und Erbrechen	Magenbrennen	Verstopfung	Durchfall	Gewichtsregulation	Leber / Galle / Blutfettwerte	Darmsanierung	Nervöse Herzbeschwerden	Tiefer Blutdruck / Kreislaufschwäche	Hoher Blutdruck
Ephedra distachya							✔				✔														
Epilobium palustre*																									
Equisetum arvense																									
Eupatorium cannabinum		✔						✔																	
Euphrasia officinalis								✔	✔	✔	✔														
Filipendula ulmaria																									
Foeniculum vulgare							✔							✔	✔										
Fumaria officinalis																		✔							
Gaultheria procumbens																	✔								
Geranium robertianum																									
Glechoma hederacea																									
Glycirrhizia glabra*																	✔								
Humulus lupulus																									
Hydrastis canadensis									✔	✔								✔				✔			
Hypericum perforatum	✔																								
Lavandula angustifolia																									
Melilotus officinalis																								✔	
Melissa officinalis														✔		✔							✔		
Mentha piperita														✔	✔	✔									
Nicotiana tabacum																									
Papaver rhoeas																									
Passiflora incarnata						✔																			
Pelargonium reniforme/ sidoides	✔			✔			✔																		
Petasites hybridus														✔											
Pimpinella anisum						✔									✔										
Piper methysticum																									

* zu dieser Pflanze gibt es kein ausführliches Porträt in diesem Buch.

ngsapparat				Niere/Blase			Nervensystem						Frauenbeschwerden										Kinder								Haut				
Gicht	Rheumatische Beschwerden	Sportverletzungen	Sehnenscheidenentzündung	Blasenentzündung	Harninkontinenz / Reizblase	Prostatabeschwerden	Nervosität/Unruhe/Stress	Schlafstörungen	Erschöpfung/Müdigkeit/Überforderung	Kopfschmerzen/Migräne	Prüfungsangst/Ängste	Rauchstopp	Prämenstruelles Syndrom (PMS)	Unregelmäßiger Zyklus	Unerfüllter Kinderwunsch	Schwangerschaftsübelkeit	Schlafstörungen i.d. Schwangerschaft	Geburtsnachsorge	Stärkung nach der Geburt	Milchbildung / Milchstau	Brustdrüsenentzündung (Mastitis)	Wechseljahre (Klimakterium)	ADHS/ADS	Angst/Prüfungsangst	Schlafstörungen bei Kindern	Dreimonatskoliken / Bauchkoliken	Bettnässen	Mundsoor / Windelsoor	Windeldermatitis / Windelekzem	Zahnen / Zahnungsbeschwerden	Akne	Hauterkrankungen	Insektenstiche	Warzen	Fieberblasen / Lippenherpes
					✔	✔																													
✔	✔			✔	✔	✔							✔														✔					✔			
✔			✔			✔																													
																				✔						✔						✔			
																															✔	✔			
		✔	✔							✔																									
													✔	✔	✔			✔	✔		✔									✔	✔				
																																✔	✔	✔	✔
					✔		✔	✔																											
		✔			✔		✔	✔			✔											✔	✔				✔					✔			
							✔	✔																	✔										
	✔																																		
							✔	✔								✔	✔					✔													✔
																✔																			
							✔					✔				✔																	✔		
																									✔					✔					
								✔		✔	✔											✔		✔	✔					✔					
										✔			✔																						
																				✔						✔									
								✔	✔		✔												✔	✔											

	Atemwege											Verdauungstrakt											Herz/Kreisla		
	Immunsystem / Abwehr steigern	Immunsystem / Erkältung	Halsschmerzen akut	Halsschmerzen chronisch	Heiserkeit	Trockener Husten / Reizhusten	Bronchitis / Bronchialhusten	Schnupfen	Sinusitis (Nebenhöhlenentzündung)	Mittelohrentzündung	Heu- /allergischer Schnupfen	Beschwerden im Mundbereich	Grundessenzen Magen Darm	Krämpfe / Koliken	Blähungen	Übelkeit und Erbrechen	Magenbrennen	Verstopfung	Durchfall	Gewichtsregulation	Leber / Galle / Blutfettwerte	Darmsanierung	Nervöse Herzbeschwerden	Tiefer Blutdruck / Kreislaufschwäche	Hoher Blutdruck
Plantago lanceolata							✔			✔															
Punica granatum																				✔					
Quercus robur*																			✔						
Rauwolfia serpentina																							✔		✔
Rosmarinus officinalis																								✔	
Rubus fructicosus*																			✔						
Ruta graveolens																									
Salvia officinalis			✔			✔						✔													
Sambucus nigra		✔					✔	✔	✔																
Sanguisorba officinalis*																			✔						
Secale cornutum																									
Solidago virgaurea																									
Strychnos nux-vomica																		✔							
Symphytum officinale*																									
Taraxacum officinale																		✔		✔	✔				
Thryallis glauca											✔														
Thuja occidentalis	✔			✔																					
Thymus vulgaris						✔	✔																		
Tilia sp.		✔						✔																	
Tropaeolum majus			✔					✔	✔	✔		✔										✔			
Urtica dioica											✔									✔					
Usnea barbata												✔													
Valeriana officinalis																									
Vincetoxicum hirundinaria		✔																							
Viola tricolor																									
Vitex agnus-castus																									
Zingiber officinale													✔		✔	✔									

* zu dieser Pflanze gibt es kein ausführliches Porträt in diesem Buch.

gsapparat				Niere/Blase			Nervensystem						Frauenbeschwerden										Kinder								Haut				
Gicht	Rheumatische Beschwerden	Sportverletzungen	Sehnenscheidenentzündung	Blasenentzündung	Harninkontinenz / Reizblase	Prostatabeschwerden	Nervosität/Unruhe/Stress	Schlafstörungen	Erschöpfung/Müdigkeit/Überforderung	Kopfschmerzen/Migräne	Prüfungsangst/Ängste	Rauchstopp	Prämenstruelles Syndrom (PMS)	Unregelmäßiger Zyklus	Unerfüllter Kinderwunsch	Schwangerschaftsübelkeit	Schlafstörungen i.d. Schwangerschaft	Geburtsnachsorge	Stärkung nach der Geburt	Milchbildung / Milchstau	Brustdrüsenentzündung (Mastitis)	Wechseljahre (Klimakterium)	ADHS/ADS	Angst/Prüfungsangst	Schlafstörungen bei Kindern	Dreimonatskoliken / Bauchkoliken	Bettnässen	Mundsoor / Windelsoor	Windeldermatitis / Windelekzem	Zahnen / Zahnungsbeschwerden	Akne	Hauterkrankungen	Insektenstiche	Warzen	Fieberblasen / Lippenherpes
																											✔						✔		
					✔								✔							✔		✔													
									✔	✔	✔											✔													
		✔	✔		✔																														
																						✔						✔							
																			✔																
										✔			✔																						
✔	✔			✔	✔							✔																				✔			
							✔			✔						✔																			
		✔																																	
												✔																			✔			✔	
																																✔	✔		
																																✔	✔	✔	✔
				✔																															
	✔			✔		✔							✔					✔		✔											✔	✔			
																												✔							
							✔	✔	✔		✔						✔		✔				✔	✔											
																																	✔		✔
																													✔		✔	✔			✔
													✔	✔	✔					✔											✔				✔
																✔																			

Dank

„Die beste Arznei für den Menschen ist der Mensch. Der höchste Grad dieser Arznei ist die Liebe.“ (Paracelsus)

Ohne ein Netz von Liebe und Führsorge wäre dieses Buch nicht zustande gekommen. Darum möchte ich an dieser Stelle meinen expliziten Dank ausdrücken.
Danke an erster Stelle meinem Garten und den Pflanzen darin, die mich jedes Jahr aufs Neue Demut und Geduld lehren, mich überraschen und bereichern.
Danke an meine Familie, allen voran meinem Mann Tomek. Danke, dass du mir zeitweise den Haushalt, die Kinder und meine Selbstzweifel aus dem Weg geräumt hast, unendliche Geduld mit meinen Krisen hattest und mir mit Liebe begegnet bist. Deine Liebe hat mir Mut und Flügel verliehen.
Danke an Anna Colby für deine liebevolle, nährende Freundschaft, die mich immer wieder bereichert und mich an mich glauben lässt. Danke, Patrick Baumann, für deine Geduld, das Lesen und Kommentieren, bisweilen auch für deine botanischen Richtigstellungen. Danke meinen Eltern, ihr habt immer ans Schreiben geglaubt. Danke Hans-Ruedi Schweizer für deine Unterstützung, fürs Brückenbauen und den Glauben an dieses Projekt. Danke an Susanne Schimmer, du bist eine grandiose, liebevolle Lektorin. Danke liebe Andrea Peng, fürs Zusammenwachsen, fürs gegenseitige Starkmachen. Es hat Spaß gemacht.

Sarah Müller Siczek

„Pflanzen sind nicht stumm, wir haben nur verlernt sie zu verstehen.“ (Patrick Baumann)

Danke Patrick Baumann, dass du mich den Pflanzen nochmals so viel nähergebracht hast.
Viel Verständnis brauchten auch meine liebsten Menschen in der Entstehungsphase dieses Buches.
Danke an meinen Partner Danilo, du hast mich immer wieder in die Ruhe zurückgebracht. Danke an meine Eltern, die mich mit Vertrauen nährten. Danke an Julia Patzen-Tscharner und Barbara Cadonau für eure Zeit, das kritische Durchlesen und eure wertvollen Inputs. Danke an Hans-Ruedi Schweizer für diese Möglichkeit. Danke an Susanne Schimmer für immer die passenden Worte, in welchen ich mich wiederfand. Danke liebe Sarah Müller Siczek, es war ein wunderbares Erlebnis, dieses Buch mit dir zu erschaffen.

Andrea Peng

Die Autorinnen

Sarah Müller Siczek ist gelernte Drogistin und machte ihre Leidenschaft für die Heilpflanzenkunde zum Beruf. Sie unterrichtet an Fachhoch- und Heilpraktikerschulen und als Fachreferentin für Spagyrik und Gemmotherapie.

Andrea Peng ist Drogistin HF und seit früher Kindheit von der Pflanzenwelt fasziniert. Der Beratungsalltag in der Drogerie und die Tätigkeit als Fachreferentin für Spagyrik und Gemmotherapie begeistern sie jeden Tag für die Heilkraft der Natur.

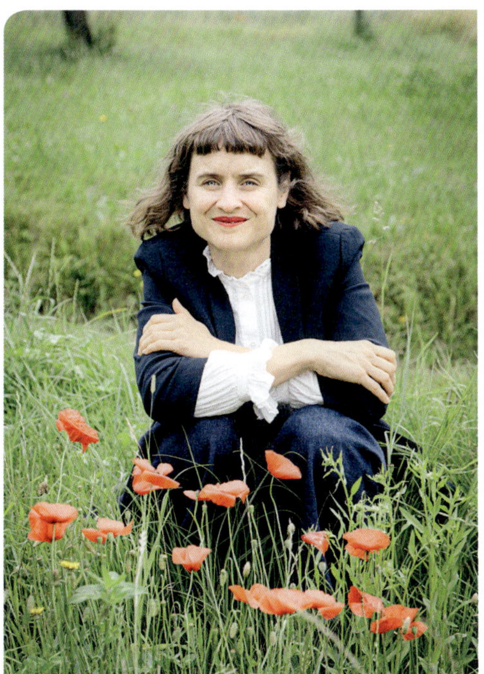

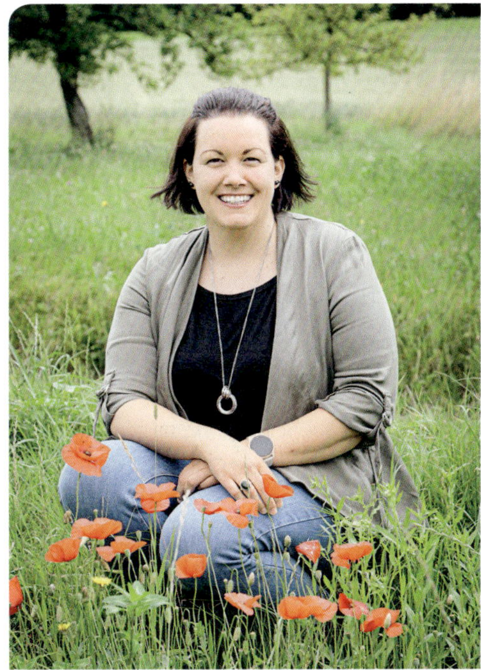

BILDQUELLEN

Die Fotos stammen von:
blickwinkel/S. Derder: Seite 32
blickwinkel/F. Hecker: Seite 114
Anastasiia Malinich/Shutterstock.com: Seite 102
Artenex/Shutterstock.com: Seite 56
Christian Musat/Shutterstock.com: Seite 189
Dan4Earth/Shutterstock.com: Seite 74
Erkki Makkonen/Shutterstock.com: Seite 41
kanusommer/Shutterstock.com: Seite 97
Menno Schaefer/Shutterstock.com: Seite 152
Oleg Lopatkin/Shutterstock.com: Seite 90
Ole Schoener/Shutterstock.com: Seite 147
pakn/Shutterstock.com: S. 109
Stefan_Sutka/Shutterstock.com: Seite 93
vainillaychile/Shutterstock.com: Seite 124
Silvia Nolan/Spagyros AG: Titelfoto, Seite 8, 12, 13, 14, 221
Alle weiteren Fotos stammen von Patrick Baumann/Spagyros AG.
Die Zeichnungen fertigte Helmuth Flubacher nach Vorlagen der Autorinnen.

HAFTUNGSAUSSCHLUSS

Die in diesem Buch enthaltenen Empfehlungen und Angaben sind von den Autorinnen mit größter Sorgfalt zusammengestellt und geprüft worden. Eine Garantie für die Richtigkeit der Angaben kann aber nicht gegeben werden. Autorinnen und Verlag übernehmen keine Haftung für Schäden und Unfälle. Bitte setzen Sie bei der Anwendung der in diesem Buch enthaltenen Empfehlungen Ihr persönliches Urteilsvermögen ein.

Der Verlag Eugen Ulmer ist nicht verantwortlich für die Inhalte der im Buch genannten Websites.

Anmerkung zur Schreibweise (Gendering):
Gendergerechtigkeit und Inklusion sind bei uns gelebte Praxis – bei der Auswahl unserer Themen, bei der Recherchearbeit, in der Gestaltung. Unsere Texte meinen alle. Damit unsere Inhalte jedoch gut lesbar bleiben, verzichten wir in diesem Werk auf die jeweilige Mehrfachnennung oder Anpassung der Schreibweise bestimmter Bezeichnungen an die weibliche, männliche oder diverse Form.

Bibliografische Information der Deutschen Nationalbibliothek
Die Deutsche Nationalbibliothek verzeichnet diese Publikation in der Deutschen Nationalbibliografie; detaillierte bibliografische Daten sind im Internet über http://dnb.d-nb.de abrufbar.

Wollgrasweg 41, 70599 Stuttgart (Hohenheim)
E-Mail: info@ulmer.de
Internet: www.ulmer.de

Projektleitung: Ina Vetter, Helen Haas
Lektorat: manuskriptwerkstatt, Susanne Schimmer
Herstellung: Stephanie Haun
Umschlaggestaltung: siegel konzeption | gestaltung, Stuttgart
Satz: Fotosatz Buck, Kumhausen
Reproduktion: time:ray, Jettingen
Druck und Bindung: Pustet, Regensburg
Printed in Germany

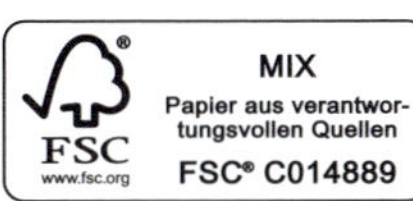

ISBN 978-3-8186-0958-0

HIER KÖNNEN SIE WEITERLESEN

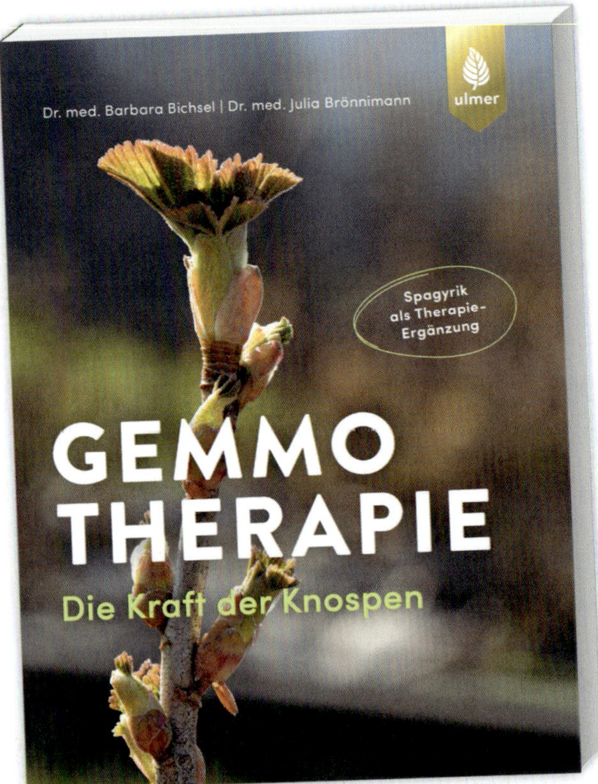

Gemmotherapie ist eine neue Art, Heilpflanzen zu nutzen: In den Knospen von Bäumen und Sträuchern steckt die ganze Kraft, die Pflanzen jedes Jahr zu neuem Leben erweckt. Wie Sie Gemmotherapie-Mazerate Schritt für Schritt selbst herstellen können, welche Knospen sich bei welchen Krankheiten eignen und bei welchen Beschwerden Sie zu welchem Mittel greifen, erfahren Sie hier. Porträts von 24 Knospenarten zeigen deren Eigenschaften und Anwendungsgebiete. Im Selbsthilfe-Kapitel wird detailliert auf Beschwerden und ihre Behandlung eingegangen. Die Autorinnen sind erfahrene Ärztinnen und arbeiten seit Jahren erfolgreich mit Gemmotherapie.